Omar Viswanath / Ivan Urits

Cambridge Handbook of Pain Medicine

剑桥疼痛医学手册

主 编 〔美〕奥马尔·维斯瓦纳特
伊万·乌里茨

主 译 范 庆 李文献

副主译 李双双 伍金红

天津出版传媒集团
天津科技翻译出版有限公司

著作权合同登记号:图字:02-2025-146

图书在版编目(CIP)数据

剑桥疼痛医学手册 / (美) 奥马尔·维斯瓦纳特 (Omar Viswanath), (美) 伊万·乌里茨 (Ivan Urits) 主编 ; 范庆, 李文献主译. -- 天津 : 天津科技翻译出版有限公司, 2025. 8. -- ISBN 978-7-5433-4767-0

Ⅰ. R441.1-62

中国国家版本馆 CIP 数据核字第 2025B94Y93 号

授权单位: Cambridge University Press
出　　版: 天津科技翻译出版有限公司
出 版 人: 方　艳
地　　址: 天津市和平区西康路 35 号
邮政编码: 300051
电　　话: (022) 87894896 (发行科) (022) 87895660 (营销部)
网　　址: www.tsttpc.com
印　　刷: 天津新华印务有限公司
经　　销: 新华书店
版本记录: 880mm×1230mm　32 开本　12 印张　330 千字
2025 年 8 月第 1 版　2025 年 8 月第 1 次印刷
定价:58.00 元

(如发现印装问题,可与出版社调换)

译者名单

主　译　范　庆　李文献

副主译　李双双　伍金红

译　者　(按姓氏汉语拼音排序)

陈丹丹　范　庆　傅丹云

胡　潇　李双双　李文献

伍金红　张　旭　张文娜

编者名单

Alaa Abd-Elsayed
Department of Anesthesiology, University of Wisconsin School of Medicine and Public Health

Shenwari R. Afredi
University of Miami, Herbert School of Business

Kevin Bennett
Herbert Wertheim College of Medicine

Pranav Bhargava
LSUHSC-Shreveport School of Medicine

Karina Charipova
Department of Plastic and Reconstructive Surgery, MedStar Georgetown University Hospital

Elyse M. Cornett
Louisiana State University Health Sciences Center Shreveport, Department of Anesthesiology

Zahaan Eswani
LSUHSC-Shreveport School of Medicine

Clay Gibb
Midwestern University Arizona College of Osteopathic Medicine

Jatinder Gill
Beth Israel Deaconess Medical Center, Department of Anesthesia, Critical Care and Pain Medicine, Harvard Medical School

Kyle Gress
Department of General Surgery, MedStar Georgetown University Hospital

Andrew Han
Georgetown University School of Medicine

Morgan Hasegawa
University of Hawaii School of Medicine, Department of Orthopaedic Surgery

Jamal Hasoon
UT Houston McGovern Medical School, Department of Anesthesiology, Critical Care and Pain Medicine

Juyeon Kakazu
Georgetown University School of Medicine

Hisham Kassem
Advance Pain Management of Florida

Alan D. Kaye
Louisiana State University Health Sciences Center Shreveport, Department of Anesthesiology

Ajay Kurup
Mount Sinai Medical Center

Vijay Kurup
Chicago College of Osteopathic Medicine of Midwestern University

Noushad Mamun
Department of Physical Medicine and Rehabilitation, Memorial
Healthcare System

Corey Moss
LSUHSC-Shreveport School of Medicine

Nazir Noor
Keck Medicine of USC, Department of Anesthesiology

Vwaire Orhurhu
University of Pittsburgh Medical Center,
MVM Health

Riki Patel
UIC College of Medicine, Department of Anesthesiology

Merlin Perez
FIU Herbert Wertheim College of Medicine

Salomon Poliwoda
Department of Anesthesiology, Mount Sinai Medical Center

Zohal Sarwary
Creighton University School of Medicine – Phoenix

Ruben Schwartz
Certified Spine and Pain Care

Norris Talbot
LSUHSC-Shreveport School of Medicine

Nolan Weinstein
University of Arizona College of Medicine – Phoenix

Taylor Witten
LSUHSC-Shreveport School of Medicine

Cyrus Yazdi
Beth Israel Deaconess Medical Center, Department of Anesthesia, Critical Care and Pain Medicine, Harvard Medical School

中文版前言

疼痛是一个普遍存在的健康问题，影响着全球无数人的生活质量。作为医学与生物学领域内最为复杂且具有挑战性的课题之一，疼痛的发病机制、评估、诊断和治疗方法仍处于不断被探索的阶段。随着国内疼痛医学领域的迅速拓展，专业队伍不断壮大，持续更新疼痛诊疗理念和不断精进诊疗技术是疼痛诊疗从业人员面临的重要任务。《剑桥疼痛医学手册》中文译本正是在此背景下应运而生。

本手册系统地整理了疼痛医学的核心理论、实践技术和临床用药，内容覆盖广泛，从疼痛的基础机制到临床诊治，从传统疗法到前沿进展，均有涉及。本手册主要由以下几部分组成：疼痛介绍及与疼痛相关的信号传导通路；慢性疼痛的常用治疗药物；常见的慢性疼痛类型（头颈部慢性疼痛、脊柱源性慢性疼痛、四肢慢性疼痛及其他慢性疼痛综合征）；常见的辅助治疗手段。在每一章的阐述过程中，对临床常见疼痛的概念、流行病学和发病原因、病理和生理学机制、临床表现、诊断和鉴别诊断、治疗策略（药物治疗、介入治疗及其他新型治疗手段）等多方面均做了较为深入的探讨，更为难能可贵的是每一章均包含相应专题的最新研究进展和最佳实践指南，帮助读者拓宽学术视野、紧跟疼痛学科前沿。对于那些希望深入探索特定主题的专业人士来说，本书也提供了丰富的参考资料和进一步学习的方向。

本手册旨在为一线疼痛管理的医护人员提供一种便携且易于查阅的实用工具。最后,我们要感谢所有参与翻译工作的年轻医生。他们在繁忙的工作之余,以极大的热情和责任感完成了这项艰巨的任务。但限于时间和个人能力,书中难免会有疏漏之处。因此,我们诚挚邀请广大读者提出宝贵的意见和建议。

疼痛手册介绍

致我们的读者：

所有医疗从业人员都会接触慢性疼痛，无论是在初级护理中，还是在手术操作步骤中。此外，每一位读者在自己的人生中也可能会经历慢性疼痛。对此，我们没有发现一本汇集疼痛医学的多个方面且简明、易懂的手册。

由于我们具有麻醉科医生和介入疼痛科医生的双重资格，因此我们推出了这本涵盖疼痛医学主要方面且易懂的手册，这将有利于各位读者从事医疗工作。

本手册大致由如下几部分组成：疼痛介绍及与疼痛相关的信号传导通路；慢性疼痛的常用治疗药物；常见的慢性疼痛类型（头颈部慢性疼痛、脊柱源性慢性疼痛、四肢慢性疼痛及其他慢性疼痛综合征）；常见的辅助治疗手段。

我们相信，无论您是医生、护士、药剂师、医药护专业的学生，还是其他医疗专业人员，这本手册将为您提供处理大多数慢性疼痛问题所需的多数相关信息。

Omar Viswanath，MD

Ivan Urits，MD

目 录

第 1 部分 疼痛介绍：疼痛信号传导通路 ······ 1
第 1 章 中枢神经病理性疼痛信号传导通路 ······ 3
第 2 章 大麻素疼痛信号传导通路 ······ 15
第 3 章 微生物群系与慢性疼痛综合征 ······ 27
第 2 部分 慢性疼痛治疗药物的常见类别 ······ 39
第 4 章 非甾体抗炎药 ······ 41
第 5 章 对乙酰氨基酚 ······ 46
第 6 章 局部用药：利多卡因、辣椒素、双氯芬酸 ······ 51
第 7 章 肌肉松弛剂 ······ 55
第 8 章 阿片类药物 ······ 60
第 9 章 神经病理性疼痛治疗药物 ······ 64
第 10 章 大麻素类药物 ······ 70
第 3 部分 头颈部慢性疼痛 ······ 75
第 11 章 硬脊膜穿破后头痛 ······ 77
第 12 章 偏头痛 ······ 84
第 13 章 三叉神经痛 ······ 90
第 14 章 枕神经痛 ······ 95
第 4 部分 脊柱源性疼痛 ······ 103
第 15 章 慢性神经轴性脊柱疼痛 ······ 105
第 16 章 椎体压缩性骨折 ······ 117
第 17 章 骶骨不全性骨折 ······ 130
第 5 部分 四肢疼痛 ······ 141

第 18 章　腕管综合征 …………………………………………… 143
第 19 章　肩关节粘连性囊膜炎 ………………………………… 158
第 20 章　胸廓出口综合征 ……………………………………… 169
第 21 章　骨关节炎性髋关节疼痛 ……………………………… 176
第 22 章　骨关节炎性膝关节疼痛 ……………………………… 185
第 23 章　慢性踝关节和足部疼痛 ……………………………… 194
第 24 章　足底筋膜炎 …………………………………………… 207
第 25 章　幻肢痛 ………………………………………………… 218
第 6 部分　其他慢性疼痛 ……………………………………… 225
第 26 章　带状疱疹后神经痛 …………………………………… 227
第 27 章　复杂区域疼痛综合征 ………………………………… 234
第 28 章　镰状细胞病 …………………………………………… 242
第 29 章　乳腺疼痛 ……………………………………………… 248
第 30 章　胸腔手术后疼痛 ……………………………………… 254
第 31 章　多发性硬化症疼痛 …………………………………… 262
第 32 章　脑瘫 …………………………………………………… 267
第 33 章　肌筋膜疼痛综合征 …………………………………… 275
第 34 章　脑卒中后疼痛 ………………………………………… 293
第 35 章　慢性腹痛 ……………………………………………… 302
第 36 章　慢性盆腔痛 …………………………………………… 309
第 37 章　术后神经卡压 ………………………………………… 317
第 38 章　癌痛 …………………………………………………… 322
第 7 部分　辅助治疗 …………………………………………… 333
第 39 章　神经调节 ……………………………………………… 335
第 40 章　再生医学 ……………………………………………… 343
第 41 章　认知疗法 ……………………………………………… 348
第 42 章　替代疗法 ……………………………………………… 352
第 43 章　大麻二酚在慢性疼痛中的作用 ……………………… 366
索引 ……………………………………………………………… 371

第 1 部分

疼痛介绍：疼痛信号传导通路

第 1 章 中枢神经病理性疼痛信号传导通路

Karina Charipova, Kyle Gress

中枢神经病理性疼痛(CNP)

- 一种慢性神经病理性疼痛。
- 由中枢神经系统(CNS)损伤或者躯体感觉神经系统方面的疾病直接导致[1]。
- CNP 的病理生理学机制尚不清楚,可能由炎性介质增加、电压门控离子通道功能异常、传入神经致敏所致[1]。
- CNP 是一大类疾病,包含各种中枢疼痛综合征,如中枢卒中后疼痛(CPSP)、脊髓损伤(SCI)疼痛和多发性硬化(MS)等相关的疼痛[1]。
- 症状为慢性或者阵发性的,可由多种因素诱发(如机械性、温度刺激)[2]。
- 特点为触诱发痛和自发的射击痛、刺痛和烧灼痛,疼痛严重程度和功能受限可为中度到重度[2]。
- 长时间疼痛的缓解和功能改善常常不理想,症状随时间而加重[3]。

流行病学和危险因素

- 症状进展。
  - 症状的早期进展是疾病持续的预兆[4]。

  - 对于损伤 1 个月后有症状的患者，72%的患者症状会持续 6 个月，且 69%患者的症状会持续 12 个月[4]。
  - 随着时间的推移，神经病理性疼痛增加，肌骨痛减少[5]。
- 主要危险因素。
  - 年龄增长[4]。
  - 继发于轻微损伤后保留有运动和感觉功能的状态[6]。
  - 损伤后早期发生触诱发痛[5]。
  - 继发于 CNS 的心理症状（如创伤后应激障碍、焦虑、应激、抑郁、疼痛灾难化）[7]。
- 当睁眼时，特征性脑电图显示 α 波减少且 θ 波和 β 波缺失，可以推测继发于 SCI 的 CNP[8]。
- 生物标志物，如差异表达基因和 miRNA 已被建议用作预测 CNP，并有潜在的治疗价值[9]。

病理生理学

神经元信号改变

- CNP 的确切病理生理机制仍在研究中。
- 疾病状况可能与 CNS 受损后的局部神经胶质细胞和巨噬细胞激活、迁移、增殖引起的炎症有关[10,11]。
- 损伤后，小胶质细胞产生促炎标志物，如脑源性神经营养因子（BDNF），使得神经元兴奋性升高[10,11]。
- 集落刺激因子（CSF1R）启动小胶质细胞增殖，由此促进 Ca^{2+}内流，并加剧触诱发痛[12]。
  - CSF1R 通过上调炎性因子对巨噬细胞也起到相似作用[13]。
- GABA 能神经递质也被认为在 CNP 中发挥作用[14]。
  - 在健康脊髓中，$GABA_A$ 和甘氨酸对脊髓背角神经元放电起到抑制作用[14]。
  - SCI 已经被证实能增加脊髓背角神经元的电压门控钙通道的 $\alpha_2\delta$-1 亚单位,降低疼痛阈值[14]。
  - 普瑞巴林已被证实能降低触觉异位性疼痛和 $\alpha_2\delta$-1 浓度，显示出对神经病理性疼痛反应的直接效果[14]。
- SCI 下调了氯化钾协同转运体(KCC2),导致 $GABA_A$ 和甘氨酸失效,并引起强直和疼痛[15]。
  - 下调 KCC2 也与降低疼痛阈值有关[15]。
  - 用[氢溴化甲胺(4-溴-3,6 二甲氧基苯并环丁烯-1-基)]TCB-2 治疗后,能上调 KCC2,并降低 SCI 后触诱发痛[15]。
  - TCB-2 也能降低神经病理性疼痛靶向的 miRNA,以防止炎性因子的表达[16,17]。
- 使用香精油可以预防炎症通路过度激活,并减少触诱发痛[18]。

疾病进展

- 在初步被诊断为神经病理性疼痛阴性的患者中,有 23%的患者在损伤后 6 个月或 12 个月疼痛会有加重[19]。
- CNP 延迟加重的原因尚不清楚[19]。
- CNP 的延迟出现可能是因为神经瘤的发展需要时间[19]。
- 对于存在 CNS 损伤的患者,长时间随访是必要的[19]。

痛觉敏化

- 痛觉敏化在 CNP 发病机制中的作用尚不清楚[20]。
- 中枢敏化涉及前扣带皮层(ACC)、海马和杏仁核[21]。
- 一项研究表明,与对照组相比,患者在 SCI 之后会产生中枢敏化,但是这些患者与他们自身的极限状态相比,改变则不明显[20]。
- 不同剂量的阿片类药物治疗方案不影响脊髓损伤后的痛觉和压触觉的敏化[20]。

诊断

- 诊断困难,特别是症状延迟发作时(几周或几年)。
- 了解详细病史和体格检查有助于区分病因在中枢还是外周。
- 国际疼痛研究协会的诊断标准要求具有 CNS 损伤史[22]。
  - 影像学检查可以用于证实是否有脑卒中、SCI、MS 和其他 CNS 病变的病史[22]。
  - 疼痛和体感的改变一定分布于受 CNS 损伤影响的身体区域[22]。
  - 最初的疼痛可能主要是肌骨痛,而随着时间的推移,神经病理性疼痛变得更普遍[5]。

药物治疗方式

一线用药

- 一线干预措施与对周围神经病的治疗相似,包括加巴喷丁、三环类抗抑郁药、SSRI 和 SNRI[23]。
  - 一线用药的疗效有高度的个体差异。
  - 镇痛药物应该被滴定使用,以达到临床上显著的疼痛缓解,并治疗合并症(如抑郁症)。
  - CNP 患者在原发性 CNS 损伤后,会出现运动和认知功能障碍,且对能引起镇静、眩晕、共济失调的药物耐受性下降[23]。
  - 由于联合用药后经常能达到临床上有意义的疼痛缓解,因此,医生应有药物相互作用和联合用药的相关知识。
- 加巴喷丁。
  - 剂量在至少 1800mg/d 时,对 SCI 后 CNP 有不同程度的疗效[24]。
  - 通常每天的起始剂量是 300mg。
  - 最初每 4~7 天增加 300mg,每天服药 3 次。

- 普瑞巴林。
  - 有两项随机对照试验表明,当平均剂量是 410~460mg/d 时,普瑞巴林对 SCI 后 CNP 有效[25,26]。
  - 对于 CPSP 不同程度有效[27]。
  - 通常起始剂量为 75mg,每天 2 次。
  - 每 4~7 天增加 75mg,直至达到 300mg/d 的目标剂量。
- 拉莫三嗪。
  - 平均剂量为 200~400mg/d 时,对 CPSP 和部分脑卒中后 SCI 有效[28]。
  - 通常起始剂量为 25mg/d,维持 2 周。
  - 每周增加 25mg,每天 2 次,直至达到 100mg 的目标剂量,每天 2 次。
- 阿米替林。
  - 剂量至少为 75mg/d 时,对 CPSP 有效[29]。
  - 高剂量(增至 150mg/d)时,对 SCI 后疼痛有不同程度的疗效[30]。
  - 通常起床时服用的起始剂量为 10~25mg。
  - 每 4~7 天增加一次剂量,直至达到 100mg 的目标剂量。
- 度洛西汀。
  - 剂量为 60mg/d 时,对 MS 相关性 CNP 有效[31]。
  - 通常起始剂量是 20~40mg/d。
  - 每周增加相等的剂量,直至达到目标剂量 60mg/d。

阿片类药物

- 鉴于阿片类药物的相关风险,不推荐使用阿片类药物控制神经病理性疼痛。
  - 有些病例报道指出，对于一些继发于中枢神经系统恶性肿瘤的难治性 CNP,通过联用高剂量的羟考酮、美沙酮和加巴喷丁实现了充分镇痛[23]。
  - 仅 1/3 的 CNP 患者在镇痛方案里加用阿片类药物之后,疼痛减轻 50%[32]。

- 阿片类药物通过 μ 受体途径减轻疼痛，但又通过 toll 样受体 4（TLR4）加剧神经病理性疼痛[32]。

大麻素类药物

- 使用大麻素类药物被证实对在 MS 后出现的 CNP 患者有效[33]。
  - 大麻二酚和四氢大麻酚的剂量、相对比例和给药形式在人群中存在高度差异，没有明确的推荐用法。

注射剂

- 甲泼尼龙。
  - 一种氢化可的松和泼尼松龙的衍生物，其是一种能干扰炎性反应介质的皮质类固醇[34]。
  - 在发生严重炎症时，可以用比泼尼松龙更高的剂量进行静脉注射[34]。
  - 中国的一项小样本研究表明，超过 90%的 SCI 后 CNP 患者接受每天 1 次的甲泼尼龙注射持续 1 周后，触诱发痛减轻超过 50%[34]。
    - 在 3 个月的随访中，镇痛效果持续存在。但是数据的可靠性不高，因为该研究没有安慰剂对照[34]。
- 巴氯芬。
  - 一种 γ-氨基丁酸（GABA）类似物，通过激活 GABA 受体起效[35]。
  - 一项小样本安慰剂对照研究证实，鞘内注射巴氯芬可以显著降低 SCI 后 CNP[35]。
  - 巴氯芬降低强直的效果，使其具有紧急干预的潜在价值[35]。
  - 由于可以改善功能并降低日常生活中受到的影响，巴氯芬受到患者的欢迎[35]。
- 齐考诺肽。
  - 一种 ω-芋螺毒素类似物，可阻断神经元的 N 型电压敏感钙通道[36]。
  - 一项小样本研究表明，鞘内注射齐考诺肽后，70%的 SCI 后 CNP 患者疼痛评分下降超过 40%[36]。

- ○ 如果想达到持续的镇痛效果,患者可选择植入齐考诺肽泵[36]。
- ○ 需要进一步研究评估此药的疗效和毒性。

非药物治疗方式

经颅磁刺激(TMS)

- TMS 是一种非侵入性的脑部刺激方式,其用磁场刺激特定脑区[37]。
- 一般认为是通过调节血流和神经递质释放来产生作用[37]。
- 已经成功应用于纤维肌痛、复杂区域疼痛综合征和周围神经病理性疼痛[37]。
- 一项随机研究证实,对于 CPSP 和 SCI 后 CNP 患者,对后上岛叶进行 TMS 能产生镇痛效果,而激活前扣带皮层则有抗焦虑作用[37]。

经颅直流电刺激(tDCS)

- TMS 的替代方式,通过低强度直流电刺激脑部特定区域来调节神经元活动[21]。
- 有证据表明对初级运动皮层(M1)进行 tDCS 可以减轻局部和远隔部位的疼痛[21]。
- 一项随机对照研究表明,患者在接受 tDCS 重复刺激后,在随访期间疼痛明显缓解[21]。
- tDCS 镇痛效果发生延迟,表明疼痛减轻是皮质可塑性变化的结果,而非即刻兴奋性的结果[21]。
- 用 tDCS 进行治疗需要重复刺激一段时间来优化方案[21]。

呼吸控制电刺激(BreEStim)

- BreEStim 是一种通过调节自主神经系统来治疗神经病理性疼痛的新技术[38-40]。
- BreEStim 作用于疼痛-神经基质自主神经网络(PNM-CAN),该网络被证实部分参与疼痛调节[38-40]。

- 基于心率变异性对 PNM-CAN 的激活进行量化。
- 一项小样本随机对照研究表明，BreEStim 可以有效减轻 SCI 后疼痛[31]。

锻炼

- 不仅因为疼痛，也因为全身感觉和运动功能下降，CNP 患者的生活质量大幅降低。
- 一项针对小鼠的研究表明，锻炼抑制了脊髓损伤后小胶质细胞的增生[11]。
- 一项安慰剂研究表明，SCI 后 CNP 患者进行包括轮椅推进的锻炼后，通过数字评分量表(NRS)评分得知神经病理性疼痛的主观感受减轻了，情绪也有所改善[42,43]。
- 轮椅运动后患者的脑电图记录表明中心峰值 α 频率增加，与神经病理性疼痛减轻有关[42,43]。

结论

- CNP 是一种由中枢和特定躯体感觉神经系统损伤引起的慢性疼痛状态。
- 要治疗 CNP 是有挑战性的，医生应该教育患者去实现有临床意义的疼痛缓解，而非完全消除疼痛。
- 多模式镇痛已经被证实比单一模式镇痛更有效，且能与先进的神经调节技术如 TMS、tDCS 和 BreEStim 联用。
- 患者存在顽固性疼痛时可以通过多学科疼痛管理团队使患者获益。

（胡潇　译）

参考文献

1. Jensen TS, Baron R, Haanpää M et al. A new definition of neuropathic pain. *Pain*. 2011; **152**(10): 2204–2205. doi: 10.1016/j.pain.2011.06.017.
2. Yekkirala AS, Roberson DP, Bean BP, Woolf CJ. Breaking barriers to novel analgesic drug development. *Nature Reviews Drug Discovery*. 2017; **16**(8): 545–564. doi: 10.1038/nrd.2017.87.
3. Staudt MD, Clark AJ, Gordon AS et al. Long-term outcomes in the management of central neuropathic pain syndromes: A prospective observational cohort study. *Can J Neurol Sci*. 2018; **45**(5): 545–552. doi: 10.1017/cjn.2018.55.
4. Warner FM, Cragg JJ, Jutzeler CR et al. Progression of neuropathic pain after acute spinal cord injury: A meta-analysis and framework for clinical trials. *J Neurotrauma*. 2019 **15**(1):40–48. doi: 10.1016/j .jpain.2013.09.008.
5. Finnerup NB, Norrbrink C, Trok K et al. Phenotypes and predictors of pain following traumatic spinal cord injury: A prospective study. *J Pain*. 2014;**15** (1):40–48. doi: 10.1016/j.jpain.2013.09.008.
6. Warner FM, Cragg JJ, Jutzeler CR et al. The progression of neuropathic pain after acute spinal cord injury: A meta-analysis and framework for clinical trials. *J Neurotrauma*. 2018;**36**(9):1461–1468.
7. Gruener H, Zeilig G, Laufer Y, Blumen N, Defrin R. Increased psychological distress among individuals with spinal cord injury is associated with central neuropathic pain rather than the injury characteristics. *Spinal Cord*. 2018;**56** (2):176–184. doi: 10.1038/s41393-017-0014-6.
8. Vuckovic A, Jajrees M, Purcell M, Berry H, Fraser M. Electroencephalographic predictors of neuropathic pain in subacute spinal cord injury. *J Pain*. 2018;**19**(11):1256.e1–1256.e17. doi: 10.1016/j .jpain.2018.04.011.
9. Wang Y, Ye F, Huang C et al. Bioinformatic analysis of potential biomarkers for spinal cord-injured patients with intractable neuropathic pain. *Clin J Pain*. 2018;**34**(9):825–830. doi: 10.1097/AJP.0000000000000608.
10. Tang Y, Liu L, Xu D et al. Interaction between astrocytic colony stimulating factor and its receptor on microglia mediates central sensitization and behavioral hypersensitivity in chronic post ischemic pain model. *Brain Behav Immun*. 2018;**68**:248–260.
11. Chhaya SJ, Quiros-Molina D, Tamashiro-Orrego AD, Houlé JD, Detloff MR. Exercise-induced changes to the macrophage response in the dorsal root ganglia prevent neuropathic pain after spinal cord injury. *J Neurotrauma*. 2019;**36**:877–890.

12. Du X-J, Chen Y-X, Zheng Z-C et al. Neural stem cell transplantation inhibits glial cell proliferation and P2X receptor-mediated neuropathic pain in spinal cord injury rats. *Neural Regen Res*. 2019;**14**(5):876–885.

13. Lee SH, Shi XQ, Fan A, West B, Zhang J. Targeting macrophage and microglia activation with colony stimulating factor 1 receptor inhibitor is an effective strategy to treat injury-triggered neuropathic pain. *Mol Pain*. 2018;**14**:1–12.

14. Kazuki K, Toshiya T, Yamanaka H et al. Upregulation of calcium channel alpha-2-delta-1 subunit in dorsal horn contributes to spinal cord injury-induced tactile allodynia- ClinicalKey. *Spinal J*. 2018;**18**(6):1062–1069.

15. Sánchez-Brualla I, Boulenguez P, Brocard C et al. Activation of 5-HT 2A receptors restores KCC2 function and reduces neuropathic pain after spinal cord injury. *Neuroscience*. 2018;**387**:48–57.

16. Li T, Wan Y, Sun L et al. Inhibition of microRNA-15a/16 expression alleviates neuropathic pain development through upregulation of G protein-coupled receptor kinase 2. *Biomol Ther*. 2019;**27**(4):414–422.

17. Yang Z, Xu J, Zhu R, Liu L. Down-regulation of miRNA-128 contributes to neuropathic pain following spinal cord injury via activation of P38. *Med Sci Monit*. 2017;**23**:405–411.

18. Sanna MD, Les F, Lopez V, Galeotti N. Lavender (Lavandula angustifolia Mill.) essential oil alleviates neuropathic pain in mice with spared nerve injury. *Front Pharmacol*. 2019;**10**:472. doi: 10.3389/fphar.2019.00472. eCollection 2019.

19. Warner FM, Cragg JJ, Jutzeler CR et al. The progression of neuropathic pain after acute spinal cord injury: A meta-analysis and framework for clinical trials. *J Neurotrauma*. 2018;**36**(9):1461–1468.

20. Rosendahl A, Krogh S, Kasch H. Pain assessment in hospitalized spinal cord injured patients–a controlled cross-sectional study. *Sc and J Pain*. 2018;**19** (2):299–307.

21. Thibaut A, Carvalho S, Morse L, Zafonte R, Fregni F. Delayed pain decrease following M1 tDCS in spinal cord injury: A randomized controlled clinical trial. *Neurosci Lett*. 2017;**658**:19–26.

22. Widerström-Noga E, Loeser JD, Jensen TS, Finnerup NB. AAPT diagnostic criteria for central neuropathic pain. *J Pain*. 2017;**18**(12):1417–1426. doi: 10 .1016/j.jpain.2017.06.003.

23. Horan NA, Pugh TM. Intractable central pain in a patient with diffuse glioma. *Am J Phys Med Rehabil*. 2019;**98**:107–110.

24. Levendoglu F, Ogun CO, Ozerbil O, Ogun TC, Ugurlu H. Gabapentin is a first line drug for treatment of neuropathic pain in spinal cord injury. *Spine*. 2004;**29**:743–751.

25. Siddall PJ, Cousins MJ, Otte A et al. Pregabalin in central neuropathic pain associated with spinal cord injury: A placebo-controlled trial. *Neurol*. 2006;**67**:1792–1800.

26. Cardenas DD, Nieshoff EC, Suda K et al. A randomized trial of pregabalin in patients with neuropathic pain due to spinal cord injury. *Neurol.* 2013;**80**:533–539.

27. Vranken JH, Dijkgraaf MG, Kruis MR et al. Pregabalin in patients with central neuropathic pain: A randomized, double-blind, placebo-controlled trial of a flexible-dose regimen. *Pain.* 2008;**136**:150–157.

28. Finnerup NB, Sindrup SH, Bach FW, Johannesen IL, Jensen TS. Lamotrigine in spinal cord injury pain: A randomized controlled trial. *Pain.* 2002;**96**:375–383.

29. Leijon G, Boivie J. Central post-stroke pain – A controlled trial of amitriptyline and carbamazepine. *Pain.* 1989;**36**:27–36.

30. Rintala DH, Holmes SA, Courtade D et al. Comparison of the effectiveness of amitriptyline and gabapentin on chronic neuropathic pain in persons with spinal cord injury. *Arch Phys Med Rehabil.* 2007;**88**:1547–1560.

31. Vollmer TL, Robinson MJ, Risser RC, Malcolm SK. A randomized, double-blind, placebo-controlled trial of duloxetine for the treatment of pain in patients with multiple sclerosis. *Pain Pract.* 2014;**14**:732–744.

32. Ellis A, Grace PM, Wieseler J et al. Morphine amplifies mechanical allodynia via TLR4 in a rat model of spinal cord injury. *Brain Behav Immun.* 2016;**58**:348–356.

33. Svendsen KB, Jensen TS, Bach FW. Does the cannabinoid dronabinol reduce central pain in multiple sclerosis? Randomised double blind placebo controlled crossover trial. *BMJ.* 2004;**329**:253–260.

34. Li L, Han Y, Li T et al. The analgesic effect of intravenous methylprednisolone on acute neuropathic pain with allodynia due to central cord syndrome: A retrospective study. *J Pain Res.* 2018;**11**:1231–1238

35. Kumru H, Benito-Penalva J, Kofler M, Vidal J. Analgesic effect of intrathecal baclofen bolus on neuropathic pian in spinal cord injury patients. *Brain Res Bull.* 2018;**140**:205–211.

36. Brinzeu A, Berthiller J, Caillet J-B, Staquet H, Mertens P. Ziconotide for spinal cord injury-related pain. *Eur J Pain.* 2019;**23**(9):1688–1700.

37. Galhardoni R, da Silva VA, Garcia-Larrea L et al. Insular and anterior cingulate cortex deep stimulation for central neuropathic pain disassembling the percept of pain. *Neurol.* 2019;**92**(18):2165–2175.

38. Melzack R. Pain and neuromatrix in the brain. *J Dent Educ.* 2001;**65**(12):1378–1382.

39. Melzack R, Wall P. Pain mechanisms: a new theory. *Surv Anesth.* 1967;**11**:89–90.

40. Melzack R, Loeser J. Phantom body pain in paraplegics: Evidence for a central "pattern generating mechanism" for pain. *Pain.* 1977;**4**:195–210.

41. Karri J, Li S, Zhang L et al. Neuropathic pain modulation after spinal cord injury by breathing-controlled electrical stimulation (BreEStim) is associated with restoration of autonomic dysfunction. *J Pain Res.* 2018;**11**:2331–2341.

42. Boord P, Siddall P, Tran Y et al. Electroencephalographic slowing and reduced reactivity in neuropathic pain following spinal cord injury. *Spinal Cord*. 2008;**46**:118–123.

43. Wydenkeller S, Maurizio S, Dietz V, Halder P. Neuropathic pain in spinal cord injury: Significance of clinical and electrophysiological measures. *Eur J Neurosci*. 2009;**30**:91–99.

第2章 大麻素疼痛信号传导通路

Karina Charipova, Kyle Gress

内源性大麻素信号传导通路

- 内源性大麻素信号系统在20世纪90年代早期被发现。
- 内源性大麻素信号系统包括在CNS内发现的大麻素受体、配体和代谢酶[1]。
- 在特定组织中，内源性大麻素被抑制或者降解变慢可以产生镇痛或抗焦虑作用[2,3]。
- 作为潜在镇痛药物，大麻素类药物越来越多地被应用于临床和研究[4]。

内源性大麻素系统

内源性大麻素

- 内源性大麻素是可以与大麻素受体结合的有生物活性的脂类[5]。
- 内源性大麻素调节神经传递，并参与疼痛感知、记忆、情绪和食欲[6]。
- 钙离子内流后，内源性大麻素被释放至突触间隙中，通过酶催化的降解和转运，处于失活状态[2,3]。
- 伤害性刺激可增加内源性大麻素的释放，而减少内源性大麻素降解可产生镇痛作用[6]。
- 花生四烯酸乙醇胺（ADE），也被称为大麻素，是最早被分离和鉴别得到的内源性大麻素[7]。
  - 大麻素在高级认知过程如记忆和运动控制中发挥作用[5]。
  - 大麻素同样在疼痛、抑郁、生育和食欲中发挥作用[5]。
- 其他被分离得到的大麻素包括2-花生四烯酸甘油酯(2-AG)、诺拉丁醚、维罗达明和N-花生四烯酰多巴胺(NADA)[6,8,9]。

内源性大麻素受体

- 大麻素受体属于由7个跨膜螺旋组成的G蛋白偶联受体(GPCR)[10]。
- 有2个主要的大麻素受体亚型:1型(CB1)和2型(CB2);而氨基烷基吲哚类(WIN)和异常大麻素受体则少有人知[11-14]。
- CB1受体主要出现在神经系统,在脑内的浓度较高,而在脊髓和外周神经组织中则数量较少[15]。
  - CB1受体调节外周和中枢疼痛的感知。
  - 这些受体在皮质、基底节、海马和小脑中高度表达[15-17]。
  - 受体也存在于丘脑、杏仁核、中脑导水管周围灰质(PAG)和脊髓的胶质神经元中,这些受体均参与伤害性刺激的感知[12-16]。
  - CB1受体主要存在于有髓鞘的A纤维的神经元上,而在C纤维上则不常见[17]。
  - 免疫细胞和角质形成细胞已被证实可以表达CB1受体[18]。
- CB2受体主要出现在免疫系统中[19]。
  - CB2受体也见于骨骼、肝脏、角质形成细胞、造血细胞和脑小胶质细胞[20]。
  - CB2受体也被证实可以间接激动阿片类受体[5]。
- 大麻素也可以与非CB1/CB2受体相互作用,如GPR55/18受体、阿片类受体和血清素受体[21]。

药理学

- CB1和CB2的GPCR结构包括13种被视为正位内源性大麻素配体

的化合物[22]。

- GABA 能中间神经元已被证实可以表达 CB1 活性受体[23]。
  - 这些中间神经元见于脊髓背角[18]。
  - CB1 受体激动剂已被证实可以减少 GABA 产生[23]。
- 有些研究表明,对由 CB1 引起的神经递质释放的突触前控制呈现为组成型活性[24]。
- CB1 和 CB2 的信号传导可以抑制腺苷酸环化酶,导致环腺苷(cAMP)生成减少,并激活丝裂原活化蛋白激酶(MAPK)[25]。
- CB2 受体可以抑制细胞因子产生和免疫细胞迁移, 由此缓解慢性疼痛和炎症[26]。
  - 背根神经节炎症可以增加 CB2 受体蛋白和 mRNA 的浓度[27]。
- 大麻素的脱靶效应来源于与其他类型受体相互作用, 如瞬时受体电位香草酸 1(TRPV1)[28]。
  - TRPV1 参与炎症和伤害感受[28]。
  - 内源性大麻素可以竞争性拮抗 TRPV1,防止其与高效激动剂(如辣椒素)结合[28]。
  - TRPV1 和 CB1 共表达于一些特定细胞中,如 CNS,已被证实存在功能串扰[29]。

镇痛作用机制

- 大麻素诱发的镇痛效果首先与在 CNS 中的 CB1 和免疫细胞中的 CB2 的作用有关[30]。
- 较新的研究结果显示,还有其他的靶受体同时存在于 CNS 和外周组织中[21]。
  - CB1 受体激活通过减轻炎性痛、内脏痛和神经病理性疼痛,均可以减少锐痛和慢性痛[31]。
- 关于使用大麻二酚(CBD)的研究表明,在糖尿病小鼠中的早期治疗显示出 CBD 能减轻小胶质细胞增生和触觉异位性痛[32]。

- 大麻素和阿片类受体共享信号传导通路[4]。
  - CB1 和 CB2 激动剂已经被证实可以改善内源性阿片类释放，并能增加阿片类前体的基因表达[33]。
  - 有证据证实大麻素受体(CBR)-μ-阿片类受体(MOR)复合体的存在[34,35]。
  - 这些复合体通过 CB1 和 MORE 共区域化,可以存在于脊髓背角[34,35]。
  - 大麻素被认为对阿片类药物的镇痛效果有协同作用[33]。
  - 激活 MOR 可以产生镇痛、镇静、活动减少,以及呼吸抑制作用[33]。
  - 激活大麻素受体也可产生镇痛、镇静效果,但不会导致呼吸抑制[33]。
  - 研究表明,同时给予低剂量的阿片类药物和大麻素可以延长镇痛时间[33]。
- 大麻素受体、MOR 和肾上腺素能受体共同调节阿片类药物和去甲肾上腺素的释放和功能[33]。
  - 慢性疼痛与潜在的抑郁和焦虑之间存在相互影响[36]。
  - 不仅在慢性焦虑和抑郁中,而且在慢性疼痛和阿片类药物戒断中,调节去甲肾上腺素能系统都是重要的[36]。
  - 联合使用 MOR 激动剂和 α_2 受体激动剂(如可乐定、替扎尼定、哌甲酯等)可以协同产生镇痛效果[36]。
  - 联合使用大麻素受体激动剂和 α-肾上腺素能受体激动剂时也能呈现协同作用[36]。
- 前列腺素是炎症和伤害感受的介质[37]。
  - 内源性大麻素的结构与花生四烯酸相似[37]。
  - 大麻二酚酸(CBDA)是 COX-2 的选择性抑制剂,显示出治疗慢性疼痛如关节炎的潜在价值[37]。

治疗应用

概述

- 大麻传统上是通过吸入烟雾来摄入的。
  - 首选该途径,因为起效快,且随着摄入剂量增加,疼痛控制效果也增加[38]。
  - 相比经口摄入,吸入后的效果更可预测[38]。
  - 大麻和大麻素类药物也可以通过舌下喷雾的方式被摄取[38]。
- 大麻和大麻素类药物的不良反应主要表现在 CNS[5]。
  - 这些不良反应包括嗜睡、眩晕、注意力不集中和口干[5]。
  - 没有研究证实大麻素类药物能产生长期的负面认知影响，但是一般认为能加重已存在的精神疾病[5]。
  - 医用大麻素类药物的成瘾风险较低[5]。
  - 已经有研究报道了耐受范围，研究者提示 9%~20%的患者发生药物依赖[5]。
  - 大麻使用尚未被发现与死亡有关联[5]。

大麻素类药物

- 已被研究的大麻素受体激动剂包括四氢大麻酚(THC)、CBD 和 CBD2 受体激动剂[5]。
- THC 是一种非选择性、亲脂性、强效镇痛和精神活性药物[5]。
  - 大麻隆、屈大麻酚、左南曲多和地塞米诺是人工合成的 THC 类似物[5]。
- CBD 具有与 THC 类似的镇痛和抗炎的特性,但两者作用机制不同[5]。
  - CBD 更倾向于产生外周镇痛而非中枢镇痛[5]。
- CB2 激动剂被认为有抗伤害感受的特性[5]。
  - 与 CB1 激动剂相比,CB2 激动剂引起的认知和精神不良反应较少[5]。

  - HU-308 是一种选择性 CB2 激动剂，已被证实为一种有效的大麻类似物，且不会引起行为改变[5]。

止吐特性

- 大麻素被最广泛接受和记录的治疗应用是作为止吐药[5,39]。
  - 大麻素疗法特别被用于预防术后恶心和呕吐（PONV）[5]。
  - 吸食大麻素或者屈大麻酚和大麻隆这类人工合成的 THC 常被用于治疗因癌症引起的胃肠不适[5]。
  - 由于不良反应和证据不足，静脉应用 THC 受限[40]。

急性疼痛治疗

- 大麻素治疗急性疼痛的证据不足。
  - 人体研究表明大麻素的治疗效果从镇痛到痛觉过敏不等[5]。
  - 需要有进一步的研究来评估在各种疼痛刺激模式作用下的治疗效果。
- 已经有一些学者致力于研究大麻素在术后患者中的应用。
  - 80%的患者相信大麻对于治疗术后疼痛是有效的，如果医生开处方的话，他们会使用大麻素类药物[41]。
  - 由于大麻素治疗急性疼痛疗效的证据不足，需要进一步研究来评估术后用药。

慢性疼痛治疗

- 关于大麻素治疗慢性疼痛的研究结果不一。
  - 吸食大麻对于减轻慢性非癌性疼痛的效果是一致的[38]。
  - 口服大麻减轻慢性腹痛或者关节痛的功效有限，但是这些药物能改善睡眠和患者的生活质量[38]。
- 尽管发表的文章之间具有异质性，但有适度可靠证据表明 Nabiximol（一类大麻提取物）能有效减轻神经病理性疼痛[42]。

- 有些报道表明,对于减轻慢性神经病理性疼痛,大麻素比阿片类药物更有效[43]。
- CT-3 是一种 THC-11-乙酸,与安慰剂对比,显示出减轻慢性神经病理性疼痛的效果[44]。
- 大麻素对于治疗幻肢痛是有希望的,但目前证据不足[45]。

- Nabiximol 在 30 个国家被批准用于治疗阿片类药物耐药的癌症疼痛患者[46,47]。
  - THC 和 CBD 也显示出治疗癌性疼痛的潜在价值[47]。
  - 人工合成大麻二酚已在乳腺癌和神经胶质瘤患者群体中接受检验[48]。
- 越来越多的证据支持大麻素用于治疗偏头痛[49]。
  - 用大鼠模型研究 THC 的结果支持其抗偏头痛作用[50]。
  - 小样本研究表明使用大麻素后，疼痛缓解效果超过麦角胺和阿司匹林[51]。
- 大麻素已被用于 MS 治疗的评估中。
  - 治疗一些症状(如膀胱功能障碍)时,药物是安全的,但是效果极小[52]。
  - 大麻素对于强直的治疗效果仍在研究中，目前的研究给出了不同的结果[53]。
  - 大麻素不同程度地对 MS 相关慢性神经病理性疼痛有效[54]。
- 大麻素经常用于治疗纤维肌痛患者，但是支持该用法的证据目前仍然不足[55]。

结论

- 大麻素疗法可能提供了一种有希望替代阿片类药物治疗慢性疼痛的方案。
- 研究表明,整个神经系统内都存在内源性大麻素和大麻素受体。

- 大麻素已被证明可以通过不同于抗伤害感受通路的机制引起镇痛效果。
- 大麻素的临床应用研究有限。
- 临床试验表明，含有 THC 或其衍生物的提取物，对于治疗炎性、神经病理性和肿瘤性疼痛有效果。
- 旨在增加内源性大麻素水平的药物，可能是镇痛的一种替代方式。
- 有必要开展双盲、安慰剂对照临床研究来支持使用大麻素用于疼痛控制的治疗方法。

（胡潇 译）

参考文献

1. Starowicz K, Finn DP. Cannabinoids and pain: Sites and mechanisms of action. *Adv Pharmacol Sci*. 2017;**80**:437–475.
2. Di Marzo V, Fontana A, Cadas H, Schinelli S, Cimino G, Schwartz J-C, Piomelli D. Formation and inactivation of endogenous cannabinoid anandamide in central neurons. *Nature*. 1994;**372**(6507):686–691.
3. Giuffrida A, Beltramo M, Piomelli D. Mechanisms of endocannabinoid inactivation: Biochemistry and pharmacology. *J Pharmacol Exp Ther*. 2001;**298**(1):7–14.
4. Parolaro D, Realini N, Vigano D, Guidali C, Rubino T. The endocannabinoid system and psychiatric disorders. *Exp Neurol*. 2010;**224**(1):3–14.
5. Manzanares J, Julian M, Carrascosa A. Role of the cannabinoid system in pain control and therapeutic implications for the management of acute and chronic pain episodes. *Curr Neuropharmacol*. 2006;**4**(3):239–257.
6. Walker JM, Krey JF, Chu CJ, Huang SM. Endocannabinoids and related fatty acid derivatives in pain modulation. *Chem Phys Lipids*. 2002;**121**(1–2):159–172.
7. Devane WA, Hanus L, Breuer A, Pertwee RG, Stevenson LA, Griffin G, Gibson D, Mandelbaum A, Etinger A, Mechoulam R. Isolation and structure of a brain constituent that binds to the cannabinoid receptor. *Science*. 1992;**258**(5090):1946–1949.
8. Mechoulam R, Ben-Shabat S, Hanus L, Ligumsky M, Kaminski NE, Schatz AR, Gopher A, Almog S, Martin BR, Compton DR. Identification of an endogenous 2-monoglyceride, present in canine gut, that binds to cannabinoid receptors. *Biochem Pharmacol*. 1995;**50**(1):83–90.

9. Porter AC, Sauer J-M, Knierman MD, Becker GW, Berna MJ, Bao J, Nomikos GG, Carter P, Bymaster FP, Leese AB, Felder CC. Characterization of a novel endocannabinoid, virodhamine, with antagonist activity at the CB1 receptor. *J Pharmacol Exp Ther.* 2002;**301**(3):1020–1024.

10. Mackie K. Cannabinoid receptors: Where they are and what they do. *J Neuroendocrinol.* 2008;**20**(s1):10–14.

11. Sañudo-Peña MC, Strangman NM, Mackie K, Walker JM, Tsou K. CB1 receptor localization in rat spinal cord and roots, dorsal root ganglion, and peripheral nerve. *Zhongguo Yao Li Xue Bao.* 1999;**20**(12):1115–1120.

12. Manning BH, Martin WJ, Meng ID. The rodent amygdala contributes to the production of cannabinoid-induced antinociception. *Neuroscience.* 2003;**120**(4):1157–1170.

13. Martin WJ, Hohmann AG, Walker JM. Suppression of noxious stimulus-evoked activity in the ventral posterolateral nucleus of the thalamus by a cannabinoid agonist: Correlation between electrophysiological and antinociceptive effects. *J Neurosci.* 1996;**16**(20):6601–6611.

14. Lichtman AH, Cook SA, Martin BR. Investigation of brain sites mediating cannabinoid-induced antinociception in rats: Evidence supporting periaqueductal gray involvement. *J Pharmacol Exp Ther.* 1996;**276**(2):585–593.

15. Luo C, Kumamoto E, Furue H, Chen J, Yoshimura M. Anandamide inhibits excitatory transmission to rat substantia gelatinosa neurones in a manner different from that of capsaicin. *Neurosci Lett.* 2002;**321**(1–2):17–20.

16. Morisset V, Urban L. Cannabinoid-induced presynaptic inhibition of glutamatergic EPSCs in substantia gelatinosa neurons of the rat spinal cord. *J Neurophysiol.* 2001;**86**(1):40–48.

17. Bridges D, Rice ASC, Egertová M, Elphick MR, Winter J, Michael GJ. Localisation of cannabinoid receptor 1 in rat dorsal root ganglion using in situ hybridisation and immunohistochemistry. *Neuroscience.* 2003;**119**(3):803–812.

18. Hill KP, Palastro MD, Johnson B, Ditre JW. Cannabis and pain: A clinical review. *Cannabis cannabinoid Res.* 2017;**2**(1):96–104.

19. Ibrahim MM, Porreca F, Lai J, Albrecht PJ, Rice FL, Khodorova A, Davar G, Makriyannis A, Vanderah TW, Mata HP, Malan TP. CB2 cannabinoid receptor activation produces antinociception by stimulating peripheral release of endogenous opioids. *Proc Natl Acad Sci.* 2005;**102**(8):3093–3098.

20. Abrams D, Guzman M. Cannabis in cancer care. *Clin Pharmacol Ther.* 2015;**97**(6):575–586.

21. Scavone JL, Sterling RC, Van Bockstaele EJ. Cannabinoid and opioid interactions: Implications for opiate dependence and withdrawal. *Neuroscience.* 2013;**248**:637–654.

22. Pertwee RG. Endocannabinoids and their pharmacological actions. *Handb. Exp. Pharmacol.* 2015;**231**:1–37. doi: 10.1007/978-3-319-20825-1_1.

23. Katona I, Sperlágh B, Maglóczky Z, Sántha E, Köfalvi A, Czirják S, Mackie K, Vizi ES, Freund TF. GABAergic interneurons are the targets of cannabinoid actions in the human hippocampus. *Neuroscience.* 2000;**100**(4):797–804.

24. Schlicker E, Kathmann M. Modulation of transmitter release via presynaptic cannabinoid receptors. *Trends Pharmacol Sci.* 2001;**22**(11):565–572.

25. Ibsen MS, Connor M, Glass M. Cannabinoid CB_1 and CB_2 receptor signaling and bias. *Cannabis Cannabinoid Res.* 2017;**2**(1):48–60.

26. Niu J, Huang D, Zhou R, Yue M, Xu T, Yang J, He L, Tian H, Liu X, Zeng J. Activation of dorsal horn cannabinoid CB2 receptor suppresses the expression of P2Y12 and P2Y13 receptors in neuropathic pain rats. *J Neuroinflammation.* 2017;**14**(1):185.

27. Fine PG, Rosenfeld MJ. The endocannabinoid system, cannabinoids, and pain. *Rambam Maimonides Med J.* 2013;**4**(4):e0022.

28. Lowin T, Straub RH. Cannabinoid-based drugs targeting CB1 and TRPV1, the sympathetic nervous system, and arthritis. *Arthritis Res Ther.* 2015;**17**(1):226.

29. Cristino L, de Petrocellis L, Pryce G, Baker D, Guglielmotti V, Di Marzo V. Immunohistochemical localization of cannabinoid type 1 and vanilloid transient receptor potential vanilloid type 1 receptors in the mouse brain. *Neuroscience.* 2006;**139**(4):1405–1415.

30. Rahn EJ, Hohmann AG. Cannabinoids as pharmacotherapies for neuropathic pain: from the bench to the bedside. *Neurotherapeutics.* 2009;**6**(4):713–737.

31. Gui H, Liu X, Liu L-R, Su D-F, Dai S-M. Activation of cannabinoid receptor 2 attenuates synovitis and joint destruction in collagen-induced arthritis. *Immunobiology.* 2015;**220**(6):817–822.

32. Toth CC, Jedrzejewski NM, Ellis CL, Frey WH. Cannabinoid-mediated modulation of neuropathic pain and microglial accumulation in a model of murine type I diabetic peripheral neuropathic pain. *Mol Pain.* 2010;**6**:1744–8069.

33. Nielsen S, Sabioni P, Trigo JM, Ware MA, Betz-Stablein BD, Murnion B, Lintzeris N, Khor KE, Farrell M, Smith A, Le Foll B. Opioid-sparing effect of cannabinoids: A systematic review and meta-analysis. *Neuropsychopharmacology.* 2017;**42**(9):1752–1765.

34. Hojo M, Sudo Y, Ando Y, Minami K, Takada M, Matsubara T, Kanaide M, Taniyama K, Sumikawa K, Uezono Y. μ-Opioid receptor forms a functional heterodimer with cannabinoid CB1 receptor: Electrophysiological and FRET assay analysis. *J Pharmacol Sci.* 2008;**108**(3):308–319.

35. Salio C, Fischer J, Franzoni MF et al. CB1-cannabinoid and μ -Opioid receptor co-localization on postsynaptic target in the rat dorsal horn. *Neuroreport.* 2001;**12**(17):3689–3692.

36. Cathel AM, Reyes BAS, Wang Q et al. Cannabinoid modulation of alpha2 adrenergic receptor function in rodent medial prefrontal cortex. *Eur J Neurosci*. 2014;**40**(8):3202–3214.

37. Takeda S, Misawa K, Yamamoto I, Watanabe K. Cannabidiolic acid as a selective cyclooxygenase-2 inhibitory component in cannabis. *Drug Metab Dispos*. 2008;**36**(9):1917–1921.

38. Romero-Sandoval EA, Kolano AL, Alvarado-Vázquez PA. Cannabis and cannabinoids for chronic pain. *Curr Rheumatol Rep*. 2017;**19**(11):67.

39. Rai A, Meng H, Weinrib A, Englesakis M. A review of adjunctive CNS medications used for the treatment of post-surgical pain. *CNS Drugs*. 2017;**31**(7):605–615.

40. Kleine-brueggeney M, Greif R, Brenneisen R et al. Intravenous delta-9-tetrahydrocannabinol to prevent postoperative nausea and vomiting: A randomized controlled trial. *Anesth Analg*. 2015;**121**(5).

41. Khelemsky Y, Goldberg AT, Hurd YL et al. Perioperative patient beliefs regarding potential effectiveness of marijuana (cannabinoids) for treatment of pain: A prospective population survey. *Reg Anesth Pain Med*. 2017;**42**(5):652–659.

42. Meng H, Johnston B, Englesakis M et al. Selective cannabinoids for chronic neuropathic pain: A systemic review and meta-analysis. *Anesth Analg*. 2017;**125**(5):1638–1652.

43. Fitzcharles M-A, Baerwald C, Ablin J, Häuser W. Efficacy, tolerability and safety of cannabinoids in chronic pain associated with rheumatic diseases (fibromyalgia syndrome, rheumatoid arthritis): A systematic review of randomized controlled trials. *Schmerz (Berlin, Germany)*. 2016;**30**(1):47–61.

44. Karst M, Salim K, Burstein S et al. Analgesic effect of the synthetic cannabinoid CT-3 on chronic neuropathic pain. *JAMA*. 2003;**290**(13):1757.

45. Hall N, Eldabe S. Phantom limb pain: A review of pharmacological management. *Br J Pain*. 2018;**12**(4):202–207.

46. Russo EB. Cannabis Therapeutics and the Future of Neurology. *Front Integr Neurosci*. 2018;**12**:51.

47. Davis MP. Cannabinoids for symptom management and cancer therapy: The evidence. *J Natl Compr Canc Netw*. 2016;**14**(7):915–922.

48. Kenyon J, Liu W, Dalgleish A. Report of objective clinical responses of cancer patients to pharmaceutical-grade synthetic cannabidiol. *Anticancer Res*. 2018;**38**(10):5831–5835.

49. Baron EP. Medicinal properties of cannabinoids, terpenes, and flavonoids in cannabis, and benefits in migraine, headache, and pain: An update on current evidence and cannabis science. *Headache J Head Face Pain*. 2018;**58**(7):1139–1186.

50. Kandasamy R, Dawson CT, Craft RM, Morgan MM. Anti-migraine effect of Δ 9-tetrahydrocannabinol in the female rat. *Eur J Pharmacol*. 2018;**818**:271–277.

51. Pamplona FA, Phytolab E, Giniatullin Rashidginiatullin R et al. Emerging role of (endo)cannabinoids in migraine. *Front Pharmacol.* 2018;**9**:420.

52. Torres-moreno MC, Papaseit E, Torrens M, Farré M. Assessment of efficacy and tolerability of medicinal cannabinoids in patients with multiple sclerosis: A systematic review and meta-analysis. *JAMA*. 2018;**1**(6):1–16.

53. Smith PF. Therapeutics and clinical risk management new approaches in the management of spasticity in multiple sclerosis patients: Role of cannabinoids. *Ther Clin Risk Manag.* 2010;**6**:6–59.

54. Langford RM, Mares J, Novotna A et al. A double-blind, randomized, placebo-controlled, parallel-group study of THC/CBD oromucosal spray in combination with the existing treatment regimen, in the relief of central neuropathic pain in patients with multiple sclerosis. *J Neurol.* 2013;**260** (4):984–997.

55. Russo EB. Clinical endocannabinoid deficiency reconsidered: Current research supports the theory in migraine, fibromyalgia, irritable bowel, and other treatment-resistant syndromes. *Cannabis Cannabinoid Res.* 2016;**1** (1):154–165.

第3章 微生物群系与慢性疼痛综合征

Karina Charipova, Alaa Abd-Elsayed, Kyle Gress

微生物群系

- 肠道微生物群系是生活在人类胃肠道中的生物群落。
- 人类微生物群系包括 10^{14} 种微生物,如细菌、噬菌体、古细菌、真核病毒、真菌和原生动物[1]。
- 微生物群系受遗传因素和环境因素影响,最明确的因素是饮食。
- 肠道微生物群系参与多个生理过程(如内环境稳定、新陈代谢、免疫活性)。
  - 微生态失调是指肠道微生物群系的负面变化。
  - 微生态失调被认为与一些疾病[如自身免疫性疾病、炎性肠病(IBD)、代谢综合征和恶性肿瘤]的发病机制有关[2-7]。
  - 微生态失调导致疾病的确切机制仍在研究中。
- 肠道微生物群系和脑的双相关系,也被称为肠-脑轴,在神经行为发育中发挥作用[8-10]。
- 饮食在微生物群系中的作用还受社会经济影响。
  - 可溶性膳食纤维被认为在决定微生物群系构成时,起到关键作用[11]。
  - 可溶性纤维产生的短链脂肪酸有助于改善免疫功能[11]。
  - 高收入家庭在饮食中消耗更多的可溶性纤维[11]。
  - 饮食调节和服用补品是有风险且昂贵的。

    ○ 摄入不均衡可能会导致微生态失调[12]。

试验证据

维生素 D 与慢性疼痛

- 有证据表明，维生素 D 在疼痛发展中起作用。
- 维生素 D 通过内源性大麻素系统作用于肠道微生物群系来调节疼痛。
    - ○ 在小鼠模型中，已被证明维生素 D 缺乏和触诱发痛、脊髓神经元敏化和内源性大麻素之间存在联系[13]。
    - ○ 维生素 D 缺乏与疼痛和炎症有关，可能因为 CB1 受体和 CB2 受体的内源性大麻素信号减少[13]。
- 疼痛感知与肠道生物群落的组成之间可能存在联系，饮食干预可能会改变肠道菌群[13]。

肠道微生物群的多样性

- 有研究表明，肠道细菌的种群多样性增加可能有助于抵抗疾病。
- 成年大鼠模型显示，接受 6 周抗生素治疗的动物经历了微生物多样性的变化和神经递质释放的同步变化[14]。
    - ○ 在抗生素治疗后肠道微生物多样性下降[14]。
    - ○ 抗生素治疗与 5-HT 降低、海马中 5-HIAA/5-HT 转换增加、色氨酸增加、去甲肾上腺素增加和左旋多巴增加有关[14]。
    - ○ 这些变化反映了单胺合成的失调和降解[14]。
    - ○ 抗生素引发的微生物群耗竭与抑郁症样行为和认知损害的表型有关[14]。
    - ○ 微生物群耗竭与焦虑样表型无关[15,16]。
    - ○ 微生物群与抑郁症样状态的发展之间的关联可能有助于阐明抑郁症与慢性疼痛综合征之间的联系。

- 经抗生素治疗的大鼠已被证实具有较低的内脏超敏反应[14]。
  - 传统上，抗生素与疼痛阈值降低有关[15,16]。
  - 这些发现可能与微生物群耗竭的时机有关（如青春期对成年期）。

感染的作用

- 食源性腹泻和寄生虫感染可能引起微生态失调。
- 感染贾第虫的乳鼠与对照组相比，内脏超敏反应增加[17]。
  - 该变化与结肠结构的变化（绒毛高度、隐窝深度、黏液层变薄）有关[17]。
  - 该变化也见于远离直肠中主动定植区域的位置[17]。
- 人类微生物群系研究提出了“漏肠”解说。
  - 肠道通透性受紧密连接的调节。
  - 通透性增加可以使细菌易位，导致慢性疼痛和炎症。
  - 胃肠道感染被认为会破坏结肠结构，导致炎症和超敏反应。
  - 需要更多的证据来支持这种因果关系。

与阿片类药物的相互作用

- 阿片类药物引起的肠道微生物群落失调可能有助于解释微生物群系与慢性疼痛之间的联系。
- 研究证实了阿片类药物的使用与细菌易位增加之间的联系。
  - Toll 样受体（TLR）可能在该机制中起作用[18–20]。
  - TLR 被认为可以调节吗啡、微生态失调、代谢改变之间的关系，增加了肠道通透性和炎症反应[19]。
  - 对于安慰剂组和 TLR 敲除小鼠的研究表明，粪便移植可以使得微生物重建。
  - 小鼠模型的研究表明，该改变可能发生在应用阿片类药物仅 1 天后[20]。
- 在小鼠中使用吗啡后，已经注意到微生物群系多样性减少和潜在致病物种的定植增加[20]。

  - 已观察到粪肠球菌可促进阿片类药物耐受[20]。
  - 微生物可能会减少吗啡的解离和肝-肠再循环[20]。
  - 肠屏障功能障碍可能与微生物代谢的变化和 TLR-4 信号的增加有关[20]。

骨关节炎

- 肠道生态失调被认为会加速关节变性的过程。
- 肥胖是骨关节炎发展的已知关键危险因素。
- 肥胖与局部和全身炎症的增加有关[21]。
  - 小鼠模型已用于评估肥胖相关的微生态失调对骨关节炎的影响[21]。
  - 肥胖已被证实与有益的双歧杆菌减少及促炎物质的同步增加有关[21]。
  - 补充低聚果糖可逆转肥胖对肠道微生物群系的影响,并减少全身炎症[21]。
- 肠道微生态失调可能直接促进踝关节的炎症变化。
  - 在肥胖小鼠中发现,浸润关节间隙的巨噬细胞增加了 5 倍[21]。
  - 肥胖小鼠也有与巨噬细胞谱系相关的基因表达增加[21]。
  - 肥胖与浸润性巨噬细胞增加有关,但与组织驻留巨噬细胞无关[21]。
  - 肥胖患者中的全身炎症反应可促进趋化因子介导的单核细胞向踝部迁移[21]。
  - 低聚果糖减少了浸润性巨噬细胞的增殖[21]。
- 补充低聚果糖可以预防与骨关节炎相关的变性,并改善组织形态学结果。

临床证据

- 目前,关于微生物群系的大多数研究局限于动物模型。
- 人类微生物群系研究的大多数领域都集中于其在胃肠道和自身免疫性疾病中的作用(例如,类风湿关节炎、幼年特发性关节炎)。

慢性盆腔疼痛综合征

- 慢性盆腔疼痛综合征(CPPS)是指持续性盆腔疼痛和不适,它通常与泌尿系统症状,如尿急有关[22]。
    - CPPS 是非炎性的。
    - CPPS 与其他慢性病,如炎症性肠病和纤维肌痛有关。
    - 大多数有效治疗是多模式的。
- 已有研究指出,CPPS 患者的肠道微生物群系与健康对照者不同。
    - 有研究通过比较 CPPS 患者和健康对照组的细菌 sRNA 来评估这一假设[22]。
    - 研究发现 CPPS 与肠道微生物群的多样性显著降低有关[22]。
    - CPPS 持续时间的增加与更显著的细菌多样性降低有关[22]。
    - 在 CPPS 中,普氏菌属计数显著减少[22]。
    - 已知普氏菌属与较多的饮食有关,并被认为可以防止感染,可能是 CPPS 病例的标志。

纤维肌痛

- 纤维肌痛是一种以广泛的肌肉骨骼疼痛为特征的疾病，可伴有情绪障碍、疲劳、失眠和其他症状[23]。
    - 肌肉骨骼疼痛经常表现为局部有压痛点。
    - 经常观察到合并精神病。
    - 该病缺乏生物标志物,并且在诊断和治疗方面历来具有挑战性。
- 当与健康的年龄匹配对照组对比时[23]。
    - 纤维肌痛患者的马尿酸、琥珀酸和乳酸代谢物升高[23]。
    - 这些代谢物的升高被认为与肠道微生物群系有关。
    - 通过纤维肌痛影响问卷,肌酸、牛磺酸和琥珀酸的生物标志物可作为疼痛和疲劳症状的预测指标[23]。
    - 尿代谢物分析可能有助于诊断纤维肌痛,并为治疗提供参考。

- 麦吉尔大学的研究小组开发了一种算法，可以根据微生物群系异常以 87%的准确度诊断出纤维肌痛的存在和疾病的严重程度[24]。

肌痛性脑脊髓炎

- 肌痛性脑脊髓炎(ME)或慢性疲劳综合征(CFS)与一系列症状有关，其中最显著的症状是极度的、通常是致残性的疲劳。
  - 其他症状包括睡眠障碍、直立不耐受、肌肉疼痛和淋巴结肿大。
  - 用力后症状经常加重。
- ME/CFS 患者和健康对照者之间存在微生物群系的显著差异[25]。
  - ME/CFS 患者劳累后,肠道和血液中的细菌数量均增加[25]。
  - 对照组也发生改变,但是改变较不明显[25]。
  - ME/CFS 也与细菌从血液中延迟清除有关[25]。
- ME/CFS 发病机制的一个假说涉及革兰氏阴性菌通过紧密连接的易位,从而触发炎症[26]。
  - 劳累被认为会通过增加紧密连接上的易位而加重症状[25]。
  - 炎症可能是由革兰氏阴性菌外膜中的脂多糖特异性引起的[26]。
  - ME/CFS 患者的免疫反应被认为比健康对照组更强烈。
- 将 ME/CFS 患者对革兰氏阴性共生菌反应的血液检测与对照组进行比较[26]。
  - 研究组的 IL-1、TNFα、新蝶呤和弹性蛋白酶水平显著升高[26]。
  - ME/CFS 患者的峰值免疫(IgM 和 IgA)反应较高[26]。
  - 不仅与健康对照组相比，而且就是与慢性疲劳但不满足 ME/CFS 标准的患者相比,ME/CFS 患者的反应也加剧了[26]。
  - 特异性免疫反应也与离散症状有更直接地相关(例如,IgA 增加与疲劳增加、自主神经失调、胃肠道症状、莫名的不适相关)。
- 旨在减少细菌易位的治疗可能有助于改善肠道屏障功能、应对 ME/CFS 和其他疾病。

治疗

益生菌

- 有人建议补充益生菌可以促进微生物群向较低炎症状态的转变。
- 补充 6 个月的益生菌干酪乳杆菌(LeS)显著降低了骨关节炎患者的视觉模拟评分(VAS)及西安大略省和麦克马斯特大学骨关节炎指数评分(WOMAC)[27]。
  - 使用益生菌也能显著减少疼痛和关节功能的评分[27]。
  - VAS 和 WOMAC 评分的下降与血清 CRP 水平的降低密切相关[27]。
- 一项为期 8 周的随机对照试验发现，纤维肌痛症患者每天使用多种益生菌可以改善冲动性和决策能力[28]。
  - 疼痛没有显著改善[28]。
  - 大多数其他认知评估的变化并不是明显的[28]。
- 胃肠道疾病(如乳糜泻、幽门螺杆菌感染、胃轻瘫)已被证明与偏头痛的发生频率有关[29]。
  - 一项调查研究表明,80%的偏头痛患者在每天进行了为期 90 天的益生菌鸡尾酒试验后,生活质量得到了改善[29]。
  - 一项针对 63 例偏头痛患者的随机对照研究并不支持益生菌和安慰剂在偏头痛频率降低方面的显著差异[30]。
  - 微生态失调、益生菌使用和头痛/偏头痛减少之间的潜在联系需要进一步研究。
- 补充 DSF(益生菌,每袋 4500 亿个细菌)已被测试作为治疗化疗性周围神经病变(CIPN)的手段[31]。
  - 紫杉醇诱导的 CIPN 被认为部分是由 TRPV1 和 TRPV4 疼痛受体表达增加引起的[31]。
  - 研究发现,DSF 可以恢复 TRPV1 和 TRPV2 的基线表达水平,从而抵消 CIPN[31]。

- 已经证明,在选择性神经损伤(SNI)模型中,抗生素治疗的大鼠表现出易发作疼痛的表型[32]。
  - 粪便移植可用于诱导出易发作疼痛的表型[32]。
  - 微生物群可能在调节神经创伤继发性疼痛中发挥作用。
- 罗伊氏乳杆菌和双歧杆菌的益生菌混合物在热神经损伤和机械神经损伤中没有产生任何可测量的疼痛缓解[33]。
- 益生菌混合物可能在调节疼痛过程中发挥作用，但这些作用可能具有高度的疾病特异性。

饮食干预

- 纤维肌痛症和 ME/CFS 患者会感到颈部和肩部疼痛。
- 发酵食品已被推荐作为一种将有益细菌引入肠道生物群的方法。
- 一项双盲、安慰剂对照的随机交叉研究评估了在饮食中引入 NKCP 所导致的微生物群系的变化[34]。
  - 纳豆是一种日本发酵大豆,已知含有枯草芽孢杆菌,产生 NKCP[34]。
  - NKCP 已被证明具有抗凝血和溶栓特性[34]。
  - 这项有 30 例受试者的小型研究发现,摄入 200mg NKCP 与颈肩僵硬的 VAS 评分和头痛评分改善相关[34]。
  - 细菌代谢物可能影响疾病预后。
- 天然的抗炎和抗氧化物质(NAIO)包括锌、谷氨酰胺、牛磺酸、左旋肉碱、N-乙酰半胱氨酸和硫辛酸[35]。
- 一项对 41 例 ME/CFS 患者进行了 10~14 个月的研究，评估了无乳糖、无谷蛋白和低碳水化合物饮食结合 NAIO 的结果[35]。
  - 研究发现,IgA 和 IgM 反应恢复正常,并与临床改善相关[35]。
  - 良好的治疗反应与较小的年龄和较短的病程有关[35]。

结论

- 随着微生物群系越来越多地与各种疾病状态和潜在的治疗方法联系在一起,微生物群系的研究在不断深入。
- 迄今为止，大多数研究都集中在探索微生物群和微生态失调在各种自身免疫性疾病中的作用上，但人们对它们与慢性疼痛疾病的相互作用的兴趣在增加。
- 微生物群主要通过调节炎症途径与人类疾病有关。
- 大多数研究都是在动物模型中进行的,因此,将这项研究转化为人类干预模型仍有挑战。
- 益生菌、发酵食品、膳食纤维、NAIO、粪便移植和新疗法已被提出用于治疗微生态失调。
- 进一步研究微生物群系和痛觉之间的联系可能有助于诊断和管理骨关节炎、纤维肌痛症和神经病理性疼痛等情况。

（胡潇　译）

参考文献

1. Zhang Y-J, Li S, Gan R-Y et al. Impacts of gut bacteria on human health and diseases. *Int J Mol Sci*. 2015;**16**(12):7493–7519.
2. Sheflin AM, Whitney AK, Weir TL. Cancer-promoting effects of microbial dysbiosis. *Curr Oncol Rep*. 2014;**16**(10):406.
3. Vuong HE, Hsiao EY. Emerging roles for the gut microbiome in autism spectrum disorder. *Biol Psychiatry*. 2017;**81**(5):411–423.
4. Geurts L, Neyrinck AM, Delzenne NM et al. Gut microbiota controls adipose tissue expansion, gut barrier and glucose metabolism: Novel insights into molecular targets and interventions using prebiotics. *Benef Microbes*. 2014;**5**(1):3–17.
5. Rigoni R, Fontana E, Guglielmetti S et al. Intestinal microbiota sustains inflammation and autoimmunity induced by hypomorphic RAG defects. *J Exp Med*. 2016;**213**(3):355–375.

6. Gagnière J, Raisch J, Veziant J et al. Gut microbiota imbalance and colorectal cancer. *World J Gastroenterol.* 2016;**22**(2):501–518.

7. Schulberg J, De Cruz P. Characterisation and therapeutic manipulation of the gut microbiome in inflammatory bowel disease. *Intern Med J.* 2016;**46**(3):266–273.

8. Nicholson JK, Holmes E, Kinross J et al. Host-gut microbiota metabolic interactions. *Science.* 2012;**336**(6086):1262–1267.

9. Cryan JF, Dinan TG. Mind-altering microorganisms: The impact of the gut microbiota on brain and behaviour. *Nat Rev Neurosci.* 2012;**13**(10):701–712.

10. Hsiao EY, McBride SW, Hsien S et al. Microbiota modulate behavioral and physiological abnormalities associated with neurodevelopmental disorders. *Cell.* 2013;**155**(7):1451–1463.

11. So D, Whelan K, Rossi M et al. Dietary fiber intervention on gut microbiota composition in healthy adults: A systematic review and meta-analysis. *Am J Clin Nutr.* 2018;**107**(6):965–983.

12. Harrison CA, Taren D. How poverty affects diet to shape the microbiota and chronic disease. *Nat. Rev. Immunol.* 2018;**18**:279–287.

13. Shipton EA, Shipton EE. Vitamin D and pain: Vitamin D and its role in the aetiology and maintenance of chronic pain states and associated comorbidities. *Pain Res Treat.* 2015;**2015**: 904967.

14. Hoban AE, Moloney RD, Golubeva AV et al. Behavioural and neurochemical consequences of chronic gut microbiota depletion during adulthood in the rat. *Neurosci.* 2016;**339**:463–477.

15. O'Mahony SM, Felice VD, Nally K et al. Disturbance of the gut microbiota in early-life selectively affects visceral pain in adulthood without impacting cognitive or anxiety-related behaviors in male rats. *Neurosci.* 2014;**277**:885–901.

16. Verdú EF, Bercik P, Verma-Gandhu M et al. Specific probiotic therapy attenuates antibiotic induced visceral hypersensitivity in mice. *Gut.* 2006;**55**(2):182–190.

17. Halliez MCM, Motta J-P, Feener TD et al. Giardia duodenalis induces paracellular bacterial translocation and causes postinfectious visceral hypersensitivity. *Am J Physiol Gastrointest Liver Physiol.* 2016;**310**(8):G574–G585.

18. Meng J, Yu H, Ma J et al. Morphine induces bacterial translocation in mice by compromising intestinal barrier function in a TLR-dependent manner. *PLoS One.* 2013;**8**(1):e54040.

19. Banerjee S, Sindberg G, Wang F et al. Opioid-induced gut microbial disruption and bile dysregulation leads to gut barrier compromise and sustained systemic inflammation. *Mucosal Immunol.* 2016;**9**(6):1418–1428.

20. Wang F, Meng J, Zhang L et al. Morphine induces changes in the gut microbiome and metabolome in a morphine dependence model. *Sci Rep.* 2018;**8**(1):1–15.

21. Schott EM, Farnsworth CW, Grier A et al. Targeting the gut microbiome to treat the osteoarthritis of obesity. *JCI Insight.* 2018;**3**(8):e95997.

22. Shoskes DA, Wang H, Polackwich AS et al. Analysis of gut microbiome reveals significant differences between men with chronic prostatitis / chronic pelvic pain syndrome and controls. *J Urol.* 2016;**196**(2):435–441.

23. Malatji BG, Meyer H, Mason S et al. A diagnostic biomarker profile for fibromyalgia syndrome based on an NMR metabolomics study of selected patients and controls. *BMC Neurol.* 2017;**17**(1):1–15.

24. Minerbi A, Gonzalez E, Brereton NJB et al. Altered microbiome composition in individuals with fibromyalgia. *Pain.* 2019;**160**(11):2589–2602.

25. Shukla SK, Cook D, Meyer J et al. Changes in gut and plasma microbiome following exercise challenge in myalgic encephalomyelitis / chronic fatigue syndrome (ME / CFS). *PLoS One.* 2015;**10**:1–15.

26. Maes M, Twisk FNM, Kubera M et al. Increased IgA responses to the LPS of commensal bacteria is associated with inflammation and activation of cell-mediated immunity in chronic fatigue syndrome. *J Affect Disord.* 2012;**136**(3):909–917.

27. Lei M, Guo C, Wang D, Zhang C, Hua L. The effect of probiotic Lactobacillus casei Shirota on knee osteoarthritis: A randomised double-blind, placebo-controlled clinical trial. *Benef Microbes.* 2017;**8**(5):697–703.

28. Roman P, Estévez AF, Miras A et al. A pilot randomized controlled trial to explore cognitive and emotional effects of probiotics in fibromyalgia. *Sci Rep.* 2018;**8**(1):1–9.

29. Cámara-Lemarroy CR, Rodriguez-Gutierrez R, Monreal-Robles R, Marfil-Rivera A. Gastrointestinal disorders associated with migraine: A comprehensive review. *World J Gastroenterol.* 2016;**22**:8149–8160.

30. Naghibi MM, Day R. The microbiome, the gut-brain axis and migraine. *Gastrointest Nurs.* 2019;**17**(8):38–45.

31. Zhong S, Zhou Z, Liang Y et al. Targeting strategies for chemotherapy-induced peripheral neuropathy: Does gut microbiota play a role? *Crit. Rev. Microbiol.* 2019;**45**:369–393.

32. Yang C, Fang X, Zhan G et al. Key role of gut microbiota in anhedonia-like phenotype in rodents with neuropathic pain. *Transl Psychiatry.* 2019;**9**(1):57.

33. Huang J, Zhang C, Wang J, Guo Q, Zou W. Oral *Lactobacillus reuteri* LR06 or *Bifidobacterium* BL5b supplement do not produce analgesic effects on neuropathic and inflammatory pain in rats. *Brain Behav.* 2019;**9**(4):e01260.

34. Sunagawa Y, Okamura N, Miyazaki Y et al. Effects of products containing *Bacillus subtilis* var. *natto* on healthy subjects with neck and shoulder stiffness, a double-blind, placebo-controlled, randomized crossover study. *Biol Pharm Bull.* 2018;**41**(4):504–509.

35. Maes M, Leunis J-C. Normalization of leaky gut in chronic fatigue syndrome (CFS) is accompanied by a clinical improvement: Effects of age, duration of illness and the translocation of LPS from gram-negative bacteria. *Neuro Endocrinol Lett*. 2008;**29**(6):902–910.

第 2 部分

慢性疼痛治疗药物的常见类别

第 4 章 非甾体抗炎药

Andrew Han, Alan D. Kaye

概述

- 非甾体抗炎药(NSAID)是一类用于治疗疼痛、炎症和发热的药物。
- 有许多非处方药易于获得。

药品种类[1]

- 非选择性。
  - 双氯芬酸。
  - 二氟尼柳。
  - 依托度酸。
  - 非诺洛芬。
  - 氟比洛芬。
  - 布洛芬。
  - 吲哚美辛。
  - 酮洛芬。
  - 酮咯酸。
  - 甲芬那酸。
  - 美洛昔康。
  - 萘丁美酮。
  - 萘普生。
  - 吡罗昔康。
  - 舒林酸。
  - 托美丁。
- 非选择性(不可逆)。
  - 阿司匹林。
- 环氧化酶-2(COX-2)选择性。
  - 塞来昔布。

适应证

- NSAID 具有镇痛、抗炎和退热作用，常常作为多模式治疗方案中的一线用药。
  - 偏头痛[2–5]。
  - 肌肉骨骼疼痛[6,7]。
  - 痛经[8]。
  - 痛风[9]。
  - 发热[10]。
  - 关节炎[11]。
  - 术后疼痛[12]。

作用机制[13–16]

- 环氧化酶-1（COX-1）在体内存在并参与前列腺素和血栓素 A2（血小板）的合成。
- COX-2 在炎症或损伤后表达，并主要起镇痛作用。
- 大多数 NSAID 是 COX-1 和 COX-2 的非选择性抑制剂，从而抑制前列腺素的合成。
- 阿司匹林是一种对 COX-1 和 COX-2 具有不可逆非选择性抑制作用的 NSAID。
  - COX 抑制剂可阻止血栓素合成，因此，低剂量阿司匹林用于抗血小板治疗[16,17]。

给药途径

- 口服[18]。
- 局部应用[19,20]。
  - 乳膏、凝胶、泡沫、喷雾等剂型。

剂量

- 布洛芬[18]。
  - 200mg，口服片剂。
  - 每日最大剂量为 2400mg。
- 萘普生[3]。
  - 口服游离酸。
  - 口服钠盐。
    - 口服钠盐更易被胃肠道吸收，适用于镇痛。
    - 即时释放（IR）和延迟释放（DR）制剂。
    - 220mg、250mg 或 500mg。
- 阿司匹林[4]。
  - 500~1000mg，用于缓解疼痛。

副作用/不良反应[3,21]

- 胃部不适。
- 胃溃疡。
- 皮疹。
- 胃灼热。
- 恶心。
- 呕吐。
- 头晕。
- 头痛。
- 淤血。
- 胃肠道出血。

禁忌证[18,22]

- 对 NSAID 或阿司匹林过敏。
- NSAID/阿司匹林诱发的哮喘。
- 活动性胃肠道出血或消化道溃疡。
- 妊娠晚期。

代谢[23]

- 大多数 NSAID 在肝脏内代谢,尤其经细胞色素酶 CYP2C9 代谢。

（范庆 译）

参考文献

1. Ghlichloo I, Gerriets V. Nonsteroidal anti-inflammatory drugs (NSAIDs). *Treatment of Chronic Pain Conditions: A Comprehensive Handbook*. 2021;1:77–79.
2. Worthington I, Pringsheim T, Gawel MJ et al. Canadian headache society guideline: Acute drug therapy for migraine headache. *Can J Neurol Sci*. 2016;**40**(S3):S1–S3.
3. Moyer S. Pharmacokinetics of naproxen sodium. *Cephalalgia*. 1986;**6**(Suppl. 4):77–80.
4. Altabakhi IW, Zito PM. *Acetaminophen/Aspirin/Caffeine*. Treasure Island, FL; 2019.
5. Schramm SH, Moebus S, Ozyurt Kugumcu M et al. Use of aspirin combinations with caffeine and increasing headache frequency: A prospective population-based study. *Pain*. 2015;**156**(9):1747–1754.
6. Järvinen TA, Järvinen TL, Kääriäinen M et al. Muscle injuries: Optimising recovery. *Best Pract Res Clin Rheumatol*. 2007;**21**(2):317–331.
7. Casazza BA. Diagnosis and treatment of acute low back pain. *Am Fam Physician*. 2012;**85**(4):343–350.
8. Dawood MY. Primary dysmenorrhea: Advances in pathogenesis and management. *Obstet. Gynecol*. 2006;**108**(2):428–441.
9. Shekelle Paul G, Newberry Sydne J, FitzGerald John D et al. Management of

gout: A systematic review in support of an American College of Physicians Clinical Practice Guideline. *Ann. Intern. Med.* 2017;**166**(1):37–51.

10. Bartfai T, Conti, B. Fever. *Sci. World J.* 2010;**10**:490–503.
11. Krasselt M, Baerwald C. Celecoxib for the treatment of musculoskeletal arthritis. *Expert Opin Pharmacother.* 2019;**20**(14):1689–1702.
12. Gupta A, Bah M. NSAIDs in the treatment of postoperative pain. *Curr Pain Headache Rep.* 2016;**20**(11):62. doi: 10.1007/s11916-016-0591-7.
13. Bushra R, Aslam N. An overview of clinical pharmacology of ibuprofen. *Oman Med. J.* 2010;**25**(3):155–1661.
14. Vane JR, Botting RM. Mechanism of action of nonsteroidal anti-inflammatory drugs. *Am. J. Med.* 1998;**104**(3):2S–8S.
15. Romsing J, Moiniche S. A systematic review of COX-2 inhibitors compared with traditional NSAIDs, or different COX-2 inhibitors for post-operative pain. *Acta Anaesthesiologica Scandinavica.* 2004;**48**(5):525–546.
16. Altabakhi IW, Zito PM. *Acetaminophen/Aspirin/Caffeine.* Treasure Island, FL: StatPearls Publishing; 2019.
17. Perneby C, Wallen NH, Rooney C, Fitzgerald D, Hjemdahl P. Dose- and time-dependent antiplatelet effects of aspirin. *Thrombosis and Haemostasis.* 2006;**95**(4):652–658.
18. Bushra R, Aslam N. An overview of clinical pharmacology of ibuprofen. *Oman Med J.* 2010;**25**(3):155–1661.
19. McPherson ML, Cimino NM. Topical NSAID formulations. *Pain Medicine.* 2013; **14**(1);S35–S39. doi: 10.1111/pme.12288. PMID: 24373109.
20. Irvine J, Afrose A, Islam N. Drug development and industrial pharmacy formulation and delivery strategies of ibuprofen: Challenges and opportunities. *Drug development and industrial pharmacy.* 2017; **44** (2):173–183.
21. Mills RFN, Adams SS, Cliffe EE, Dickinson W, Nicholson JS. The metabolism of ibuprofen. *Xenobiotica: The Fate of Foreign Compounds in Biological Systems.* 2008; **3**(9):589–598. doi: 10.3109/00498257309151547. PMID: 4202799.
22. Sutton LB. Naproxen sodium: Pharmacists should counsel patients to determine whether self-medication with OTC NSAIDs is contraindicated. *J. Am. Pharm. Assoc.* 1996;**36**(11):663–667.
23. Wyatt JE, Pettit WL, Harirforoosh S. Pharmacogenetics of nonsteroidal anti-inflammatory drugs. *Pharmacogenomics J.* 2012;**12**(6):462–467.

第 5 章 对乙酰氨基酚

Andrew Han, Alan D. Kaye

对乙酰氨基酚

- 退热药。
- 非阿片类镇痛药。

适应证[1-3]

- 轻度至中度疼痛。
    - 肌肉、关节和周围神经的轻度至中度疼痛。
- 发热。
- 头痛。
    - 偏头痛。

作用机制[1-3]

- 抑制 COX。
    - 尽管对乙酰氨基酚的作用机制尚未完全阐明，但已知其通过抑制 COX-1 和 COX-2,从而抑制前列腺素的合成。
    - 还有理论认为它可以抑制 COX-1 的剪接变异体 COX-3。
- 中枢神经系统作用。
    - 对乙酰氨基酚起还原作用,使氧化的 COX 活性失活。
    - 过氧化物可抵消对乙酰氨基酚的还原作用。

        - ■ 过氧化物在外周炎症部位升高。
        - ■ 大脑过氧化物含量较低。
            - ► 这意味着对乙酰氨基酚有更多的中枢神经作用。

- 内源性阿片类通路。
    - ○ 可能通过激活下行通路并在脊髓水平上协同参与内源性阿片类通路产生镇痛作用。
- 一氧化氮通路。
    - ○ 对乙酰氨基酚通过抑制 P 物质介导的痛觉传递作用来抑制一氧化氮合酶活性，从而产生镇痛作用。
- 大麻素 CB1 受体。
    - ○ 对乙酰氨基酚间接激活中枢神经系统中的大麻素 CB1 受体。

给药途径[5,6]

- 口服。
- 直肠给药。
- 静脉注射。

剂量[6]

- 口服，成人[7]。
    - ○ 每 4~6 小时 0.5~1.0g。
    - ○ 24 小时内最大剂量为 4g。
    - ○ 超过 5g 可能导致肝毒性。
- 静脉注射，成人[8,9]。
    - ○ 每 6 小时 1000mg 或每 4 小时 650mg。
    - ○ 单次最大剂量为 1000mg。
    - ○ 最小给药间隔为 4 小时。
    - ○ 静脉注射对乙酰氨基酚不要超过每日最大剂量 4000mg。

- 直肠给药，仅限儿童。
  - 24 小时内不超过 4g。

副作用/不良反应[7–9]

- 肝毒性和急性肝衰竭。
  - 在过量情况下最常见。
  - 对乙酰氨基酚在肝脏代谢过程中产生氧化应激引起肝毒性。
  - 危险的肝毒性症状有高氨血症、嗜睡、木僵、昏迷、乳酸酸中毒、脑水肿、脑干疝、血管塌陷等。
  - 急性肝衰竭还可伴发急性肾损伤。
- 常见而轻微的不良反应。
  - 头痛。
  - 失眠。
  - 恶心、呕吐。
  - 便秘。
  - 瘙痒。
  - 肺不张。
- 罕见且严重的不良反应。
  - 中毒性表皮坏死溶解。
  - 急性全身性丘疹脓疱性疾病。
  - 史蒂文斯–约翰逊综合征。
  - 肺炎。

禁忌证[11–16]

- 对乙酰氨基酚过敏。
- 肝功能障碍。
- 活动性肝病。

- 肾功能障碍。
- 急性和(或)慢性乙醇摄入。
- 经细胞色素 P450 酶(CYP2E1)代谢的药物。
  - 抗癫痫药物。
  - 抗结核病药物。

代谢[7,17]

- 对乙酰氨基酚主要通过葡萄糖醛酸化和肝脏硫酸盐化代谢。
- CYP2E1 也参与代谢。
  - 经细胞色素 P450 酶代谢生成的代谢产物是 N-乙酰基-对苯醌亚胺 1(NAPQI)。
  - NAPQI 具有毒性。
- 代谢产物通过尿液排出。
- 半衰期为 1~4 小时。

(范庆 译)

参考文献

1. Marmura MJ, Silberstein SD, Schwedt TJ. The acute treatment of migraine in adults: The American Headache Society evidence assessment of migraine pharmacotherapies. *Headache: The Journal of Head and Face Pain*. 2015;**55**(1):3–20.
2. Shankar K, Mehendale HM. Acetaminophen. *Encyclopedia of Toxicology*. 2005:18–23. www.sciencedirect.com/referencework/9780123864550/encyclopedia-of-toxicology
3. Graham GG, Scott KF. Mechanisms of action of paracetamol and related analgesics. *InflammoPharmacology*. 2003;**11**(4–6):401–413.
4. Ovid: Mechanism of Action of Paracetamol. [Internet]. [cited November 4, 2021]. https://ovidsp.dc1.ovid.com/ovid-a/ovidweb.cgi?ID=shib%3Adc1%3A0xe085521d29c94f38a5378afabd394240&PASSWORD=0xe085521d29c94f38a5378afabd394240&CSC=Y&T=JS&D=ovft&SEARCH=1075-2765.is+and+%2212%22.vo+and+%221%22.ip+and+%2246%22.pg+or+%2210.1097%2

F00045391-200501000-00008%22.di&NEWS=N&PAGE=fulltext&entityID=https%3A%2F%2Fidp.georgetown.edu%2Fopenathens.

5. Bannwarth B, Péhourcq FB. [Pharmacologic basis for using paracetamol: pharmacokinetic and pharmacodynamic issues] – PubMed [Internet]. [cited November 3, 2021]. https://pubmed.ncbi.nlm.nih.gov/14758786/.

6. Gerriets V, Anderson J, Nappe TM. Acetaminophen (Oral Route, Rectal Route) Proper Use – Mayo Clinic [Internet]. [cited November 5, 2021]. www.mayoclinic.org/drugs-supplements/acetaminophen-oral-route-rectal-route/proper-use/drg-20068480.

7. What dose of paracetamol for older people? *Drug and Therapeutics Bulletin.* 2018;**56**(6):69–72. https://dtb.bmj.com/content/56/6/69.citation-tools

8. Malaise O, Bruyere O, Reginster JY. Intravenous paracetamol: A review of efficacy and safety in therapeutic use. *Future Neurol.* 2007;**2**(6):673–688.

9. Shastri N. Intravenous acetaminophen use in pediatrics. *Pediatr. Emerg.* 2015;**31**(6):444–448.

10. Acetaminophen. *Dynamed plus*. EBSCO Information Services; 2018.

11. Gerriets V, Anderson J, Nappe TM. Acetaminophen. *Liver Pathophysiology: Therapies and Antioxidants.* 2021;101–112.

12. Barrett BJ. Acetaminophen and adverse chronic renal outcomes: An appraisal of the epidemiologic evidence. *Am J Kidney Dis.: Off. J Natl. Kidney Fou.* 1996;**28**(1 Suppl 1):S14–S19.

13. Dart RC, Erdman AR, Olson KR et al. Acetaminophen poisoning: An evidence-based consensus guideline for out-of-hospital management. *Clinical Toxicology (Philadelphia, Pa).* 2006;**44**(1):1–18.

14. Zimmerman HJ, Maddrey WC. Acetaminophen (paracetamol) hepatotoxicity with regular intake of alcohol: Analysis of instances of therapeutic misadventure. *Hepatology*. 1995;**22**(3):767–773.

15. Bray GP, Harrison PM, O'Grady JG, Tredger JM, Williams R. Long-term anticonvulsant therapy worsens outcome in paracetamol-induced fulminant hepatic failure. *Hum Exp Toxicol.* 1992;**11**(4):265–270.

16. Nolan CM, Sandblom RE, Thummel KE, Slattery JT, Nelson SD. Hepatotoxicity associated with acetaminophen usage in patients receiving multiple drug therapy for tuberculosis. *Chest.* 1994;**105**(2):408–411.

17. Wang X, Wu Q, Liu A, et al. Paracetamol: Overdose-induced oxidative stress toxicity, metabolism, and protective effects of various compounds in vivo and in vitro. *Drug Metab. Rev.* 2017;**49**(4):395–437.

第 6 章 局部用药：利多卡因、辣椒素、双氯芬酸

Juyeon Kakazu, Elyse M. Cornett

概述

- 口服药物一直是治疗慢性疼痛的主要方法；而使用外用制剂治疗慢性疼痛可以减少口服药物所造成的严重的全身性副作用[1]。
- 外用药分为贴剂、凝胶、乳霜、软膏和溶液等，药物可以提供局部麻醉作用，并绕过主要器官系统[2]。

作用机制

- 利多卡因[3]。
  - 利多卡因属于酰胺类局部麻醉药，通过抑制离子电流所需冲动的发生和传导来稳定神经细胞膜。
- 辣椒素[3,4]。
  - 辣椒素是瞬时感受器电位香草酸 1 型（TRPV1）受体的选择性激动剂，而 TRPV1 受体位于传入神经元 C 纤维和 Aδ 纤维，辣椒素导致该受体功能缺失，从而引起局部伤害性感受功能受损。
- 双氯芬酸[5]。
  - 通过阻滞 COX-1 和 COX-2 抑制前列腺素的合成。

适应证[1,6-7]

- 慢性神经性疼痛。
- 肌肉拉伤/扭伤/挫伤。
- 骨关节炎。
- 带状疱疹后神经痛。

剂量/给药途径

- 利多卡因。
  - 浓度为5%的贴剂。
  - 每天贴1~3片贴剂，12小时后取下。
- 辣椒素[4]。
  - 贴剂。
    - 浓度为8%的贴剂，最多同时使用4片贴剂。
  - 乳剂。
    - 乳剂的浓度分为0.025%、0.075%和0.1%三种。
    - 每天涂搽4次。
- 双氯芬酸。
  - 凝胶。
    - 浓度为1%的凝胶溶液，每天涂4次，每次2g。
    - 每次使用不超过16g。
  - 贴剂[7]。
    - 浓度为1.3%的贴剂含有180mg双氯芬酸吡咯烷乙醇盐。
    - 每天2次，贴在痛处。
  - 涂搽溶液[8]。
    - 浓度为1.5%的涂搽溶液：每天4次，每次在痛处涂搽40滴溶液。
    - 浓度为2%的涂搽溶液：每天2次，涂搽到痛处。

副作用/不良反应

- 利多卡因。
  - 皮肤干燥。
  - 荨麻疹/瘙痒/皮疹。
  - 刺激。
  - 肿胀。
- 辣椒素[4]。
  - 红斑。
  - 灼烧/刺痛感。
  - 瘙痒。
- 双氯芬酸[8]。
  - 瘙痒。
  - 皮肤干燥。
  - 接触性皮炎。
  - 心血管风险。
  - 胃肠道风险。

禁忌证

- 利多卡因。
  - 心脏病。
  - 受感染/开放性皮肤。
  - 对食物/染料或防腐剂过敏。
  - 妊娠期女性。
  - 哺乳期女性。
- 辣椒素[4]。
  - 对水果或香料敏感。

- 双氯芬酸[8]。
  - 已知对双氯芬酸、阿司匹林或其他 NSAID 过敏。
  - 哮喘。
  - 荨麻疹。
  - 肝功能障碍。
  - 围手术期。

（范庆 译）

参考文献

1. Stanos SP, Galluzzi KE. Topical therapies in the management of chronic pain. *Postgrad Med.* 2013;**125**(4 Suppl 1):25–33. https://doi.org/10.1080/00325481.2013.1110567111.
2. Barkin RL. The pharmacology of topical analgesics. *Postgrad Med.* 2013;**125**(4 Suppl 1):7–18. https://doi.org/10.1080/00325481.2013.1110566911.
3. Derry S, Lloyd R, Moore RA, McQuay HJ. Topical capsaicin for chronic neuropathic pain in adults. *Cochrane Database Syst. Rev.* 2009;(**4**):CD007393. https://doi.org/10.1002/14651858.CD007393.PUB2.
4. Groninger H, Schisler RE. Topical capsaicin for neuropathic pain #255. *J. Palliat. Med.* 2012;**15**(8):946. https://doi.org/10.1089/JPM.2012.9571.
5. Gan TJ. Diclofenac: an update on its mechanism of action and safety profile. *Curr Med Res Opin.* 2010;**26**(7):1715–1731. https://doi.org/10.1185/03007995.2010.486301.
6. Sarbacker GB. Topical Therapies for Chronic Pain Management: A Review of Diclofenac and Lidocaine. *Postgrad Med.* 2013;125(4 Suppl 1):25–33. Accessed November 5, 2021. www.uspharmacist.com/article/topical-therapies-for-chronic-pain-management-a-review-of-diclofenac-and-lidocaine
7. Fda, Cder. Flector Patch (diclofenac epolamine) label. 2011. Accessed November 5, 2021. www.fda.gov/medwatch.
8. Fda, Cder. Pennsaid (diclofenac sodium) solution label. 2009. Accessed November 5, 2021. www.fda.gov/medwatch.

第7章 肌肉松弛剂

Merlin Perez，Nazir Noor

脑瘫

概述

- 中枢神经系统病变常起始于儿童，可能导致神经肌肉和神经认知功能障碍。
- 脑瘫是儿童残疾的最常见原因[5]。
- 常见病因包括中枢神经系统感染、中枢神经系统血管功能不全和中枢神经系统损伤[5]。
- 临床表现包括头型偏小或偏大、肌肉无力、持续性本能反射及运动发育异常[5]。
- 脑瘫的诊断要点主要是肌张力减退、痉挛和肌张力失常[6]。
- 脑瘫根据身体受影响的部位和神经肌肉功能障碍类型进行分类[6]。
- 脑瘫治疗侧重于疼痛管理、物理治疗及对肌肉骨骼异常的手术干预[6]。

治疗慢性疼痛的口服类肌肉松弛剂[8]

- 抗胆碱能药物。
- 巴氯芬。
- 苯二氮䓬类药物。
- 多巴胺类药物。

巴氯芬

- 作用机制[6]。
  - GABA-B 受体激动剂。
  - 在突触前神经元:减少兴奋性神经递质释放。
  - 在突触后神经元:导致超极化和神经传递的抑制。
  - 减少 P 物质的释放。
  - 通过作用于大脑和脊髓减少痉挛和异常肌肉张力。
- 适应证[3]。
  - 被美国食品药品监督管理局(FDA)批准用于治疗可逆性肌肉痉挛,如多发性硬化症和脊髓损伤等。
- 不良反应。
  - 常见不良反应:嗜睡、头晕、虚弱、恶心、头痛、低血压、感觉异常[6]。
  - 突然停药可能导致癫痫发作和幻觉[3]。
- 总体建议[6]。
  - 目前的证据表明,巴氯芬可以有效改善肌肉张力和肌肉力量,但这种效果可能是短期的,长期使用可能导致肌肉力量减弱。

地西泮

- 作用机制。
  - 与 BNZ1 和 BNZ2 受体结合并增加 GABA 对 GABA 受体的亲和力[6]。
  - 与 BNZ2 受体结合抑制单突触和多突触通路[6]。
- 适应证[2]。
  - 被美国 FDA 批准用于治疗焦虑症、上运动神经元功能紊乱引起的痉挛及某些特定的难治性癫痫患者。
- 不良反应[2]。
  - 常见不良反应:神志不清、嗜睡、疲劳、震颤、头痛、共济失调、顺行性遗忘、抑郁、肌张力障碍。

- 总体建议[6]。
  - 地西泮适用于脑瘫患儿肌肉痉挛的短期治疗。
  - 症状的改善取决于使用剂量，推荐剂量为每天 0.2~0.8mg/kg，每天服用 3~4 次[9]。

替扎尼定

- 作用机制[6]。
  - α_2 肾上腺素能受体激动剂。
  - 引起细胞超极化，抑制去甲肾上腺素和 P 物质的释放，在痉挛发生时阻止过度兴奋，减轻痛觉刺激。
- 适应证[4]。
  - 美国 FDA 批准用于治疗多发性硬化症、脊髓损伤、肌萎缩侧索硬化症、脑损伤相关的肌肉痉挛。
- 不良反应。
  - 常见不良反应：嗜睡、视力模糊、乏力、便秘、运动障碍、神经过敏。
- 总体建议[4]。
  - 替扎尼定对于减轻脑瘫儿童肌肉痉挛症状的效果已经被研究证实。
  - 在 4~5 岁之前进行治疗可以最显著地减少肢体畸形。

环苯扎林

- 作用机制。
  - 中枢性肌肉松弛剂，对利血平具有拮抗作用，增强抗胆碱能效应的同时可产生镇静作用[6]。
- 适应证。
  - 美国 FDA 批准用于缓解急性、疼痛性骨骼肌痉挛的短期辅助治疗。
- 不良反应[7]。
  - 常见不良反应：口干、嗜睡、头晕和神志不清。

- 总体建议[6]。
  - 对于急性肌肉损伤中的外周肌肉痉挛和疼痛具有疗效。
  - 由于其有引发 5-羟色胺综合征和延长 QT 间期的风险，患者必须在监护下使用。

丹曲林

- 作用机制[6]。
  - 拮抗肌浆网内的兰尼碱受体,抑制肌浆网释放钙离子,减少肌动蛋白交叉桥形成。
- 适应证[6]。
  - 主要用于恶性高热的治疗。
  - 还可用于治疗与上运动神经元功能障碍、创伤性脑损伤、脑瘫和多发性硬化症相关的肌肉痉挛。
- 不良反应[1]。
  - 肝毒性。
  - 常见不良反应:嗜睡、腹泻、头晕、虚弱和疲劳。
- 总体建议[6]。
  - 丹曲林引起的嗜睡作用较其他肌肉松弛剂更小。
  - 研究表明丹曲林在减轻肌肉痉挛方面具有疗效，但大多数研究数据较旧,需要进一步研究来了解其在治疗脑瘫方面的疗效。

（范庆 译）

参考文献

1. *Dantrium Capsules*. (2011, October). www.accessdata.fda.gov/drugsatfda_docs/label/2012/017443s043s046s048s049lbl.pdf.
2. Dhaliwal JS, Rosani A, Saadabadi A. Diazepam. *XPharm: The Comprehensive Pharmacology Reference*, 2022;1–7. https://doi.org/10.1016/B978-008055232-3.61585-5.

3. Lomanto, M. (2010). Baclofen. In R. Sinatra, J. Jahr, and J. Watkins-Pitchford (eds.), *The Essence of Analgesia and Analgesics*, pp. 379–382. Cambridge: Cambridge University Press. doi:10.1017/CBO9780511841378.095

4. Malik, T. (2010). Tizanidine. In R. Sinatra, J. Jahr, and J. Watkins-Pitchford (eds.), *The Essence of Analgesia and Analgesics*, pp. 375–378. Cambridge: Cambridge University Press. doi:10.1017/CBO9780511841378.094

5. Hallman-Cooper JL, Cabrero FR. Cerebral palsy. *StatPearls*. 2021. www.ncbi.nlm.nih.gov/books/NBK538147/.

6. Jacki Peck B, Urits I, Crane J et al. Oral muscle relaxants for the treatment of chronic pain associated with cerebral palsy. *PsychoPharmacology Bulletin*. 2020;**50**(4):142–162.

7. Zegarra, M. (2010). Cyclobenzaprine. In R. Sinatra, J. Jahr, & J. Watkins-Pitchford (Eds.), *The Essence of Analgesia and Analgesics*, pp. 370–371. Cambridge: Cambridge University Press. doi:10.1017/CBO9780511841378.092

8. Termsarasab P, Thammongkolchai T, Frucht SJ. Correction to: Medical treatment of dystonia. *J Clin Mov Disord*. 2018;**5**(1):8.

9. Tilton A. Management of spasticity in children with cerebral palsy. *Semin Pediatr Neurol*. 2009;**16**(2):82–89.

第 8 章 阿片类药物

Merlin Perez, Nazir Noor

概述

- 阿片类药物是一种镇痛药，其结构上类似于从罂粟树脂中提取的天然生物碱[3]。
- 这类天然生物碱因为阿片类药物被人所熟知，包括吗啡和其他结构相似的药物，如可待因、氢可酮和羟考酮[3]。
- 合成衍生物包括氢吗啡酮、芬太尼和海洛因等[3]。

完全激动剂和部分激动剂[3]

- 阿芬太尼。
- 丁丙诺啡。
- 布托啡诺。
- 羟考酮。
- 可待因。
- 地芬诺酯。
- 洛哌丁胺。
- 曲马多。
- 芬太尼。
- 吗啡。
- 海洛因。

- 氢可酮。
- 舒芬太尼。
- 氢吗啡酮。
- 左啡诺。
- 哌替啶。
- 美沙酮。
- 鸦片。
- 羟吗啡酮。
- 喷他佐辛。
- 瑞芬太尼。

阿片类拮抗剂[3]

- 纳地美定。
- 纳美芬。
- 纳洛昔格尔。
- 纳洛酮。
- 纳曲酮。

作用机制

- 研究发现,μ、κ 和 δ 三种阿片受体主要分布在中枢神经系统,大多数阿片类药物的镇痛作用主要通过 μ 受体介导。
- 降低突触前钙离子内流,增加突触后钾离子外流,从而抑制神经元兴奋和神经递质释放。

代谢[4]

- 主要由肝脏内细胞色素 P450 3A4（CYP3A4）和细胞色素 P450 2D6(CYP2D6)两种酶代谢。

适应证[1]

- 慢性疼痛。
- 治疗腹泻（地芬诺酯、洛哌丁胺）。
- 抑制咳嗽（右美沙芬）。
- 麻醉。

不良反应[1]

- 焦虑症。
- 尿潴留。
- 恶心。
- 呼吸抑制。
- 便秘。
- 镇静。
- 低血压。
- 可能成瘾。

禁忌证[2]

- 妊娠女性。
- 呼吸不稳定。
- 精神不稳定。
- 管控物质的滥用。
- 可能的药物相互作用。
- 对于肝脏或肾脏功能不全患者应谨慎使用。
- 过量可能导致呼吸抑制而危及生命，尤其在合用乙醇和苯二氮䓬类药物时。

• 突然停用可能导致戒断综合征的发生。

（范庆　译）

参考文献

1. Cohen B, Ruth LJ, Preuss CV. *Opioid Analgesics– StatPearls – NCBI Bookshelf.* (n.d.). Retrieved August 6, 2022, from www.ncbi.nlm.nih.gov/books/NBK459161/.
2. Grewal N, Huecker MR. *Opioid Prescribing– StatPearls – NCBI Bookshelf.* (n.d.). Retrieved August 6, 2022, from www.ncbi.nlm.nih.gov/books/NBK551720/.
3. LiverTox: Clinical and Research Information on Drug-Induced Liver Injury. Bethesda (MD): National Institute of Diabetes and Digestive and Kidney Diseases; 2012. Opioids. www.ncbi.nlm.nih.gov/books/NBK547864/.
4. Smith, HS. Opioid metabolism. *Mayo Clinic Proceedings*. 2009;**84**(7):613. https://doi.org/10.1016/S0025-6196(11)60750-7.

第 9 章 神经病理性疼痛治疗药物

Juyeon Kakazu, Alan D. Kaye

概述

- 神经病理性疼痛。
  - 国际疼痛研究协会(IASP)将“由躯体感觉系统的损伤或病变引起的疼痛”定义为神经病理性疼痛,属于慢性疼痛综合征亚型[1]。
  - 由中枢神经系统或周围神经系统损伤后引起。
  - 在没有外周刺激的情况下,躯体感觉系统自发产生。
- 病因/分类。
  - 中枢性神经病理性疼痛。
    - 包括血管性、炎症性、外伤性、癫痫性、神经退行性变和脊髓空洞症等病因[2,3]。
  - 外周性神经病理性疼痛。
    - 包括神经卡压综合征、幻肢痛、三叉神经痛、糖尿病单发性神经病变、缺血性神经病变、急性带状疱疹后神经痛和药物性外周神经病变等[2,3]。
  - 表现为阵发性或持续性疼痛。
- 风险因素。
  - 癌症(40%)[4]。
  - 糖尿病(25%)[5]。

- 老年人[6]。
- 儿童[7]。
- 牙科手术[8]。

- 病理生理学。
  - 躯体感觉系统受损导致神经通路之间产生复杂的异常信号[9]。

神经病理性疼痛的治疗药物及其作用机制

- 选择性 5-羟色胺和去甲肾上腺素再摄取抑制剂(SNRI,如度洛西汀、文拉法辛)。
  - 抑制突触间隙中 5-羟色胺和去甲肾上腺素的再摄取[10]。
- 三环类抗抑郁药(TCA)。
  - 通过阻滞 5-羟色胺转运体(SERT)和去甲肾上腺素转运体(NET)来抑制突触前末梢的 5-羟色胺和去甲肾上腺素的再摄取[10]。
- 抗惊厥药物(加巴喷丁/普瑞巴林)。
  - 加巴喷丁。
    - GABA 类衍生物,作用于靶向电压门控 Ca^{2+}通道,抑制神经递质的释放[11]。
  - 普瑞巴林。
    - 作用机制与加巴喷丁类似,对 Ca^{2+}通道的亲和力更强,药物代谢动力学呈线性[11]。

适应证[12]

- 三叉神经痛。
- 带状疱疹后神经痛。
- 糖尿病神经病变引起的疼痛。
- 幻肢痛。
- 脊髓损伤。

- 化疗导致的外周神经病变性疼痛。

剂量/给药途径[11]

- SNRI(如度洛西汀、文拉法辛)。
  - 度洛西汀。
    - 从每天 1 次,每次口服 30mg,逐渐增加到每天 2 次,每次口服 60mg,连续服用 4 周,可随餐或空腹服用。
  - 文拉法辛。
    - 即时释放型:每天口服 75mg,分 2 次或 3 次服用;逐渐增加至每天口服 225mg。
    - 缓释剂型:每天口服 37.5mg 或 75mg,每天 1 次,逐渐增加至每天 225mg,每天 1 次。
- TCA(如阿米替林/去甲替林)。
  - 每晚睡前口服 10~25mg,逐渐增加至最大剂量每天 150mg,连续服用 6~8 周。
- 抗惊厥药物(加巴喷丁/普瑞巴林)。
  - 普瑞巴林。
    - 每天 3 次,每次口服 50mg,或每天 2 次,每次口服 75mg,连续服用 4 周,逐渐增加至每天 300~600mg。
  - 加巴喷丁。
    - 每天口服 100~300mg,逐渐增加至每天 300~600mg,连续服用 5~10 周。

副作用/不良反应[11]

- SNRI(如度洛西汀、文拉法辛)。
  - 低钠血症。
  - 心动过速。

  - 自杀倾向增加。
  - 高血压。
  - 5-羟色胺综合征。
  - 性功能障碍。
- TCA(如阿米替林/去甲替林)。
  - 视力模糊。
  - 口干。
  - 便秘。
  - 体重增加或减轻。
  - 5-羟色胺综合征。
  - 致命的心律失常(QTc 延长)。
  - 自杀倾向增加。
- 抗惊厥药物(加巴喷丁/普瑞巴林)[13]。
  - 眩晕。
  - 嗜睡。
  - 剂量依赖性水肿。
  - 史蒂文斯-约翰逊综合征。
  - 毒性表皮坏死。
  - 呼吸抑制。

禁忌证/代谢

- SNRI[11,14]。
  - 5-羟色胺综合征患者需要缓慢减量。
  - 自杀意图。
  - 躁郁症。
  - 抗利尿激素分泌异常综合征。

- TCA[11,14]。
  - 心电图异常。
  - 抑郁症。
  - 青光眼。
  - 急性卟啉病。
- 抗惊厥药物[13]。
  - 抑郁症。
  - 慢性肾脏病。
  - 慢性心力衰竭。

（范庆 译）

参考文献

1. Jensen TS, Baron R, Haanpää M et al. A new definition of neuropathic pain. *Pain*. 2011;**152**(10):2204–2205. https://doi.org/10.1016/J.PAIN.2011.06.017.
2. Jones MR, Urits I, Wolf J et al. Drug-induced peripheral neuropathy: A narrative review. *Current Clinical Pharmacology*. 2020;**15**(1):38–48. https://doi.org/10.2174/1574884714666190121154813.
3. Gierthmühlen J, Baron R. Neuropathic pain. *Seminars in Neurology*. 2016;**36**(5):462–468. https://doi.org/10.1055/S-0036-1584950.
4. Bennett MI, Rayment C, Hjermstad M et al. Prevalence and aetiology of neuropathic pain in cancer patients: A systematic review. *Pain*. 2012;**153**(2):359–365. https://doi.org/10.1016/J.PAIN.2011.10.028.
5. Hébert HL, Veluchamy A, Torrance N, Smith BH. Risk factors for neuropathic pain in diabetes mellitus. *Pain*. 2017;**158**(4):560. https://doi.org/10.1097/J.PAIN.0000000000000785.
6. Davis MP. Cancer-related neuropathic pain: Review and selective topics. *Hematology/Oncology Clinics of North America*. 2018;**32**(3):417–431. https://doi.org/10.1016/J.HOC.2018.01.005.
7. Howard RF, Wiener S, Walker SM. Neuropathic pain in children. *Archives of Disease in Childhood*. 2014;**99**(1):84–89. https://doi.org/10.1136/ARCHDISCHILD-2013-304208.
8. Tınastepe N, Oral K. Neuropathic pain after dental treatment. *Agri: Agri (Algoloji) Dernegi'nin Yayin organidir = The Journal of the Turkish Society of Algology*. 2013;**25**(1):1–6. https://doi.org/10.5505/AGRI.2013.55477.

9. Scholz J, Woolf CJ. The neuropathic pain triad: Neurons, immune cells and glia. *Nature Neuroscience*. 2007;**10**(11):1361–1368. https://doi.org/10.1038/NN1992.

10. Fornasari D. Pharmacotherapy for neuropathic pain: A review. *Pain and Therapy*. 2017;**6**(Suppl 1):25. https://doi.org/10.1007/S40122-017-0091-4.

11. Zilliox LA. Neuropathic pain. *Continuum (Minneapolis, Minn)*. 2017;**23**(2):512–532. https://doi.org/10.1212/CON.0000000000000462.

12. Cruccu G, Truini A. A review of neuropathic pain: From guidelines to clinical practice. *Pain Ther*. 2017;**6**(Suppl 1):35. https://doi.org/10.1007/S40122-017-0087-0.

13. Pregabalin (Oral Route) Side Effects – Mayo Clinic. 2023. Accessed October 13, 2021. www.mayoclinic.org/drugs-supplements/pregabalin-oral-route/side-effects/drg-20067411?p=1.

14. Side Effects – Antidepressants – NHS. 2021. Accessed October 13, 2021. www.nhs.uk/mental-health/talking-therapies-medicine-treatments/medicines-and-psychiatry/antidepressants/side-effects/.

第10章 大麻素类药物

Juyeon Kakazu, Jamal Hasoon

概述[1]

- 大麻素及其衍生物在慢性疼痛治疗中的应用逐渐增加。
- 最知名且与临床相关的 2 种大麻素是 THC 和 CBD。
- 主要靶向受体是 CB1 和 CB2。

相关药物及作用机制

- 纳比昔莫:Sativex[2]。
  - 由 THC 和 CBD 按照 1:1 的比例合成。
  - 该药中所含 THC 是 CB1 和 CB2 的部分激动剂,而 CBD 是 CB1 和 CB2 的拮抗剂,具有阻断 THC 对人体神经系统不利影响的作用。
- Epidiolex[3]。
  - 唯一一种从植物中提取的 CBD 制剂。
  - 作用于大麻素受体,该受体是一种 G 蛋白偶联受体,遍布于全身内源性大麻素系统。
  - 大麻素受体的负向变构调节剂。
- 屈大麻酚[4]。
  - THC 的合成物。
  - 一种精神类药物成分,具有微弱的 CB1 和 CB2 的部分激动效应。

- 大麻隆[5]。
  - 与 THC 类似的合成大麻素。
  - 类似于屈大麻酚，是 CB1 和 CB2 的激动剂。
  - 活性是 THC 的 2 倍。

适应证[6]

- 多发性硬化症。
- 癌症相关性疼痛/癌症相关性恶心呕吐（止吐）。
- 外周神经病变性疼痛。
- 艾滋病病毒相关性体重减轻。

剂量/给药途径[3,6]

- 纳比昔莫：Sativex。
  - 口腔黏膜大麻素喷雾剂，喷在颊黏膜上。
  - 每喷含 2.7mg 的 THC 和 2.5mg 的 CBD。
  - 每日用量不超过 12 喷。
- Epidiolex。
  - 口服液体制剂，浓度为 100mg/mL。
- 屈大麻酚。
  - 口服，每天 2 次，每次 2.5mg。
  - 最大剂量为 10mg，每天 2 次。
- 大麻隆。
  - 口服，每天 2 次，每次 1~2mg。
  - 在化疗期间可以每天给药 2~3 次。
  - 建议最大日剂量为 6mg，每天 3 次。

副作用/不良反应

- 纳比昔莫:Sativex[7,8]。
  - 眩晕。
  - 腹泻。
  - 头痛。
- Epidiolex[3]。
  - 嗜睡。
  - 腹泻。
  - 疲劳。
  - 食欲减退。
  - 肝毒性。
- 屈大麻酚[4]。
  - 眩晕/头晕目眩。
  - 恶心/呕吐。
  - 腹痛。
  - 精神/情绪变化。
- 大麻隆[5]。
  - 眩晕。
  - 嗜睡。
  - 欣快感。
  - 口干。
  - 共济失调。
  - 食欲减退。

禁忌证[9]

- 成瘾。

- 心脏病。
- 高血压。
- 癫痫。
- 进食障碍。
- 精神障碍。

（范庆 译）

参考文献

1. Kumar RN, Chambers WA, Pertwee RG. Pharmacological actions and therapeutic uses of cannabis and cannabinoids. *Anaesthesia*. 2001;**56**(11):1059–1068. https://doi.org/10.1046/J.1365-2044.2001.02269.X.
2. Malfitano AM, Proto MC, Bifulco M. Cannabinoids in the management of spasticity associated with multiple sclerosis. *Neuropsychiatr. Dis. Treat*. 2008;**4**(5):847. https://doi.org/10.2147/NDT.S3208.
3. EPIDIOLEX® (cannabidiol) | Greenwich Biosciences. 2021. Accessed November 5, 2021. www.greenwichbiosciences.com/epidiolex.
4. O'Donnell B, Meissner H, Gupta V. Dronabinol. *Pharma-Kritik*. 2021;**24**(8):29–31. Accessed November 5, 2021. www.ncbi.nlm.nih.gov/books/NBK557531/.
5. Ware MA, Daeninck P, Maida V. A review of nabilone in the treatment of chemotherapy-induced nausea and vomiting. *Ther. Clin. Risk Manag*. 2008;**4**(1):99. https://doi.org/10.2147/TCRM.S1132.
6. Grotenhermen F, Müller-Vahl K. The Therapeutic Potential of Cannabis and Cannabinoids. *Deutsches Ärzteblatt International*. 2012;**109**(29–30):495. https://doi.org/10.3238/ARZTEBL.2012.0495.
7. Russo M, Naro A, Leo A et al. Evaluating Sativex® in neuropathic pain management: A clinical and neurophysiological assessment in multiple sclerosis. *Pain Med. (Malden, Mass)*. 2016;**17**(6):1145–1154. https://doi.org/10.1093/PM/PNV080.
8. Serpell MG, Notcutt W, Collin C. Sativex long-term use: An open-label trial in patients with spasticity due to multiple sclerosis. *J. Neurol*. 2013;**260**(1):285–295. https://doi.org/10.1007/S00415-012-6634-Z.
9. Sheikh NK, Dua A. Cannabinoids. Published online July 25, 2021. Accessed November 5, 2021. www.ncbi.nlm.nih.gov/books/NBK556062/.

第 3 部分

头颈部慢性疼痛

第 11 章 硬脊膜穿破后头痛

Nolan Weinstein, Jatinder Gill

概述

- 头痛是硬膜外或蛛网膜下腔麻醉期间硬脊膜穿破（DP）后常见的并发症。
- 呈钝性搏动性头痛。
- 位于额枕区。
- 坐位时疼痛加重。
- 仰卧位时疼痛减轻。
  - 其他症状包括恶心、呕吐、颈部僵硬、耳鸣、耳聋等。
- 通常在 DP 后 5 天内自发出现。
  - 症状在 1 周内可自行消退。
  - 硬脑膜补片治疗可将病程缩短至 48 小时[1]。

流行病学和危险因素

- 硬脊膜穿破后头痛（PDPH）的发病率为 0.38%~6.3%[1]。
- 硬膜外穿刺操作发生 DP 的比例约为 1.5%。
- 76%~85%硬脊膜穿破的患者出现 PDPH 症状[2]。
- 29%的患者仅表现为头痛症状[3]。
- PDPH 的常见危险因素。
  - 女性。

- 年龄较小。
- 脑脊液(CSF)压力低。
- 妊娠和阴道分娩[4]。
- 既往有头痛病史。
- 低体重指数。
- 由于肥胖患者 CSF 压力升高,肥胖是一个保护因素[5,6]。

病理生理学

- 确切机制尚不清楚。
- 现存假说。
  - 和脊髓液的生成量相比,CSF 流出量多于生成量。
  - CSF 压力低导致颅内压降低。
    - 无法有效支撑大脑。
    - 脑组织向下移动,对疼痛敏感结构产生牵拉[7]。
  - CSF 的丢失导致中央静脉扩张,从而引起头痛[8]。
    - 体位变动缓解疼痛可以支持这一假说。

诊断

- 在 DP 患者中出现硬膜操作后的头痛症状即可诊断。
- 鉴别诊断[9,10]。
  - 颅内压低。
  - 感染。
  - 子痫。
  - 中心静脉血栓形成。
  - 颅内肿瘤。
  - 垂体性卒中。
  - 非特异性头痛。

    - 偏头痛。
- 头痛疾患国际分类标准第3版中PDPH的具体诊断标准。
    - MRI存在CSF漏的影像学表现。
    - CSF压力<60mmHg。
- 除非存在并发症或不确定因素，通常不需要神经影像学检查。

治疗方案

- 第一步是保守治疗[8]。
    - 仰卧位通常足以缓解疼痛[11]。
    - 临床实践中通常会增加液体的输注，疗效尚不明确[12]。
    - 超过85%的病例无须药物干预可自行缓解[13]。
- 药物治疗。
    - 咖啡因安全有效。
        - 通过阻断腺苷来缓解头痛。
        - 导致脑动脉血管收缩和脑血流量减少。
        - 通过激活钠泵促进CSF的生成[14]。
        - 在1L生理盐水中加入500mg咖啡因可以有效预防PDPH[15]。
    - 对乙酰氨基酚和非甾体抗炎药是常用药物[13]。
        - 通常是初始药物治疗。
        - 增加补液量会使治疗效果增加。
    - 常用复方镇痛药，如布他比妥-对乙酰氨基酚-咖啡因。
        - 缺乏证据支持。
    - 口服茶碱有效[16]。
    - 研究显示，氢化可的松可显著减轻疼痛[17]。
    - 几乎没有证据支持舒马曲坦的使用。
    - 如果上述药物在72小时内未见效果，可能需要进一步的治疗[18]。
- 硬膜外血补片（EBP）——治疗PDPH的金标准。

- ○ 向硬膜外腔注入少量自体血的操作。
- ○ 患者的耐受性总体良好。
- ○ 61%~98%的患者疼痛可以缓解[1]。
- ○ 35%~75%产科患者的疼痛可以完全缓解[19]。
  - ■ 成功率低于一般人群，可能是因为使用了较大规格的针头[20]。
- ○ EBP 的作用机制：增加 CSF 压力和容量[21]。
  - ■ 协助封堵硬脊膜漏。
  - ■ 增加 CSF 容量和压力可以减少对疼痛敏感区域的牵拉[8]。
- ○ 患者的疼痛通常即刻缓解。
- ○ 适用于保守治疗和药物治疗无效的患者。
- ○ 禁忌证：感染、抗凝状态、凝血功能障碍。
- ○ 并发症。
  - ■ 背部穿刺注射部位的疼痛是最常见的[22]。
  - ■ 其他罕见的并发症[23-26]。
    - ▶ 脑膜炎。
    - ▶ 鞘内血肿。
    - ▶ 蛛网膜炎。
    - ▶ 硬膜下脓肿。
    - ▶ 马尾综合征。
    - ▶ 面神经麻痹。
- ○ 最近的研究发现，最佳的注射血量为 20mL[27]。
- ○ 由于 PDPH 是一种自限性疾病，EBP 应仅用于高需求的患者。

结论

- 不良事件常见于接受硬膜外麻醉或蛛网膜下腔麻醉的患者。
- 通常在意外刺破硬脊膜后发生。
- 对大多数患者来说，保守治疗通常是足够的，但是各种安全且证据充分的药物也可以广泛使用。

- EBP 是治疗持续性 PDPH 的金标准，因为可能会出现罕见但严重的并发症，应谨慎使用。

（傅丹云　译）

参考文献

1. Kwak K-H. Postdural puncture headache. *Korean J Anesthesiol*. 2017;**70**(2):136–143.
2. Morewood GH. A rational approach to the cause, prevention and treatment of postdural puncture headache. *CMAJ*. 1993;**149**(8):1087–1093.
3. Amorim JA, Gomes De Barros MV, Valença MM. Post-dural (post-lumbar) puncture headache: Risk factors and clinical features. *Cephalalgia*. 2012;**32**(12):916–923.
4. Haller G, Cornet J, Boldi M-O, Myers C, Savoldelli G, Kern C. Risk factors for post-dural puncture headache following injury of the dural membrane: A root-cause analysis and nested case-control study. *Int J Obstet Anesth*. 2018;**36**:17–27.
5. Liu H, Kalarickal PL, Rosinia F. A case of paradoxical presentation of postural postdural puncture headache. *J Clin Anesth*. 2012;**24**(3):255–256.
6. Faure E, Moreno R, Thisted R. Incidence of postdural puncture headache in morbidly obese parturients. *Reg Anesth*. 1994;**19**(5):361–363.
7. Candido KD, Stevens RA. Post-dural puncture headache: Pathophysiology, prevention and treatment. *Best Pract Res Clin Anaesthesiol*. 2003;**17**(3):451–469.
8. Gaiser RR. Postdural puncture headache. *Anesthesiol Clin*. 2017;**35**(1):157–167.
9. Lim G, Zorn JM, Dong YJ, DeRenzo JS, Waters JH. Subdural hematoma associated with labor epidural analgesia. *Reg Anesth Pain Med*. 2016;**41**(5):628–631.
10. Darvish B, Dahlgren G, Irestedt L et al. Auditory function following post-dural puncture headache treated with epidural blood patch. A long-term follow-up. *Acta Anaesthesiol Scand*. 2015;**59**(10):1340–1354.
11. Salzer J, Rajda C, Sundström P et al. How to minimize the risk for headache? A lumbar puncture practice questionnaire study = Hogyan csökkenthető a posztpunkciós fejfájás? Kérdőíves vizsgálat a lumbálpunkciós gyakorlatról. *Ideggyogy Sz*. 2016;**69**(11–12):397–402.

12. Arevalo-Rodriguez I, Ciapponi A, Roqué i Figuls M, Muñoz L, Bonfill Cosp X. Posture and fluids for preventing post-dural puncture headache. *Cochrane Database Syst Rev*. 2016;**3**:CD009199.

13. Choi A, Laurito CE, Cunningham FE. Pharmacologic management of postdural puncture headache. *Ann Pharmacother*. 1996;**30**(7–8):831–839.

14. Baratloo A, Rouhipour A, Forouzanfar MM et al. The role of caffeine in pain management: A brief literature review. *Anesthesiol Pain Med*. 2016;**6**(3): e33193.

15. Yücel A, Ozyalçin S, Talu GK, Yücel EC, Erdine S. Intravenous administration of caffeine sodium benzoate for postdural puncture headache. *Reg Anesth Pain Med*. 1999;**24**(1):51–54.

16. Feuerstein TJ, Zeides A. Theophylline relieves headache following lumbar puncture: Placebo-controlled, double-blind pilot study. *Klin Wochenschr*. 1986;**64**(5):216–218.

17. Noyan Ashraf MA, Sadeghi A, Azarbakht Z, Salehi S, Hamediseresht E. Evaluation of intravenous hydrocortisone in reducing headache after spinal anesthesia: A double blind controlled clinical study [corrected]. *Middle East J Anaesthesiol*. 2007;**19**(2):415–422.

18. Ahmed S V, Jayawarna C, Jude E. Post lumbar puncture headache: Diagnosis and management. *Postgrad Med J*. 2006;**82**(973):713–716.

19. Scavone BM, Wong CA, Sullivan JT et al. Efficacy of a prophylactic epidural blood patch in preventing post dural puncture headache in parturients after inadvertent dural puncture. *Anesthesiology*. 2004;**101**(6):1422–1427.

20. Safa-Tisseront V, Thormann F, Malassiné P et al. Effectiveness of epidural blood patch in the management of post-dural puncture headache. *Anesthesiology*. 2001;**95**(2):334–339.

21. Kroin JS, Nagalla SKS, Buvanendran A et al. The mechanisms of intracranial pressure modulation by epidural blood and other injectates in a postdural puncture rat model. *Anesth Analg*. 2002;**95**(2):423–429.

22. Booth JL, Pan PH, Thomas JA, Harris LC, D'Angelo R. A retrospective review of an epidural blood patch database: The incidence of epidural blood patch associated with obstetric neuraxial anesthetic techniques and the effect of blood volume on efficacy. *Int J Obstet Anesth*. 2017;**29**:10–17.

23. Roy-Gash F, Engrand N, Lecarpentier E, Bonnet MP. Intrathecal hematoma and arachnoiditis mimicking bacterial meningitis after an epidural blood patch. *Int J Obstet Anesth*. 2017;**32**:77–81.

24. Rucklidge M. All patients with a postdural puncture headache should receive an epidural blood patch. *Int J Obstet Anesth*. 2014;**23**(2):171–174.

25. Devroe S, Van de Velde M, Demaerel P, Van Calsteren K. Spinal subdural haematoma after an epidural blood patch. *Int J Obstet Anesth*. 2015;**24**(3):288–289.

26. Urits I, Viswanath O, Petro J, Aner M. Management of dural puncture headache caused by caudal epidural steroid injection. *J Clin Anesth.* 2019;**52**:67–68.

27. Paech MJ, Doherty DA, Christmas T, Wong CA, Epidural blood patch trial group: The volume of blood for epidural blood patch in obstetrics. *Anesth Analg.* 2011;**113**(1):126–133.

第12章 偏头痛

Noushad Mamun, Ruben Schwartz

概述

- 偏头痛是一种非常普遍且致残的神经系统原发性头痛。
- 其特征为致残性、搏动性、发作性、单侧头痛，伴有神经系统特征，如畏光、畏声或自主神经功能症状，如恶心和呕吐，每次持续4~72小时。
- 患者通常会有意识地避免强光或噪声。
- 30%的偏头痛患者在头痛发作前会出现单侧局灶性神经紊乱的先兆，通常表现为视觉、感觉或运动症状[10]。

流行病学和危险因素

- 偏头痛为常见疾病，美国全民发病率约为12%。
- 偏头痛是仅次于腰痛的第二大致残性疾病[4]。
- 2016年GBD数据分析估计，偏头痛导致当年4510万人残疾（YLD）[4]。
- 偏头痛多发于女性[3]。
- 女性人群发病率为18%，男性为5%[2]。
- 慢性头痛症状影响全球1.4%~2.2%的患者[2]。
- 与普通人群相比，偏头痛患者中有几种神经系统疾病更为常见[2]。
- 与偏头痛相关的疾病包括多发性硬化症、癫痫、不宁腿综合征、脑卒中、系统性红斑狼疮、创伤后应激障碍和抑郁症[5]。
- 已有38种偏头痛相关基因多态性被发现，这些基因多态性涉及44

种独立的常见偏头痛易感生物标志物，这些标志物已经在人群研究中得到验证[6]。

- 偏头痛涉及多种基因和表观遗传因素之间的相互作用[1]。

病理生理学

- 偏头痛的病理生理尚不完全清楚，目前仍在研究中。然而，研究认为降钙素基因相关肽（CGRP）在发病机制中发挥了主要作用；因此，已成为偏头痛治疗的主要靶点[8,19]。
- 偏头痛急性发作期间伴随 CGRP 释放，而经舒马曲坦有效治疗后，CGRP 水平恢复正常，这一研究发现也验证了上述推断[9]。
- 这些发现已成为近期偏头痛药物治疗开发研究的焦点。
- 三叉神经血管通路也在神经肽释放和症状表现中发挥作用。
  - CGRP 由三叉神经节中的神经元分泌。它是大脑和硬脑膜血管的强血管扩张剂，因此，CGRP 是神经源性炎症和三叉神经节疼痛信号的组成部分[11]。
- 有研究认为，大脑皮层扩散抑制是偏头痛出现先兆症状的原因。

诊断

- 通常临床上根据国际头痛疾病分类进行偏头痛的诊断[13,14]。
- 偏头痛的诊断基于患者的病史、体格检查，并需要满足国际头痛疾病分类诊断标准。
- 国际头痛疾病分类将偏头痛分为两大类：有先兆的偏头痛和无先兆的偏头痛。根据不同的诊断标准也可将其分为急性偏头痛和慢性偏头痛。
- 通常情况下，偏头痛呈搏动性的单侧头痛，疼痛强度从中度到重度不等，体力活动会加重疼痛，常导致患者回避行为。
- 头痛时通常伴有恶心、呕吐、畏光和畏声等神经系统症状。

- 偏头痛可能伴有可逆性单侧神经功能障碍，影响视力、脑干、言语和语言及感觉。
- 如果患者在连续 6 个月内每月偏头痛发作超过 15 天，则诊断为慢性偏头痛[7,12]。

治疗

- 偏头痛的治疗可分为急性终止性治疗和慢性预防性治疗。
- 急性或终止治疗旨在阻止头痛的进一步发展[12,15,16]。
  - 口服药物通常包括非甾体抗炎药（如布洛芬、萘普生）、曲坦类药物和止吐药，这些药物可缓解不同程度的疼痛。
  - 止吐药。
    - 通常与非甾体抗炎药联合使用。
  - 选择性血清素 1F 受体激动剂。
    - 拉斯米迪坦于 2019 年 10 月获 FDA 批准。
    - 对因潜在心血管风险而不能使用曲坦类药物的患者有效。
  - 麦角胺类。
    - 麦角胺和双氢麦角碱可静脉注射、肌内注射、皮下注射和经鼻给药。
  - CGRP 相关治疗[17,19]。
    - 近年来，这种药物相关的开发研究已显示出在偏头痛治疗中的有效性。
    - 小分子 CGRP 受体拮抗剂 GEPANTS 可有效缓解急性偏头痛[18]。
    - 抗 CGRP 单克隆抗体（依替珠单抗、弗雷曼珠单抗和加卡奈珠单抗）及 CGRP 受体的单克隆抗体（依瑞奈尤单抗）可有效预防偏头痛发作。
      - 结合 CGRP 或 CGRP 受体的选择性单克隆抗体。
        - 依瑞奈尤单抗是一种针对 CGRP 受体上的 CGRP 结合位点

的人 IgG2 单克隆抗体。

☆FDA 于 2018 年 5 月批准,同时得到欧洲药品管理局批准。

☆每月 1 次皮下注射给药。

◆抗 CGRP 抗体显示出相似的有效性和安全性。

☆弗雷曼珠单抗。

△FDA 于 2018 年 9 月批准。

△完全人源化 IgG2a 单克隆抗体,每月 1 次皮下注射给药。

☆加卡奈珠单抗。

△FDA 于 2018 年 9 月批准。

△完全人源化 IgG4 单克隆抗体,每月 1 次皮下注射给药。

☆依瑞奈尤单抗是一种基因工程人源化 IgG1 单克隆抗体,用于静脉注射,每 3 个月给药 1 次。

△成功实现偏头痛预防的治疗目标,降低偏头痛发作的频率。

△抗体可有效减少发作性或慢性偏头痛患者的头痛天数。

○经皮眶上神经刺激。

■普遍认为可减少头痛程度。

○经颅磁刺激。

■癫痫患者禁忌。

○外周神经阻滞和外周神经刺激。

■枕神经丛阻滞。

■蝶腭神经节阻滞。

• 预防性治疗。

○常用的包括 β 受体阻滞剂,如美托洛尔和普萘洛尔。

■适用于高血压和非吸烟者。

○抗抑郁药,如阿米替林和文拉法辛。

- ○ 抗惊厥药。
- ○ 钙通道阻滞剂。

（傅丹云 译）

参考文献

1. Charles A. The pathophysiology of migraine: Implications for clinical management. *Lancet Neurol.* 2018;**17**(2):174–182. https://doi.org/10.1016/S1474-4422(17)30435-0.
2. Burch RC, Buse, DC, Lipton RB. Migraine: Epidemiology, burden, and comorbidity. *Neurol. Clin.* 2019;**37**(4): 631–649. https://doi.org/10.1016/j.ncl.2019.06.001.
3. Buse DC, Loder EW, Gorman JA et al. Sex differences in the prevalence, symptoms, and associated features of migraine, probable migraine and other severe headache: Results of the American Migraine Prevalence and Prevention (AMPP) Study. *Headache.* 2013;**53**(8):1278–1299. https://doi.org/10.1111/head.12150.
4. GBD 2016 Headache Collaborators. Global, regional, and national burden of migraine and tension-type headache, 1990–2016: A systematic analysis for the global burden of disease study 2016. *Lancet Neurol.* 2018;**17**(11):954–976. https://doi.org/10.1016/S1474-4422(18)30322-3.
5. Scher AI, Bigal ME, Lipton RB. Comorbidity of migraine. *Curr. Opin. Neurol.* 2005;**18**(3), 305–310. https://doi.org/10.1097/01.wco.0000169750.52406.a2.
6. Gormley P, Anttila V, Winsvold BS et al. Meta-analysis of 375,000 individuals identifies 38 susceptibility loci for migraine. *Nat. Genet.* 2016;**48**(8):856–866. https://doi.org/10.1038/ng.3598.
7. Gribbin CL, Dani KA, Tyagi A. Chronic Migraine: An Update on Diagnosis and Management. *Neurol. India.* n.d.;**69**(Supplement):S67–S75. https://doi.org/10.4103/0028-3886.315972.
8. Deen M, Correnti E, Kamm K et al. Blocking CGRP in migraine patients – a review of pros and cons. *J. Headache Pain.* 2017;**18**(1):96. https://doi.org/10.1186/s10194-017-0807-1.
9. Goadsby PJ, Edvinsson L. The trigeminovascular system and migraine: Studies characterizing cerebrovascular and neuropeptide changes seen in humans and cats. *Ann. Neurol.* 1993;**33**(1):48–56. https://doi.org/10.1002/ana.410330109.
10. Goadsby PJ, Holland PR. An update: Pathophysiology of migraine. *Neurol. Clin.* 2019;**37**(4):651–671. https://doi.org/10.1016/j.ncl.2019.07.008.

11. Iyengar S, Johnson KW, Ossipov MH, Aurora SK. CGRP and the trigeminal system in migraine. *Headache*. 2019;**59**(5):659–681. https://doi.org/10.1111/head.13529

12. Mungoven TJ, Henderson LA, Meylakh N. Chronic migraine pathophysiology and treatment: A review of current perspectives. *Front. Pain Res. (Lausanne, Switzerland)*. 2021;**2**:705276. https://doi.org/10.3389/fpain.2021.705276.

13. Khan J, Asoom LIal, Sunni Aal et al. Genetics, pathophysiology, diagnosis, treatment, management, and prevention of migraine. *Biomed. Pharmacother.* 2021;**139**:111557. https://doi.org/10.1016/j.biopha.2021.111557.

14. Headache Classification Committee of the International Headache Society (IHS) The International Classification of Headache Disorders, 3rd ed. *Cephalalgia: J Headache Pain*. 2018;**38**(1):1–211. https://doi.org/10.1177/0333102417738202

15. Hsu Y-C, Lin K-C, Taiwan HST. Medical treatment guidelines for acute migraine attacks. *Acta Neurologica Taiwanica*. 2017;**26**(2):78–96.

16. Cameron C, Kelly S, Hsieh S-C et al. Triptans in the acute treatment of migraine: A systematic review and network meta-analysis. *Headache*. n.d.;**55** (Suppl 4):221–235. https://doi.org/10.1111/head.12601.

17. Lee S, Staatz CE, Han N, Baek IH. Safety evaluation of oral calcitonin-gene-related peptide receptor antagonists in patients with acute migraine: A systematic review and meta-analysis. *Eur. J. Clin. Pharmacol.* 2022;**78**(9): 1365–1376. https://doi.org/10.1007/s00228-022-03347-6.

18. Dodick DW, Lipton RB, Ailani J et al. Ubrogepant for the treatment of migraine. *New England J. Med.* 2019;**381**(23): 2230–2241. https://doi.org/10.1056/NEJMoa1813049

19. Edvinsson L. Role of CGRP in migraine. *Handb. Exp. Pharmacol.* 2019;**255**:121–130. https://doi.org/10.1007/164_2018_201

第 13 章 三叉神经痛

Karina Charipova, Kyle Gress

概述

- 三叉神经痛(TN),又称痛性痉挛,其特征是三叉神经分布区域的反复发作的抽搐性、神经病理性疼痛[1]。
- 早在 1 世纪就有该疾病的相关描述,但直到 18 世纪该疾病才被准确记录下来[6]。
  - John Fothergill 于 1773 年首次全面描述该疾病,所以有时也称"Fothergill 病"。
  - 痛性痉挛指与该病症相关的独特面部肌肉痉挛[7]。
- 在 TN 患者中,轻微的刺激(如轻触、刷牙、咀嚼、说话或风)即可诱发剧烈的疼痛。

流行病学和危险因素

- TN 是最常见的面部疼痛综合征。
- TN 发病率为(4~13)/10 万[1]。
- 在普通人群中的患病率估计为 0.015%[8]。
- TN 可以自行缓解,多达 63%的患者缓解期可达数年之久[5]。
- 虽然 TN 与病死率没有明显的相关性,但其发病率高,严重影响生活质量。
- 危险因素。

  - 高龄[1]。
    - 发病年龄多在 50 岁以上。
    - 80 岁以上人群的发病率高达 25.9/10 万。
    - 儿童罕见[9]。
  - 女性高发，女性:男性为（1.7~1.5）:1[8]。
  - 罕见家族遗传，绝大多数病例为散发。
  - 无种族偏好。
- 一些 TN 病例与多发性硬化症、慢性鼻窦炎和糖尿病有关[1]。

病理生理学

- 三叉神经控制面部的感觉和运动功能[2]。
  - 三叉神经包括三个分支：眼支（V1，感觉）、上颌支（V2，感觉）和下颌支（V3，感觉和运动）。
  - TN 可能是特发性的，也可能与血管、肿瘤或动静脉畸形压迫三叉神经有关。
- 关于 TN 的发病机制尚存在争议，神经血管受压是目前最常见的病因。
  - 神经血管受压可能是原发性的，也可能是继发性的[1]。
    - 原发性压迫是指与其他病理因素无关的直接压迫。
    - 继发性压迫是指由肿瘤（如脑膜瘤、前庭神经鞘瘤）、动脉瘤或囊肿引起的压迫。
  - 一般认为 TN 是由脑桥前池的神经根受压所致[1]。
- 疼痛通常发生在不同的神经支配区域，至少涉及一侧皮区，通常在上颌支（V2）和下颌支（V3）分布的区域[11]。
  - 不到 5%的患者在眼支（V1）分布区出现症状[11]。
  - 罕见病例涉及双侧疼痛[10]。
- 多达 30%的 TN 患者在面部疼痛同侧出现自主神经症状（如上睑下垂、瞳孔缩小、流泪、出汗）[11]。

- 影像学检查，如 MRI、功能核磁共振（fMRI）、扩散张量成像和三维时间飞跃法 MRA，可用于确定功能性病理[1]。
  - 功能性 MRI 可以评估 TN 触发区激活后的大脑活动[1]。
  - fMRI 的相关研究表明，TN 患者对各种类型的刺激表现出三叉神经痛觉系统的敏感性增加[1]。
  - 对于不能接受 MRI 检查的患者，可以选择三叉神经诱发电位和三叉神经反射的神经生理记录[5]。

诊断

- 国际头痛协会（IHS）将 TN 分为 2 种类型：经典型和症状型[3]。
  - 经典型三叉神经痛（1 型，TN1），疼痛为间歇性，其特征是严重的发作性灼烧感，通常持续 2 分钟，但有时可丛集性发生，可持续长达数小时[3]。
  - 非典型或症状型三叉神经痛（2 型，TN2），表现为不太剧烈但持续的钝痛和灼痛[4]。
  - 临床上还会有第三种，即特发性三叉神经痛，通常需排除神经血管受压或继发病因。
- 两种类型的 TN 可以发生在同一个人身上，甚至在同一时间同时出现。
- TN 的诊断主要靠临床诊断[3]。
  - 依赖于对每次发作的突发突止的特点。
  - 每次发作必须有清晰的开始和终止。
  - 一些患者无法明确诱发事件。
- 一般情况下，满足以下特征的单侧疼痛发作 3 次以上即可诊断 TN[4]。
  - 疼痛至少沿三叉神经的一个分支分布；疼痛不伴有神经功能缺损，也不会扩散到三叉神经分布以外的皮区。
  - 对面部单侧神经支配皮区的非伤害性刺激可诱发疼痛[4]。
  - 疼痛必须符合以下情况中的 2 种。

- 疼痛程度剧烈。
- 疼痛性质为尖锐的、电击样的、刺痛的或枪击样的疼痛。
- 阵发性，持续 1 秒到 2 分钟；疼痛不是持续的。

- 新提出的分类旨在简化临床试验的诊断和分诊流程；患者必须符合下列 3 个标准[5]。
  - 单侧疼痛。
  - 阵发性疼痛。
  - 三叉神经分布区疼痛。
- 可进行影像学检查和其他检查以排除其他诊断（如带状疱疹性神经痛、三叉神经损伤、偏头痛和丛集性头痛）[12]。
  - 一旦被确诊为 TN，建议进行神经影像学检查，以区分 TN1 和 TN2[13]。
  - 首选 MRI 或增强 MRI 检查，通过清晰显示三叉神经及邻近结构，排除继发性的 TN[13]。
    - 如果通过 MRI 发现继发于神经血管压迫的三叉神经根改变，则诊断为典型 TN。
    - 如果 MRI 显示存在脑肿瘤或动静脉畸形压迫三叉神经，则诊断为继发性 TN。
    - MRI 结果为阴性的情况下，诊断为特发性 TN。

治疗

- 主要治疗方法。
  - 药物（即抗癫痫药、三环类抗抑郁药等）。
  - 手术治疗。
  - 补充治疗方法。
- 手术治疗适用于以下患者。
  - ≥3 种药物治疗无效。
  - 无法耐受药物不良反应。

 ○ 有难治性症状。
- 手术干预分为破坏性和非破坏性。
- 深部脑刺激和运动皮层神经调节是待临床验证的新兴技术，可能用于缓解难治性 TN 患者的疼痛。

（傅丹云 译）

参考文献

1. Montano N, Conforti G, Di Bonaventura R et al. Advances in diagnosis and treatment of trigeminal neuralgia. *Ther Clin Risk Manag.* 2015;**11**:289–299.
2. Walker HK. Cranial nerve V: The trigeminal nerve. *Clin. Methods Hist. Phys. Lab. Exam.*1990.
3. Krafft RM. Trigeminal neuralgia. *Am Fam Physician.* 2008;**77**:1291–1296.
4. McMillan R. Trigeminal neuralgia – A debilitating facial pain. *Rev Pain.* 2011;**5**:26–34.
5. Cruccu G, Finnerup NB, Jensen TS et al. Trigeminal neuralgia: New classification and diagnostic grading for practice and research. *Neurology.* 2016;**87**:220–228.
6. Pearce JMS. Trigeminal neuralgia (Fothergill's disease) in the 17th and 18th centuries. *J Neurol Neurosurg Psychiatry.* 2003;**74**:1688.
7. Rose FC. Trigeminal neuralgia. *Arch Neurol.* 1999;**56**:1163.
8. Katusic S, Beard CM, Bergstralh E, Kurland LT. Incidence and clinical features of trigeminal neuralgia, Rochester, Minnesota, 1945–1984. *Ann Neurol.* 1990;**27**:89–95.
9. Childs AM, Meaney JF, Ferrie CD, Holland PC. Neurovascular compression of the trigeminal and glossopharyngeal nerve: three case reports. *Arch Dis Child.* 2000;**82**:311–315.
10. Zakrzewska JM, Linskey ME. Trigeminal neuralgia. *BMJ.* 2015;**350**:h1238.
11. Maarbjerg S, Gozalov A, Olesen J, Bendtsen L. Trigeminal neuralgia – a prospective systematic study of clinical characteristics in 158 patients. *Headache.* 2014;**54**:1574–1582.
12. Bope ET, Kellerman RD, Conn's current therapy. *Faculty Bookshelf.* 2016; 70.
13. Gronseth G, Cruccu G, Alksne J et al. Practice parameter: The diagnostic evaluation and treatment of trigeminal neuralgia (an evidence-based review): Report of the Quality Standards Subcommittee of the American Academy of Neurology and the European Federation of Neurological Societies. *Neurology.* 2008;**71**:1183–1190.

第 14 章 枕神经痛

Noushad Mamun

概述

- 枕神经痛(ON)是指出现在上颈部和头后部的一种罕见的头痛[1]。
- 根据定义,ON 的特征包括阵发性枪击样或针刺样痛,疼痛为突发性,反复发作,每次持续几分钟[3]。
- 这种疼痛综合征与起源于上颈段脊髓的神经分布有关，这些神经穿过颈部基底部并向上延伸至头后部的头皮。
- 疼痛原因包括枕大神经(GON)、枕小神经(LON)的压迫,损伤或创伤,很少由第三枕神经(TON)引起[1,2]。
- 从概念上讲，神经在解剖结构之间的卡压是 ON 重要的病理生理学因素[1]。

流行病学和危险因素

- 近期没有专门描述 ON 发病率的流行病学研究[4-7]。
  - 然而,2009 年荷兰一项关于普通人群面部疼痛发病率的研究发现,ON 的发病率为 3.2/10 万[7]。
  - 同一研究表明,与男性相比,女性的发病率有所增加,但无统计学意义[7]。
- 危险因素。
  - 头部外伤。

- ○ 颈椎骨关节炎。
- ○ 颈椎椎间盘退行性变。
- ○ 痛风。
- ○ 糖尿病。

病因学

- 大多数 ON 病例是特发性的,从解剖结构上没有发现明确的病因[8,9]。
- 导致 ON 的病因可分为几个亚类:骨性、神经源性、血管性、肌肉性和肌腱性[2]。
  - ○ 骨性原因包括 C1~C2 关节炎、寰枢关节硬化、C1~C2 骨折处骨痂形成、C1 过度后弓。
  - ○ 神经源性原因包括位于颅颈交界处或枕神经的神经鞘瘤[12,13]。此外,还有 C2 脊髓炎和多发性硬化症。
  - ○ 血管性原因包括巨细胞动脉炎、枕动脉压迫 GON、C2 脊髓后柱梗死[4,10]。
  - ○ 肌肉骨骼原因包括颈部肌肉劳损和颈髓挥鞭样损伤。

病理生理学

- 据推测,ON 的疼痛是由 GON、LON 和(或)TON 受到压迫、损伤或刺激(如慢性不稳定、卡压、创伤、炎症等)所致[5,11]。
  - ○ GON。
    - ■ GON 是 ON 最常受累的神经。它起源于 C2 背支的内侧分支,是一种单纯的传入神经,向后走行于 C1 和 C2 之间。
    - ■ 90% ON 患者的受累神经为 GON[1]。
      - ► 病理生理学。
        - ◆ 寰椎和枢椎之间的 GON 受压,导致头部旋转时剧烈疼痛[4]。
        - ◆ GON 由于解剖位置靠近枕动脉而被压迫[4]。

      - ◆ 慢性肌肉收缩和上颈椎的退行性变常常会刺激 GON[8,9]。
      - ◆ GON 施万细胞瘤[12,13]。

- LON。
  - LON 起源于 C2 和 C3 腹侧支，沿胸锁乳突肌后部向上延伸至枕部，位于 GON 外侧[14]。
    - 10% ON 患者的受累神经是 LON[1]。
    - 病理生理学。
      - ▶ 用力运动时，头下斜肌拉伸 C2 前支[15]。
      - ▶ C2 前支穿过寰枢关节时受到压迫。
      - ▶ 继发于椎动脉对 LON 的压迫[16]。
- TON。
  - TON 起源于 C3 脊神经背支，并向上行进至枕部的中线区域[14]。
    - ON 诊断中，很少涉及 TON[1]。
    - 病理生理学。
      - ▶ 推测继发于 C2 至 C3 小关节，从而导致 TON 的嵌压[17]。

诊断

- ON 的临床诊断主要基于病史和体格检查。
- 根据国际头痛疾病分类（ICHD-Ⅲ），ON 的诊断必须符合以下标准[3]。
  - GON、LON 和（或）TON 分布区域的单侧或双侧疼痛，并满足以下 3 个疼痛特征中的 2 个。
    - 反复发作的阵发性疼痛，持续数秒至数分钟。
    - 疼痛程度剧烈。
    - 疼痛性质为针刺样、刀割样或枪击样。
  - 疼痛和以下 2 种症状相关。
    - 轻触头皮和（或）头发时产生触诱发痛和（或）不适感觉。
    - 压痛或疼痛扳机点位于受累神经的分布区域。

    - 通过对可疑神经进行神经阻滞可暂时缓解疼痛[5]。
- 一旦临床高度怀疑为 ON，根据 ICHD-Ⅲ指南，可以通过可疑神经的诊断性阻滞而确诊[1,4]。
    - 单次诊断性阻滞的假阳性率为 40%，因此，需要进行第二次诊断性阻滞以获得更明确的诊断[1,4]。
    - 超声检查在诊断中也是有用的，因为它可以通过检查神经肿胀情况来确定神经卡压或损伤的具体节段[4,18]。
- 影像学检查有助于确定 ON 的病因。
    - 例如，X 线片能够提示 C1 至 C2 区域潜在的椎体退行性改变[19]。
    - CT 可以帮助识别退行性骨病变或识别压迫枕神经的肿块[20]。
- MRI 可以显示颈椎和枕骨周围的组织，有助于确定枕神经压迫或颈椎病变的病因[5]。

治疗

- 保守治疗。
    - 非药物治疗。
        - 许多保守措施，如制动、颈托、物理治疗或冷冻治疗，对 ON 患者没有效果[1,21]。
        - 针灸作为 ON 的一种保守治疗措施，其疗效很有前景[5]。
    - 药物治疗。
        - 非甾体抗炎药可以缓解患者的疼痛，但总体效果较为短暂[21]。
        - 三环类抗抑郁药和抗惊厥药也可以用于 ON 的初始治疗。
- 介入治疗。
    - 对于难治性 ON 患者，通常需要采用侵入性和介入性治疗方法。
        - GON 阻滞。
        - 局部麻醉药联合皮质类固醇用于周围神经阻滞。
            - ▶ 通常，1%~2%的利多卡因或 0.25%~0.5%的布比卡因与皮质类固醇(如地塞米松、甲泼尼龙或倍他米松)联合使用[4]。

- 可用于诊断性阻滞和治疗[4]。

◦ A 型肉毒毒素注射(BTX)。

- 据报道,该药可以缓解数月的剧痛,但钝痛通常仍然存在[5]。

◦ 射频消融术(RFA)。

- 温度依赖性神经松解术[22]。
- 在诊断性阻滞能够充分缓解疼痛的情况下使用。
- 超过 6 个月的随访结果显示,RFA 比 BTX 或神经刺激更为有效[21]。

◦ 冷冻神经消融术[24]。

- 将冷冻探针插入导致 ON 的可疑神经附近[23]。
- 使用氧化亚氮,在-100~-20℃的温度下实现神经的冷冻消融[24]。
- 与 RFA 相比,神经瘤的风险降低[25]。

◦ 神经调节。

- 枕神经刺激。
  - ▸ 神经刺激导线放置于枕神经从颅底穿出的皮下层[4]。
  - ▸ 如果患者疼痛缓解超过 50%,持续 24 小时以上,则认为治疗成功。
  - ▸ 与 BTX 相比,疗效上无统计学差异;然而,据报道,患者更倾向于枕神经刺激,因为这是一种可逆的途径[18]。

◦ 脉冲射频(PRF)。

- 与 RFA 不同,PRF 是通过非温度依赖的神经调节来发挥作用[22]。
- 目前,各种临床研究已证实 PRF 可改善疼痛、提高生活质量;然而,其长期治疗效果尚不明确[26]。

• 难治性枕神经痛。

◦ 枕神经减压手术。

- 常用于伴有头痛的难治性慢性枕神经痛[5]。
- 既往对 GON 阻滞、BTX 反应良好的患者[27]。

- 手术切除头下斜肌、解除压迫是最终的治疗方法；然而，它伴随着巨大的风险[4]。
  - 该治疗方案适用于颈椎屈曲时疼痛加重的患者[5,21]。

（傅丹云 译）

参考文献

1. Djavaherian DM, Guthmiller KB. *Occipital Neuralgia - StatPearls - NCBI Bookshelf*. (n.d.). Retrieved August 22, 2022, from www.ncbi.nlm.nih.gov/books/NBK538281/.
2. Vanelderen P, Lataster A, Levy R et al. 8. Occipital neuralgia. *Pain Pract.: Off. J World Inst. Pain*. n.d.;**10**(2):137–144. https://doi.org/10.1111/j.1533-2500.2009.00355.x.
3. Headache Classification Committee of the International Headache Society (IHS). The international classification of headache disorders, 3rd ed. *Cephalalgia*. 2018;**38**(1):1–211. https://doi.org/10.1177/0333102417738202.
4. Swanson D, Guedry R, Boudreaux M et al. An update on the diagnosis, treatment, and management of occipital neuralgia. *Journal of Craniofacial Surgery*, 2022;**33**(3):779–783. https://doi.org/10.1097/SCS.0000000000008360.
5. Choi I, Jeon, SR. Neuralgias of the head: Occipital neuralgia. *J. Korean Med. Sci*. 2016;**31**(4):479–488. https://doi.org/10.3346/jkms.2016.31.4.479.
6. Dougherty C. Occipital neuralgia. *Curr Pain Headache Rep*. 2014;**18**(5):411. https://doi.org/10.1007/s11916-014-0411-x.
7. Koopman JSHA, Dieleman JP, Huygen FJ et al. Incidence of facial pain in the general population. *Pain*. 147(1–3):122–127. https://doi.org/10.1016/j.pain.2009.08.023.
8. Magnússon T, Ragnarsson T, Björnsson A. Occipital nerve release in patients with whiplash trauma and occipital neuralgia. *Headache*. 1996; **36**: 32–36.
9. Cohen SP, Plunkett AR, Wilkinson I et al. Headaches during war: Analysis of presentation, treatment, and factors associated with outcome. *Cephalalgia*. 2012; **32**:94–108.
10. Cornely C, Fischer M, Ingianni G, Isenmann S. Greater occipital nerve neuralgia caused by pathological arterial contact: Treatment by surgical decompression. *Headache*. 2011;**51**(4):609–612. https://doi.org/10.1111/j.1526-4610.2010.01802.x.
11. Elias WJ, Burchiel KJ. Trigeminal neuralgia and other neuropathic pain syndromes of the head and face. *Curr Pain Headache Rep*. 2002;**6**(2):115–124. https://doi.org/10.1007/s11916-002-230007-238.

12. Ural A, Ceylan A, Inal E, Celenk F. A case of greater occipital nerve schwannoma causing neuralgia. *Kulak Burun Bogaz Ihtisas Dergisi: KBB = Ear Nose Throat J.* n.d.;**18**(4):253–256.

13. Ballesteros-Del Rio B, Ares-Luque A, Tejada-Garcia J, Muela-Molinero A. Occipital (Arnold) neuralgia secondary to greater occipital nerve schwannoma. *Headache.* n.d.;**43**(7):804–807. https://doi.org/10.1046/j.1526-4610.2003.03142.x.

14. Yu M, Wang S-M. Anatomy, head and neck, occipital nerves. *StatPearls.* 2021, www.ncbi.nlm.nih.gov/books/NBK542213/.

15. de Araújo Lucas G, Laudanna A, Chopard RP, Raffaelli, E. Anatomy of the lesser occipital nerve in relation to cervicogenic headache. *Clin Anat.* 1994;**7**(2):90–96. https://doi.org/10.1002/ca.980070207.

16. Hunter CR, Mayfield FH. Role of the upper cervical roots in the production of pain in the head. *Am. J. Surg.* 1949;**78**(5):743–751. https://doi.org/10.1016/0002-9610(49)90316-5.

17. Bogduk N, Marsland A. On the concept of third occipital headache. *J. Neurol. Neurosurg. Psychiatry.* 1986;**49**(7):775–780. https://doi.org/10.1136/jnnp.49.7.775.

18. Narouze S. Occipital neuralgia diagnosis and treatment: The role of ultrasound. *Headache.* 2016;**56**(4):801–807. https://doi.org/10.1111/head.12790.

19. Ehni G, Benner B. Occipital neuralgia and the C1-2 arthrosis syndrome. *J. Neurosurg.* 1984;**61**(5):961–965. https://doi.org/10.3171/jns.1984.61.5.0961.

20. Kapoor V, Rothfus WE, Grahovac SZ, Amin Kassam SZ, Horowitz, MB. Refractory occipital neuralgia: preoperative assessment with CT-guided nerve block prior to dorsal cervical rhizotomy. *AJNR. Am. J. Neuroradiol.* n.d.;**24**(10):2105–2110.

21. Finiels P-J, Batifol D. The treatment of occipital neuralgia: Review of 111 cases. *Neuro-Chirurgie.* 2016;**62**(5):233–240.

22. Manolitsis N, Elahi F. Pulsed radiofrequency for occipital neuralgia. *Pain Physician.* n.d.;**17**(6):E709-E717.

23. Kastler A, Attyé A, Maindet C et al. Greater occipital nerve cryoneurolysis in the management of intractable occipital neuralgia. *J. Neuroradiol.* 2018;**45**(6):386–390. https://doi.org/10.1016/j.neurad.2017.11.002.

24. Ilfeld BM, Preciado J, Trescot AM. Novel cryoneurolysis device for the treatment of sensory and motor peripheral nerves. *Expert Rev. Med. Devices.* 2016;**13**(8):713–725. https://doi.org/10.1080/17434440.2016.1204229.

25. Hsu M, Stevenson FF. Wallerian degeneration and recovery of motor nerves after multiple focused cold therapies. *Muscle & Nerve.* 2015;**51**(2):268–275. https://doi.org/10.1002/mus.24306

26. Vanelderen P, Rouwette T, de Vooght P et al. Pulsed radiofrequency for the

treatment of occipital neuralgia: a prospective study with 6 months of follow-up. *Reg. Anesth. & and Pain Med.* n.d.;**35**(2):148–151. https://doi.org/10.1097/aap.0b013e3181d24713.

27. Jose, A, Nagori, SA, Chattopadhyay, PK, Roychoudhury, A. Greater occipital nerve decompression for occipital neuralgia. *J. Craniofac. Surg.* 2018;**29**(5): e518–e521. https://doi.org/10.1097/SCS.0000000000004549.

第4部分

脊柱源性疼痛

第15章 慢性神经轴性脊柱疼痛

Nazir Noor, Shenwari R. Afredi

- 疼痛可分为三类[1]。
  - 轴性痛(如腰骶部轴性疼痛)。
  - 根性痛(如腰骶部神经根病变)。
  - 牵涉痛。
- 轴性腰痛是指局限于腰部、未向常规神经支配区域放射的疼痛。疼痛可能会放射到大腿,但并没有按照典型神经分布放射。
- 腰骶部神经根病变或根性疼痛是指沿着神经根走行,一直蔓延到一个或两个末梢区域的疼痛。
- 牵涉痛是指远离病变区域,且不属于其神经支配范围的区域出现的疼痛。
- 腰痛是第五大常见主诉。
- 美国腰痛的年发病率和终身发病率分别为10%~30%和65%~80%。
- 急性痛的疼痛时间≤6周,亚急性痛的疼痛时间在6~12周,慢性痛的疼痛时间≥12周[2,3]。
- 通常,多学科治疗方案是最有效的(包括药物、心理、物理、介入治疗等)[4]。

临床表现

- 病史。

- 85%的腰痛是非特异性的[5,6]。
- 症状持续时间、位置、放射情况、严重程度（如视觉模拟评分）、疼痛性质（如烧灼感、刺痛感、麻木感）、缓解/加重因素、既往发病情况、其他相关症状[5,7]。
- 15%的腰痛病因明确[6]。
- 癌症病史是骨转移性腰痛的最大危险因素[7-9]。
- 易发生骨转移的癌症包括乳腺癌、肺癌、肾细胞癌和前列腺癌[6]。
  - 重点询问癌症的类型、部位、治疗方法，近期是否体重减轻，是否存在夜间疼痛加剧，休息或平卧时是否无法缓解疼痛[5,7]。
- 注射治疗史。
  - 重点询问发热、疲倦不适、蛛网膜下腔注射、硬膜外导管置入、静脉药物注射、免疫抑制和其他并发感染情况[5,6]。
- 近期或重大创伤史[7,10]。
  - 重点询问创伤性质和可能的结构性损伤（如韧带撕裂、椎体压缩性骨折）[11]。
- 神经系统受损史。
  - 重点询问肠道/膀胱排空变化[如脊髓或马尾神经受压可导致尿潴留，继而出现尿失禁和（或）大便失禁]、近期麻木（如鞍区麻醉时，双腿麻木是马尾神经综合征的表现）、步态不稳、下肢无力[5,7,10]。
- 社会和（或）心理压力因素。
  - 重点询问药物滥用史、伤残补偿保障、工作状况和抑郁症状[10]。
  - 精神共病状态、躯体化症状和（或）不良应对策略可能会导致神经轴性疼痛的预后较差[7]。
  - 应用专门的评估工具进行疼痛管理（如阿片类药物风险工具、患者健康问卷-9、当前阿片类药物滥用量表）[11]。

- 体格检查。
  - 进行轴性疼痛和腰痛治疗的基础[10]。

- ○ 一般体格检查结合详细的神经系统检查（如背部和下肢肌肉的运动力量、深部腱反射测试、上运动神经元反射等）、胸椎和腰椎检查、棘突触诊、运动范围及针对特定疾病的测试[6,8,12]。
- ○ 关注异常的脊柱后凸、脊柱前凸和脊柱侧弯[11]。
- ○ 评估皮肤是否有皮疹、瘢痕、肿胀、创伤或炎症[6]。
- ○ 棘突触诊可能发现局部压痛，提示脊柱脓肿、硬膜外肿瘤和椎体压缩性骨折[12]。
- ○ 椎旁区域压痛提示小关节紊乱和肌筋膜疼痛[13]。
- ○ 一定范围内运动引起的疼痛是一种非特异性表现，但可能有助于鉴别诊断。
  - ■ 背部侧旋和（或）伸展引起的疼痛提示小关节病变[14]。
  - ■ 背部前屈引起的疼痛提示椎间盘源性或椎体病变，因为腰椎前屈会增加轴向负荷[15]。
  - ■ 特定运动测试。
    - ► 骶髂关节激发试验（Gaenslen 试验、屈髋加压试验、骨盆分离试验、屈曲外展外旋/Patrick 试验）、直腿抬高试验、小关节负荷试验、屈曲内收内旋试验[5,7,12,16,17]。

相关辅助检查

- • 很少用于腰痛的治疗[7,10]。
  - ○ 实验室检查，如 ESR 和（或）CRP，用于疑似恶性肿瘤和感染的患者。
  - ○ X 线检查有助于确定是否需要进行更进一步的影像学检查，如 CT 和（或）MRI[7,8]。
- • 电生理检查。
  - ○ 肌电图和神经传导速度检查。
    - ■ 有助于区分慢性和急性神经根病变并定位病理性损伤，明确放射学异常表现是否是疼痛症状的来源[7]。

- 影像学检查。
  - X 线检查、CT、MRI。
    - 腰痛患者在医生指导下行保守治疗失败后建议行影像学检查（最好行站立状态下的负重腰椎 X 线片检查（前后位和侧位）[8]。
    - 如果 X 线检查无法解释持续的腰痛或存在异常，建议行 CT 和（或）MRI 检查[6,8,18]。
    - 大多数情况下，可以直接进行 MRI 检查[19]。
    - 使用钆对比剂的 MRI 可以区分既往背部手术患者的瘢痕和椎间盘[19]。
    - CT 适用于无法进行 MRI 的患者（如患者植入了与 MRI 不兼容的永久性心脏起搏器或脊髓刺激器）。
  - 大多数<4 周的腰痛不需要行影像学检查[8]。
  - 当存在严重或进行性神经功能障碍或怀疑有严重神经系统疾病（危险信号）时，影像学检查非常有用[8]。
  - 脊柱狭窄和神经根病变的患者在手术或微创介入治疗之前（如微创腰椎减压），需要先行影像学检查。

病因学

- 病史、体格检查和影像学检查有助于区分神经轴性疼痛。
- 肌筋膜疼痛。
  - 肌筋膜疼痛的触发点位于筋膜、肌腱和肌肉[20–22]。
  - 紧绷带中的局部压痛点，触诊时疼痛，活动范围减少[6,22]。
- 小关节源性疼痛。
  - 椎间盘退行性变→腰椎小关节退行性变[14]。
  - 小关节骨关节炎或关节囊受压[23]。
- 椎间盘源性疼痛。
  - 39%的腰痛归因于椎间盘病变[24]。

  - 椎间盘破裂主要是由于椎间盘及其髓核成分的退化。
    - 伴随从髓核到纤维环的放射状裂缝[25]。
- 腰椎椎板切除术后综合征[26]。
  - 发病率为 10%~40%[27]。
  - 基于术前、术中和术后因素进行病因分析。
    - 术前风险。
      - 焦虑、抑郁、不良应对策略、正在进行诉讼、工伤赔偿等[28]。
    - 术中风险。
      - 手术技术水平不佳、手术节段/部位有误、无法施行预期手术操作[29]。
    - 术后风险。
      - 手术并发症、疾病进展速度、硬膜外纤维化、术后骨性结构不稳定、肌筋膜疼痛综合征进展[30]。
- 椎管狭窄。
  - 退行性变化导致神经血管结构的腔隙变小。
    - 直立、行走、腰部伸展时出现臀部和下肢疼痛、疲劳的症状，伴或不伴有腰痛，进一步发展为神经源性跛行[31]。
  - 椎管狭窄或神经根受压[12,32]。
- 骶髂关节疼痛。
  - 骶髂关节是具有丰富神经支配的滑膜关节，因此，可能成为腰痛的来源[33]。
  - 无法依靠现有病史、体格检查或影像学特征提供明确的诊断[17]。
  - 有中等证据支持使用荧光透视 CT 引导的关节内注射进行治疗；侧支阻滞可能为一些患者提供有效的疼痛缓解[34,35]。

治疗方法

- 对于每位患者都应制订个性化治疗方案。

- 药物治疗。
  - NSAID 和对乙酰氨基酚。
    - 用于急性和慢性腰痛。
    - NSAID：非选择性 COX-2 抑制剂（如布洛芬、美洛昔康、萘普生）和选择性 COX-2 抑制剂（如塞来昔布）[10,36]。
      - 不良反应涉及肾脏、心血管和胃肠道系统[8,10]。
      - 推荐尽可能采用最低有效剂量和最短疗程[8,10]。
      - 与对乙酰氨基酚相比，NSAID 对治疗慢性腰痛效果略好[7]。
  - 骨骼肌松弛剂。
    - 对急性腰痛有效[7,10]。
    - 不良反应：中枢神经系统镇静，增加跌倒风险[7]。
  - 阿片类药物。
    - 机制：μ 受体激动剂。
    - 不良反应：呼吸抑制、便秘、长期使用导致痛觉过敏、耐受、成瘾。
    - 谨慎使用，仅用于非阿片类药物无法控制的严重、致残性疼痛[8]。
    - 评估患者成瘾或异常行为的风险（如个人或家族成瘾史、控制不佳的精神合并症、性虐待史、年龄<45 岁）[7]。
  - 三环类抗抑郁药（TCA）。
    - 机制：抑制血清素和去甲肾上腺素的再摄取，阻滞钠离子通道，拮抗 NMDA 受体[7]。
    - 不良反应：口干/便秘（抗胆碱能效应），头晕/嗜睡（抗组胺效应）。
  - 血清素和去甲肾上腺素再摄取抑制剂（SNRI）。
    - 度洛西汀、文拉法辛（度洛西汀通常耐受性更好）[7]。
    - 机制：抑制血清素和去甲肾上腺素的再摄取，这是下行疼痛抑制系统的重要机制[11]。
    - 不良反应：口干、自限性恶心、头晕、头痛、失眠[11]。
  - 抗癫痫药（如加巴喷丁、普瑞巴林、托吡酯）。

- 加巴喷丁和普瑞巴林的机制：$\alpha 2\delta$ 电压门控钙离子通道阻滞剂[37]。
- 托吡酯的机制：电压门控钠离子通道阻滞剂，增强 GABA 受体活性[38]。
  - 托吡酯是唯一被证实能提供镇痛作用并改善腰痛患者生活质量的抗癫痫药[39]。
  - 不良反应：体重减轻（可能被视为有利的不良反应）、头晕、嗜睡，罕见肾结石[39]。

- 心理治疗。
  - 采用多学科方法提高镇痛效果和减少残疾。
  - 心理治疗的类型包括行为认知疗法（CBT）、渐进性放松、生物反馈[11]。
    - CBT——以目标为导向的方法，旨在通过改变不适应的认知和应对策略，以改变行为和改善情绪[7]。
    - 渐进性放松——肌肉紧张缓解技术，通过系统性地收缩和放松特定肌肉以达到深度放松目的；提供短期的疼痛缓解和功能改善[40]。
    - 生物反馈——利用肌肉活动的听觉和视觉反馈来减轻肌肉紧张的放松方法[40]。
- 物理治疗和康复锻炼。
  - 以特定的动作和运动来锻炼身体，促进身体健康[5,8]。
  - 伸展运动与减轻疼痛关系最为密切；强化运动与功能改善关系最为密切[5,8]。
  - 其他形式的物理治疗[11]。
    - 腰部支撑。
    - 经皮神经电刺激（TENS）装置。
    - 表面热敷和（或）冷敷。
    - 按摩治疗。

- 介入治疗。
  - 腰椎小关节(关节突关节)介入治疗。
    - 腰椎小关节由脊神经后支的内侧支神经支配，神经末梢分布于小关节内[14]。
    - 内侧支神经阻滞和射频消融,后者可以提供 6~12 个月的疼痛缓解和功能改善[14]。
  - 骶髂关节介入治疗。
    - 由骶神经腹侧支和背侧支支配。
      - 骶髂关节后部(骶髂关节类固醇注射部位)由骶神经背侧支的外侧分支支配[34,41]。
    - 骶髂关节内类固醇注射。
    - 针对骶髂关节后部和韧带的骶外侧支进行射频消融。
      - 骶髂关节内或 L5 背侧支联合 S1~S3 外侧支进行诊断性阻滞,随后进行射频消融,可以提供 3~6 个月的功能改善[35]。
  - 硬膜外类固醇注射。
    - 适应证:颈/胸/腰椎神经根痛,椎管狭窄[31]。
    - 提供显著但暂时性的(<3 个月)镇痛[31]。
    - 减轻椎管狭窄患者疼痛并改善其功能[31]。
    - 单独使用局部麻醉药可通过增加缺血性神经根的血流量，抑制伤害性感觉传递,并清除炎性介质来提高镇痛效果[31]。
  - 脊髓电刺激。
    - 机制:通过硬膜外电极在与疼痛相关的脊髓水平发放电脉冲,可以通过模拟异常感觉(传统的低频 SCS 装置)来掩盖疼痛,或通过高频(10kHz)无异常感觉的神经调控模式来缓解疼痛[42]。
  - 其他腰痛干预措施。
    - 背根神经节刺激[43]。
    - 外周神经刺激[44]。

■ 微创腰椎减压术[45]。

（陈丹丹 译）

参考文献

1. Bogduk N. On the definitions and physiology of back pain, referred pain, and radicular pain. *Pain*. 2009;**147**(1–3):17–19. https://pubmed.ncbi.nlm.nih.gov/19762151/.
2. Atlas SJ, Deyo RA. Evaluating and managing acute low back pain in the primary care setting. *J Gen Intern Med*. 2001;**16**(2):120–131. https://pubmed.ncbi.nlm.nih.gov/11251764/.
3. Heuch I, Foss IS. Acute low back usually resolves quickly but persistent low back pain often persists. *J Physiother*. 2013;**59**(2):127. https://pubmed.ncbi.nlm.nih.gov/23663799/.
4. Elkayam O, Ben Itzhak S, Avrahami E et al. Multidisciplinary approach to chronic back pain: Prognostic elements of the outcome. *Clin Exp Rheumatol*. 1996;**14**(3):281–288. https://pubmed.ncbi.nlm.nih.gov/8809442/.
5. Deyo R, Weinstein J. Low back pain. *N Engl J Med*. 2001;**344**(5):363–70. https://www-nejm-org.libproxy1.usc.edu/doi/pdf/10.1056%252FNEJM200102013440508.
6. Deyo RA, Rainville J, Kent DL. What can the history and physical examination tell us about low back pain? *JAMA J Am Med Assoc*. 1992;**268**(6):760–765.
7. Chou R. Low back pain. *Ann Intern Med*. 2021;**174**(8):ITC113–ITC128. https://pubmed.ncbi.nlm.nih.gov/34370518/.
8. Chou R, Qaseem A, Snow V et al. Diagnosis and treatment of low back pain: A joint clinical practice guideline from the American College of Physicians and the American Pain Society. *Ann Intern Med*. 2007;**147**(7):478–491. https://pubmed.ncbi.nlm.nih.gov/17909209/.
9. Deyo RA, Diehl AK. Cancer as a cause of back pain: Frequency, clinical presentation, and diagnostic strategies. *J Gen Intern Med*. 1988;**3**(3):230–238. https://pubmed.ncbi.nlm.nih.gov/2967893/.
10. Van Tulder M, Becker A, Bekkering T et al. Chapter 3. European guidelines for the management of acute nonspecific low back pain in primary care. *Eur Spine J*. 2006;**15**(Suppl 2):S169–S191. https://pubmed.ncbi.nlm.nih.gov/16550447/.
11. Urits I, Burshtein A, Sharma M et al. Low back pain, a comprehensive review: Pathophysiology, diagnosis, and treatment. *Curr Pain Headache Rep [Internet]*. 2019;**23**(3):23. https://pubmed.ncbi.nlm.nih.gov/30854609/.

12. Rubinstein SM, van Tulder M. A best-evidence review of diagnostic procedures for neck and low-back pain. *Best Pract Res Clin Rheumatol.* 2008;**22**(3):471–482. https://pubmed.ncbi.nlm.nih.gov/18519100/.

13. Partanen J V, Ojala TA, Arokoski JPA. Myofascial syndrome and pain: A neurophysiological approach. *Pathophysiol Off J Int Soc Pathophysiol.* 2010;**17**(1):19–28. https://pubmed.ncbi.nlm.nih.gov/19500953/.

14. Kalichman L, Hunter DJ. Lumbar facet joint osteoarthritis: A review. *Semin Arthritis Rheum.* 2007;**37**(2):69–80. https://pubmed.ncbi.nlm.nih.gov/17379279/.

15. Park WM, Kim K, Kim YH. Effects of degenerated intervertebral discs on intersegmental rotations, intradiscal pressures, and facet joint forces of the whole lumbar spine. *Comput Biol Med.* 2013;**43**(9):1234–1240. https://pubmed.ncbi.nlm.nih.gov/23930818/.

16. Bagwell JJ, Bauer L, Gradoz M, Grindstaff TL. The reliability of Faber test hip range of motion measurements. *Int J Sports Phys Ther.* 2016;**11**(7):1101–1105. www.ncbi.nlm.nih.gov/pubmed/27999724.

17. Zelle BA, Gruen GS, Brown S, George S. Sacroiliac joint dysfunction: Evaluation and management. *Clin J Pain.* 2005;**21**(5):446–455. https://pubmed.ncbi.nlm.nih.gov/16093751/.

18. Chou R, Qasseem A, Owens D, Shekelle P. Diagnostic imaging for low back pain: advice for high-value health care from the American College of Physicians. *Ann. Intern. Med.* 2011;**154**(3):181–189. https://web-s-ebscohost-com.libproxy1.usc.edu/ehost/pdfviewer/pdfviewer?vid=0&sid=a46376cb-0b2a-4f25-adcf-ed190625a0f0%40redis.

19. Wilkinson LS, Elson E, Saifuddin A, Ransford AO. Defining the use of gadolinium enhanced MRI in the assessment of the postoperative lumbar spine. *Clin Radiol.* 1997;**52**(7):530–534. https://pubmed.ncbi.nlm.nih.gov/9240706/.

20. Simons DG. New views of myofascial trigger points: etiology and diagnosis. *Arch Phys Med Rehabil.* 2008;**89**(1):157–159. https://pubmed.ncbi.nlm.nih.gov/18164347/.

21. Lucas N, MacAskill P, Irwig L, Moran R, Bogduk N. Reliability of physical examination for diagnosis of myofascial trigger points: A systematic review of the literature. *Clin J Pain.* 2009;**25**(1):80–89. https://pubmed.ncbi.nlm.nih.gov/19158550/.

22. Giamberardino MA, Affaitati G, Fabrizio A, Costantini R. Myofascial pain syndromes and their evaluation. *Best Pract Res Clin Rheumatol.* 2011;**25**(2):185–198. https://pubmed.ncbi.nlm.nih.gov/22094195/.

23. Bogduk N. Evidence-informed management of chronic low back pain with facet injections and radiofrequency neurotomy. *Spine J.* 2008;**8**(1):56–64. https://pubmed.ncbi.nlm.nih.gov/18164454/.

24. Comer C, Conaghan PG. Tackling persistent low back pain in primary care. *Practitioner.* 2009;**253**:32–34.

25. Aprill C, Bogduk N. High-intensity zone: A diagnostic sign of painful lumbar disc on magnetic resonance imaging. *Br J Radiol*. 1992;**65**(773):361–369. https://pubmed.ncbi.nlm.nih.gov/1535257/.

26. Taylor RS, Taylor RJ. The economic impact of failed back surgery syndrome. *Br J Pain*. 2012;**6**(4):174–181. https://pubmed.ncbi.nlm.nih.gov/26516490/.

27. Waguespack A, Schofferman J, Slosar P, Reynolds J. Etiology of long-term failures of lumbar spine surgery. *Pain Med*. 2002;**3**(1):18–22. https://pubmed.ncbi.nlm.nih.gov/15102214/.

28. Orhurhu V, Urits I, Olusunmade M et al. Trends of co-morbid depression in hospitalized patients with failed back surgery syndrome: An analysis of the nationwide inpatient sample. *Pain Ther*. 2018;**7**(2):217–226. https://pubmed.ncbi.nlm.nih.gov/30218424/.

29. Chan C, Peng P. Failed back surgery syndrome. *Pain Med*. 2011;**12**(4):577–606. https://pubmed.ncbi.nlm.nih.gov/21463472/.

30. Weinstein JN, Lurie JD, Tosteson TD et al. Surgical versus nonsurgical treatment for lumbar degenerative spondylolisthesis. *N Engl J Med*. 2007;**356**(22):2257–2270. https://pubmed.ncbi.nlm.nih.gov/17538085/.

31. Koc Z, Ozcakir S, Sivrioglu K, Gurbet A, Kucukoglu S. Effectiveness of physical therapy and epidural steroid injections in lumbar spinal stenosis. *Spine (Phila Pa 1976)*. 2009;**34**(10):985–989.

32. Bischoff R, Rodriguez R, Gupta K, Righi A, Dalton J. A comparison of computed tomography-myelography, magnetic resonance imaging, and myelography in the diagnosis of herniated nucleus pulposus and spinal stenosis. *Journal of Spinal Disorders*. 1993;**6**(4): 289–295. https://oce-ovid-com.libproxy1.usc.edu/article/00002517-199306040-00002/PDF.

33. Foley BS, Buschbacher RM. Sacroiliac joint pain: Anatomy, biomechanics, diagnosis, and treatment. *Am J Phys Med Rehabil*. 2006;**85**(12):997–1006.

34. Mckenzie-Brown AM, Shah R V, Sehgal N, Everett CR. A systematic review of sacroiliac joint interventions. *Pain Physician*. 2005;**8**(1):115–125.

35. King W, Ahmed SU, Baisden J et al. Spine section original research articles diagnosis and treatment of posterior sacroiliac complex pain: A systematic review with comprehensive analysis of the published data. *Pain Med*. 2015;**16**(2):257–265. https://academic.oup.com/painmedicine/article/16/2/257/2460376.

36. Roelofs PDDM, Deyo RA, Koes BW, Scholten RJPM, Van Tulder MW. Non-steroidal anti-inflammatory drugs for low back pain. *Cochrane Database Syst Rev*. 2008;**2**(1):CD012087. www-cochranelibrary-com.libproxy2.usc.edu/cdsr/doi/10.1002/14651858.CD000396.pub3/full

37. Sills GJ. The mechanisms of action of gabapentin and pregabalin. *Curr Opin Pharmacol*. 2006;**6**(1):108–113. https://pubmed.ncbi.nlm.nih.gov/16376147/.

38. Fariba KA, Saadabadi A. Topiramate. *StatPearls*. 2022. Treasure Island: StatPearls Publishing. PMID: 32119417. https://www.ncbi.nlm.nih.gov/books/NBK554530/.

39. Muehlbacher M, Nickel MK, Kettler C et al. Topiramate in treatment of patients with chronic low back pain: A randomized, double-blind, placebo-controlled study. *Clin J Pain*. 2006;**22**(6):526–531. https://pubmed.ncbi.nlm.nih.gov/16788338/.

40. Vitoula K, Venneri A, Varrassi G et al. Behavioral therapy approaches for the management of low back pain: An up-to-date systematic review. *Pain Ther*. 2018;7(1). https://pubmed.ncbi.nlm.nih.gov/29767395/.

41. Manchikanti L, Staats PS, Singh V et al. Evidence-based practice guidelines for interventional techniques in the management of chronic spinal pain practice guidelines. *Pain Physician*. 2003;**6**(1):3–81.

42. Kumar K, Taylor RS, Jacques L et al. Spinal cord stimulation versus conventional medical management for neuropathic pain: a multicentre randomised controlled trial in patients with failed back surgery syndrome. *Pain*. 2007;**132**(1–2):179–188. https://pubmed.ncbi.nlm.nih.gov/17845835/.

43. Berger AA, Liu Y, Possoit H et al. Dorsal root ganglion (DRG) and chronic pain. *Anesthesiol Pain Med*. 2021;**11**(2):e113020. https://pubmed.ncbi.nlm.nih.gov/34336621/.

44. Kaye AD, Ridgell S, Alpaugh ES et al. Peripheral nerve stimulation: A review of techniques and clinical efficacy. *Pain Ther*. 2021;**10**(2):961–972. https://pubmed.ncbi.nlm.nih.gov/34331668/.

45. Jain S, Deer T, Sayed D et al. Minimally invasive lumbar decompression: A review of indications, techniques, efficacy and safety. *Pain Manag*. 2020;**10**(5):331–348. https://pubmed.ncbi.nlm.nih.gov/32609052/.

第16章 椎体压缩性骨折

Karina Charipova, Alan D. Kaye, Kyle Gress

椎体压缩性骨折(VCF)

- 累及脊柱椎骨的骨折。
- 最常见的类型是骨质疏松性骨折。
- 也常由脊柱潜在的溶骨性病变引起[2]。
- 骨折通常位于脊柱的前柱。
- 相比而言,爆裂性骨折则累及后方骨性结构和韧带复合体[1]。
- 通常会导致一系列广泛的症状,包括疼痛、残疾、进行性脊柱后凸和生活质量下降[3-7]。

流行病学和危险因素

- 美国每年有 150 万成年人受到影响[3]。
- 发病率。
  - 占所有女性的 10.7%[3]。
  - 占所有男性的 5.7%[3]。
  - 占所有绝经后女性的 25%[3]。
  - 占 80 岁以上人群的 30%[4]。
  - 占 80 岁以下人群的 5%~10%[4]。
- 骨折部位多变。
  - 最常见部位:胸腰椎交界处(T12~L2),占 60%~75%[1]。

- 第二常见部位：L2~L5 区域，占 30%[1]。
- VCF 的常见危险因素[2]。
  - 骨质疏松[1]。
  - 年龄增加。
  - 既往 VCF 或骨质疏松性骨折。
  - 女性。
  - 肥胖。
  - 脊柱转移瘤[32]。
  - 骨髓瘤[32]。
  - 辐射暴露[35]。
  - 激素失调[38]。
  - 低冲击创伤(从直立位跌倒)。
  - 继发性骨折。
    - 既往骨折[40]。
    - 脊柱错位[40]。
    - 既往椎体成形术/椎体后凸成形术[40]。

病理生理学

- 其特点是任何引起骨骼弱化从而增加个体发生骨折倾向的机制。
- 任何大于现有骨密度所能承受的外力的创伤都可导致骨折。
- 具体来说，承重骨如椎骨和髋骨的风险最高。
- 年轻人(重大创伤)[1]：
  - 机动车碰撞(50%)。
  - 轴向坠落(25%)。
- 老年人(轻微创伤)[1]。
  - 从直立位跌倒。

骨质疏松

- 骨密度下降破坏了由非胶原蛋白组成的骨骼正常微观结构，导致结构退化[1]。
- 骨密度逐渐下降，到 80 岁时中轴骨量几乎减少一半[31]。

雌激素水平下降

- 雌激素通过调节成骨细胞、骨细胞和破骨细胞直接抑制骨吸收和骨重建。
- 在绝经后女性中，缺乏雌激素可通过多种途径增加骨吸收，导致骨密度总体下降。

妊娠

- 在妊娠期和哺乳期，钙从母体骨结构中动员出来，为发育中的胎儿和婴儿提供营养。
- 妊娠期间母体可用于骨重塑的钙量总体减少是导致暂时性骨骼弱化的原因之一。

非典型轻链淀粉样变性

- 淀粉样变性包括蛋白质在不同部位的细胞外沉积，包括骨基质，这会导致骨骼整体弱化。
- 将这种疾病纳入鉴别诊断很重要，因为经过治疗以后，症状可以逆转[45]。

诊断

- 椎体压缩性骨折的诊断需要结合患者病史、体格检查、影像学检查，甚至必要的活检。
- 症状[3–7]。
  - 通常无症状和(或)在 X 线检查中偶然发现。

- 疼痛局限（很少有放射痛）。
  - Valsalva 动作、提重物、改变体位时疼痛加重。
- 身高逐渐降低。
- 脊柱后凸逐渐加重。
- 肺功能受损。
- 脊髓受压迫。
- 运动/感觉缺失。

- 并发症[5]。
  - 体质下降。
  - 肺不张/肺炎。
  - 永久丧失行动能力。
  - 生活质量下降。
  - 残疾。
  - 压疮。
  - 死亡率增加[6,7]。
- 当压缩性骨折在鉴别诊断中可能性较大时，应进行体格检查，以此为切入点开具影像学检查申请。
  - 握拳叩击[44]。
    - 敏感性：87.5%。
    - 特异性：90%。
  - 因疼痛无法仰卧[44]。
    - 敏感性：81.25%。
    - 特异性：93.3%。
- 胸腰椎的前后位和侧位普通 X 线检查[1]通常是一线的正式诊断手段。
  - 影像学分级（PMID：8237484）。
    - 1 级：椎体高度减少 20%~25%。
    - 2 级：椎体高度减少 25%~40%。

    - 3 级：椎体高度减少>40%。
  - 目前，CT 和 MRI 是鉴别急性与慢性损伤的金标准，其判断依据是后侧韧带复合体的完整性[1]。
    - 该技术能够准确预测 VCF 的相关并发症，包括椎体高度降低、继发性后凸畸形及骨质疏松加重[47]。
    - 此外，该系统还可根据骨折类型对 VCF 进行分类，具体包括凹陷型、压痕型、肿胀型、弓形突出型及凸出型。结合骨折部位分析时，此类分型方法能有效指导临床决策——明确何时采用保守治疗，何时需通过侵入性手段进行干预[48]。
- 活检。
  - 影像学和体格检查无法确诊，经皮穿刺活检将区分骨质疏松、转移瘤或其他无法确定的病变[46]。
- 对骨基质变弱的潜在原因进行筛查，包括：
  - 实验室检查[43]。
    - 全血细胞计数。
    - 综合代谢检查（包括肝功能检查）。
    - 红细胞沉降率。
    - 促甲状腺激素。
    - 25-羟维生素 D。
    - 甲状旁腺激素。
    - C-反应蛋白水平。
  - 骨矿物质密度测试（骨密度测定/双能 X 线吸收法测定）。
    - 评估骨骼对少量双能 X 线辐射的吸收。
      - T 评分≥-1 为正常。
      - T 评分-2.4~-1.1 为骨量减少。
      - T 评分≤-2.5 为骨质疏松症。
    - 根据当前国家骨质疏松基金会的指南，以下人群应进行骨质疏松筛查（https://www.nof.org/patients/diagnosis-information/bone-

density-examtesting/)。

- ▶女性>65 岁或存在危险因素的更年期女性。
- ▶男性>70 岁或 50~69 岁且存在危险因素的男性。
- ▶年龄>50 岁,骨折。

治疗方式

- 治疗的两大支柱包括非手术保守治疗与手术干预。
- 遗憾的是,由于研究的异质性,难以制定适当的指南(见下文)。

保守治疗

- 2/3 的椎体压缩性骨折可通过保守治疗和镇痛治疗得以缓解。
- 多模式口服镇痛药包括对乙酰氨基酚、降钙素、利多卡因贴剂、肌肉松弛剂、阿片类麻醉药和非甾体抗炎药。
- 康复运动很重要,只要患者能耐受,有助于通过自然负荷增强肌肉和重建骨骼。
- 骨质疏松治疗药物包括降钙素、双膦酸盐和 RANK 配体抑制剂,对于预防骨折非常重要。
- 脊柱矫形器也有助于减轻风险区域的负担,促进长期愈合。
- 建议采用多模式治疗,使患者能够达到最佳康复状态[49]。
- 保守治疗的风险主要集中在阿片类药物的依赖上。在短期内滥用和依赖的风险可能超过其镇痛效果所带来的益处,尤其是在需要长期治疗的情况下[50–54]。

稳定椎体

- 椎体成形术和椎体后凸成形术是用于稳定压缩性骨折的手术。
  - 椎体成形术:仅将骨水泥注射到椎体内,以增加愈合速度。
  - 椎体后凸成形术:在椎体内扩张球囊以创造一个潜在空间,并将骨水泥注入其中[42]。

- 与椎体成形术相比，球囊扩张椎体后凸成形术在恢复椎体高度方面往往效果更好。
- 目标是减轻椎体压缩性骨折伴随的疼痛和活动受限[41]。
- 过去 10 年中，介入技术的使用显著减少[19–22,55–58]。
- 临床医生有时可能会在最初犹豫是否推荐介入治疗；有数据表明，椎体成形术和椎体后凸成形术是安全的手术，并且与保守治疗相比，在更严重的病例中可以缓解疼痛。

已发表的关于治疗建议的研究和指南

支持介入手术的研究

- 2009 年《神经介入外科杂志》：由 5 位神经外科医生和放射科医生协会联合发表的声明，认为稳定椎体是治疗疼痛性椎体压缩性骨折的适当疗法[18]。
- 多项系统综述、指南、临床试验、成本/效益研究和生活质量研究表明，与现实世界证据相比，稳定椎体手术对于治疗压缩性骨折是有效的[4,6,8–10,11–15,22–40]。
- Beall 等人[4]基于 25 项 Ⅰ 级和 Ⅱ 级研究指出“与非手术治疗相比，球囊后凸成形术和椎体成形术减轻疼痛的效果更显著”。
- 英国国家健康与护理卓越研究所（NICE）技术评估指南[24]也批准了椎体压缩性骨折的手术治疗。
- 急性疼痛性骨质疏松性骨折的椎体成形术（VAPOUR）试验，是唯一一项仅限于该患者群体的椎体成形术盲法试验，但其结果并不具有代表性。

支持保守治疗的研究

- 2015 年《脊柱》：超过 100 万例椎体压缩性骨折患者接受椎体增强治疗，与接受非手术治疗的患者相比，其发病率和死亡率显著降低[11]。

- 2009 年《新英格兰医学杂志》发表了 2 项随机试验，每项都表明椎体成形术与假手术相比没有益处[17,18]。
- 2018 年 Cochrane 综述：与安慰剂或假手术相比，经皮椎体成形术没有明显临床益处，敏感性分析证实，将椎体成形术与常规治疗进行比较的开放性试验可能高估了椎体成形术的任何益处。

结论

- 椎体压缩性骨折的特征是脊柱中的椎体断裂，最可能发生在椎体前侧，且最常发生在骨基质弱化时。
- 椎体压缩性骨折具有高发病率和死亡率，仅在美国，由此产生的医疗费用估计高达每年 138 亿美元（1 美元≈7.3 人民币）[31]。
- 预防措施包括筛查高危人群的骨密度，并使用双膦酸盐或 RANK 配体抑制剂增强高危人群的骨密度。
- 椎体压缩性骨折的治疗存在激烈争论，支持保守治疗，和支持通过椎体成形术和椎体后凸成形术增强椎体稳定性的观点都有。
- 对于疼痛无法控制、椎体显著错位和高度畸形的患者，应考虑介入治疗。

（陈丹丹 译）

参考文献

1. Donnally II C, Varacallo M. Vertebral compression fractures. *J Community Nurs*. 2018;**25**(6):39–42.

2. Montagu A, Speirs A, Baldock J, Corbett J, Gosney M. A review of vertebroplasty for osteoporotic and malignant vertebral compression fractures. *Age Ageing*. 2012;**41**(4):450–455.

3. Alexandru D, So W. Evaluation and management of vertebral compression fractures. *Perm J*. 2012;**16**(4):46–51.

4. Beall D, Lorio MP, Yun BM et al. Review of vertebral augmentation: An updated meta-analysis of the effectiveness. *Int J Spine Surg*. 2018;**12**

(3):295–321.

5. Babayev M, Lachmann E, Nagler W. The controversy surrounding sacral insufficiency fractures: To ambulate or not to ambulate? *Am J Phys Med Rehabil.* 2000;**79**(4):404–409.

6. Lau E, Ong K, Kurtz S, Schmier J, Edidin A. Mortality following the diagnosis of a vertebral compression fracture in the Medicare population. *J Bone Joint Surg Am.* 2008;**90**(7):1479–1486.

7. Cauley JA, Thompson DE, Ensrud KC, Scott JC, Black D. Risk of mortality following clinical fractures. *Osteoporos Int.* 2000;**11**(7):556–561.

8. Chen AT, Cohen DB, Skolasky RL. Impact of nonoperative treatment, vertebroplasty, and kyphoplasty on survival and morbidity after vertebral compression fracture in the Medicare population. *J Bone Joint Surg Am.* 2013;**95**(19):1729–1736.

9. Edidin AA, Ong KL, Lau E, Kurtz SM. Mortality risk for operated and nonoperated vertebral fracture patients in the Medicare population. *J Bone Miner Res.* 2011;**26**(7):617–626.

10. Lange A, Kasperk C, Alvares L, Sauermann S, Braun S. Survival and cost comparison of kyphoplasty and percutaneous vertebroplasty using German claims data. *Spine (Phila Pa 1976).* 2014;**39**(4):318–326.

11. Edidin AA, Ong KL, Lau E, Kurtz SM. Morbidity and mortality after vertebral fractures: Comparison of vertebral augmentation and nonoperative management in the Medicare population. *Spine (Phila Pa 1976).* 2015;**40** (15):1228–1241.

12. Clerk-Lamalice O, Beall DP, Ong K, Lorio MP. ISASS policy 2018 –Vertebral augmentation: Coverage indications, limitations, and/or medical necessity. *Int J Spine Surg.* 2019;**13**(1):1–10.

13. Mattie R, Laimi K, Yu S, Saltychev M. Comparing percutaneous vertebroplasty and conservative therapy for treating osteoporotic compression fractures in the thoracic and lumbar spine: A systematic review and meta-analysis. *J Bone Joint Surg Am.* 2016;**98**(12):1041–1051.

14. Xiao H, Yang J, Feng X et al. Comparing complications of vertebroplasty and kyphoplasty for treating osteoporotic vertebral compression fractures: A meta-analysis of the randomized and non-randomized controlled studies. *Eur J Orthop Surg Traumatol.* 2015;**25**(Suppl 1):S77–S85.

15. Zhang H, Xu C, Zhang T, Gao Z, Zhang T. Does percutaneous vertebroplasty or balloon kyphoplasty for osteoporotic vertebral compression fractures increase the incidence of new vertebral fractures? A meta-analysis. *Pain Physician* 2017;**20**(1):E13–E28.

16. Jensen ME, McGraw JK, Cardella JF, Hirsch JA. Position statement on percutaneous vertebral augmentation: A consensus statement developed by the American Society of Interventional and Therapeutic Neuroradiology, Society of Interventional Radiology, American Association of Neurological Surgeons/Congress of Neurological Surgeons, and American Society of Spine

Radiology. *J Neurointerv Surg.* 2009;**1**(2):181–185.

17. Buchbinder R, Osborne RH, Ebeling PR et al. A randomized trial of vertebroplasty for painful osteoporotic vertebral fractures. *N Engl J Med.* 2009;**361**(6):557–568.

18. Kallmes DF, Comstock BA, Heagerty PJ et al. A randomized trial of vertebroplasty for osteoporotic spinal fractures. *N Engl J Med.* 2009;**361**(6):569–579.

19. Manchikanti L, Helm S, Benyamin RM, Hirsch JA. A critical analysis of Obamacare: Affordable care or insurance for many and coverage for few? *Pain Physician.* 2017;**20**(3):111–138.

20. Obama B. United States health care reform: Progress to date and next steps. *JAMA.* 2016; **316**:525–532.

21. Manchikanti L, Helm II S, Calodney AK, Hirsch JA. Merit-based incentive payment system: Meaningful changes in the final rule brings cautious optimism. *Pain Physician.* 2017;**20**(1):E1–E12.

22. Medicare Administrative Contractor Multijurisdictional Contractor Advisory Committee (CAC) meeting re Vertebral Augmentation. March 20, 2019. www.ngsmedicare.com/sv/contractor-advisory-committee-cac?lob=93617%26state=97256%26rgion=93623%26selectedArticleId=446297

23. Beall DP, Chambers MR, Thomas S et al. Prospective and multicenter evaluation of outcomes for quality of life and activities of daily living for balloon kyphoplasty in the treatment of vertebral compression fractures: The EVOLVE trial. *Neurosurg.* 2019;**84**(1):169–178.

24. National Institute for Health and Care Excellence. Percutaneous vertebroplasty and percutaneous balloon kyphoplasty for treating osteoporotic vertebral compression fractures. April 24, 2013. www.nice.org.uk/guidance/ta279.

25. Ong KL, Beall DP, Frohbergh M, Lau E, Hirsch JA. Were VCF patients at higher risk of mortality following the 2009 publication of the vertebroplasty “sham” trials? *Osteoporos Int.* 2018;**29**(2):375–383.

26. Johnell O, Kanis JA, Odén A et al. Mortality after osteoporotic fractures. *Osteoporos Int.* 2004;**15**(3):38–42.

27. Hirsch JA, Beall DP, Chambers MR et al. Management of vertebral fragility fractures: A clinical care pathway developed by a multispecialty panel using the RAND/UCLA Appropriateness Method. *Spine J.* 2018;**18**(11):2152–2161. doi: 10.1016/j.spinee.2018.07.025.

28. Marcia S, Muto M, Hirsch JA et al. What is the role of vertebral augmentation for osteoporotic fractures? A review of the recent literature. *Neuroradiol.* 2018;**60**(8):777–783.

29. Chandra RV, Maingard J, Asadi H et al. Vertebroplasty and kyphoplasty for osteoporotic vertebral fractures: What are the latest data? *AJNR Am J Neuroradiol.* 2018;**39**(5):798–806.

30. Barr JD, Jensen ME, Hirsch JA et al. Position statement on percutaneous vertebral augmentation: A consensus statement developed by the Society of Interventional Radiology (SIR), American Association of Neurological Surgeons (AANS) and the Congress of Neurological Surgeons (CNS), American College of Radiology (ACR), American Society of Neuroradiology (ASNR), American Society of Spine Radiology (ASSR), Canadian Interventional Radiology Association (CIRA), and the Society of NeuroInterventional Surgery (SNIS). *J Vasc Interv Radiol.* 2014;**25**(2):171–181.

31. Wong CC, McGirt MJ. Vertebral compression fractures: A review of current management and multimodal therapy. *J Multidiscip Healthc.* 2013;**6**:205–214.

32. Thibault I, Whyne CM, Zhou S et al. Volume of lytic vertebral body metastatic disease quantified using computed tomography-based image segmentation predicts fracture risk after spine stereotactic body radiation therapy. *Int J Radiat Oncol.* 2017;**97**(1):75–81.

33. Hussain A, Yong C, Tkaczuk KHR et al. Prevalence and risk of skeletal complications and use of radiation therapy in elderly women diagnosed with metastatic breast cancer. *PLoS One.* 2018;**13**(3):e0193661.

34. Jawad MS, Fahim DK, Gerszten PC et al. Vertebral compression fractures after stereotactic body radiation therapy: A large, multi-institutional, multinational evaluation. *J Neurosurg Spine.* 2016;**24**(6):928–936.

35. Boyce-Fappiano D, Elibe E, Schultz L et al. Analysis of the factors contributing to vertebral compression fractures after spine stereotactic radiosurgery. *Int J Radiat Oncol.* 2017;**97**(2):236–245.

36. Matsumoto Y, Shinoto M, Endo M et al. Evaluation of risk factors for vertebral compression fracture after carbon-ion radiotherapy for primary spinal and paraspinal sarcoma. *Biomed Res Int.* 2017;**2017**:9467402.

37. Otani K, Teshima T, Ito Y et al. Risk factors for vertebral compression fractures in preoperative chemoradiotherapy with gemcitabine for pancreatic cancer. *Radiother Oncol.* 2016;**118**(3):424–429.

38. Yun KY, Han SE, Kim SC, Joo JK, Lee KS. Pregnancy-related osteoporosis and spinal fractures. *Obstet Gynecol Sci.* 2017;**60**(1):133.

39. Krishnakumar R, Kumar A, Kuzhimattam M. Spinal compression fractures due to pregnancy-associated osteoporosis. *J Craniovertebr Junction Spine.* 2016;**7**(4):224.

40. Zhang Y-L, Shi L-T, Tang P-F, Sun Z-J, Wang Y-H. Correlation analysis of osteoporotic vertebral compression fractures and spinal sagittal imbalance. *Orthopade.* 2017;**46**(3):249–255.

41. Takahara K, Kamimura M, Moriya H et al. Risk factors of adjacent vertebral collapse after percutaneous vertebroplasty for osteoporotic vertebral fracture in postmenopausal women. *BMC Musculoskelet Disord.* 2016;**17**(1):12.

42. Deibert CP, Gandhoke GS, Paschel EE, Gerszten PC. A longitudinal cohort investigation of the development of symptomatic adjacent level compression fractures following balloon-assisted kyphoplasty in a series of 726 patients.

Pain Physician. 2016;**19**(8):E1167–1172.

43. Miller PD. Clinical management of vertebral compression fractures. *J Clin Densitom*. 2016;**19**(1):97–101.

44. Langdon J, Way A, Heaton S, Bernard J, Molloy S. Vertebral compression fractures – new clinical signs to aid diagnosis. *Ann R Coll Surg Engl*. 2010;**92**(2):163–166.

45. Wu X, Feng J, Cao X et al. Atypical immunoglobulin light chain amyloidosis. *Medicine (Baltimore)*. 2016;**95**(36):e4603.

46. Pagdal SS, Nadkarni S, Hardikar SM, Hardikar MS. Role of transpedicular percutaneous vertebral biopsy for diagnosis of pathology in vertebral compression fractures. *Asian Spine J*. 2016;**10**(5):925.

47. Nguyen HS, Soliman HM, Patel M et al. CT Hounsfield units as a predictor for the worsening of traumatic vertebral compression fractures. *World Neurosurg*. 2016;**93**:50–54.

48. Muratore M, Ferrera A, Masse A, Bistolfi A. Osteoporotic vertebral fractures: predictive factors for conservative treatment failure: A systematic review. *Eur Spine J*. 2018;**27**(10):2565–2576.

49. Ameis A, Randhawa K, Yu H et al. The Global Spine Care Initiative: a review of reviews and recommendations for the non-invasive management of acute osteoporotic vertebral compression fracture pain in low- and middle-income communities. *Eur Spine J*. 2018;**27**(S6):861–869.

50. Manchikanti L, Kaye AM, Knezevic NN et al. Responsible, safe, and effective prescription of opioids for chronic non-cancer pain: American society of interventional pain physicians (ASIPP) guidelines. *Pain Physician*. 2017: **20**(2S):S3–S92.

51. Manchikanti L, Sanapati J, Benyamin RM et al. Reframing the prevention strategies of the opioid crisis: Focusing on prescription opioids, fentanyl, and heroin epidemic. *Pain Physician*. 2018;**21**(4):309–326.

52. Kaye AD, Jones MR, Kaye AM et al. Prescription opioid abuse in chronic pain: An updated review of opioid abuse predictors and strategies to curb opioid abuse: Part 2. *Pain Physician*. 2017;**20**(2S):S111–S133.

53. Kaye AD, Jones MR, Kaye AM et al. Prescription opioid abuse in chronic pain: An updated review of opioid abuse predictors and strategies to curb opioid abuse: Part 1. *Pain Physician*. 2017;**20**(2S):S93–S109.

54. Chakravarthy K, Manchikanti L, Kaye AD, Christo PJ. Reframing the role of neuromodulation therapy in the chronic pain treatment paradigm. *Pain Physician*. 2018;**21**(6):507–513.

55. Manchikanti L, Pampati V, Benyamin RM, Hirsch JA. Cost calculation methodology exacerbates site-of-service differentials by 10- to 18-fold for soft tissue and joint injections in hospital outpatient departments. *IPM Reports*. 2017;**1**(6):183–189.

56. Manchikanti L, Soin A, Mann DP et al. Reversal of growth of utilization of

interventional techniques in managing chronic pain in Medicare population post Affordable Care Act. *Pain Physician*. 2017;**20**(7):551–567.

57. Manchikanti L, Soin A, Mann DP et al. Comparative analysis of utilization of epidural procedures in managing chronic pain in the Medicare population: Pre and post Affordable Care Act. *Spine (Phila Pa 1976)*. 2019;**44**(3):220–232.

58. Manchikanti MV, Manchikanti L, Kaye AD, Pampati V, Hirsch JA. Usage patterns of sacroiliac joint injections – a comparative evaluation of pre and post Affordable Care Act in Medicare population. *IPM Reports*. 2018;**2**(5):157–166.

第 17 章 骶骨不全性骨折

Karina Charipova, Cyrus Yazdi, Kyle Gress

骶骨不全性骨折痛

- 骶骨不全性骨折(SIF)是一种常见但经常被忽视的腰痛(LBP)。
  - 1982 年,由 Lourie 首次描述[1]。
  - 定义为一种"骶骨自发性骨质疏松性骨折"[1]。
  - 可导致背部、臀部、髋部、腹股沟和骨盆剧烈疼痛。
  - 可能对活动能力和生活质量产生严重影响。
- 腰痛与严重残疾、医疗支出和治疗风险有关。
  - 近 1/4 的成人患有腰痛[2,3]。
  - 腰痛造成的经济成本,包括生产力丧失和工资损失,超过 1000 亿美元[2,3]。
  - 包括腰痛在内的肌肉骨骼疾病患者的阿片类药物的应用,一定程度上加剧了美国阿片类药物相关死亡人数增加[4-7]。
  - 非阿片类药物治疗方法正在探索中,但通常伴随着高昂的成本[8-10]。

流行病学和危险因素

- SIF 的发病率为 1%~5%[11]。
- SIF 发病率差异较大,可能是由症状不具有特异性和 SIF 在 X 线片上表现更为隐蔽所导致的诊断延迟[12]。
- 大多数 SIF 患者年龄>55 岁,患者年龄主要集中在 70~75 岁。

- SIF 在 X 线片上的表现比其他类型的骨盆骨折更为隐蔽[12]。
- 危险因素[13-19]。
  - 骨质疏松症。
  - 类固醇引起的骨量减少。
  - 妊娠。
  - 绝经后。
  - 类风湿关节炎。
  - 恶性肿瘤。
  - 盆腔放疗。
  - 代谢性骨病(如骨软化症、甲状旁腺功能亢进、佩吉特病、骨营养不良)。
- 骨质疏松是 SIF 最常见的相关疾病之一[18]。
- 文献中,代谢性骨病与 SIF 的联系较为紧密[19]。

病理生理学

- 骶尾部包括 5 块骶椎(S1~S5)融合而成的骶骨和 3~5 块小的椎骨融合而成的尾骨。
  - 都是承重结构。
  - 骶骨翼,即骶骨的侧面突起,与髂骨连接形成骶髂关节[20,21]。
- 骶骨和尾骨对于稳定骨盆及站立、行走和坐位时的功能性腰部支撑至关重要[20,21]。
  - 骶髂关节可缓解下肢交替屈伸时产生的扭转力[20]。
  - 有骶髂关节病变(如类风湿关节炎)的患者,机械力会被转移至骶骨[20]。
  - 当骶骨因骨质疏松等疾病变弱时,无法受力,可能会发生骨折[20]。
- SIF 是骶髂关节受损和骶骨病变共同作用的结果[20]。

诊断

表现

- 由于其症状不具有特异性且多变，X 线检查结果常常隐蔽，SIF 的诊断具有挑战性。
  - 疼痛通常出现在背部和下肢。
  - 由于症状不具有特异性，检查可能错误地集中在腰部而非骶部。
  - SIF 患者可能同时发生椎骨或髂骨骨折，导致出现髋部和大腿疼痛[22-25]。
- 体格检查可能正常[20]。
  - 有些患者可出现踝反射减退。
  - 有些患者可能因疼痛而出现背部伸展受限。

诊断方法

- 在一项对 50 例表现为非特异性症状的 SIF 患者的研究中，74%通过 MRI 确诊，12%通过 CT 确诊，12%通过 X 线检查确诊，2%通过骨放射性扫描成像确诊[18]。
- X 线片可能完全没有异常表现。
  - X 线检查对 SIF 的敏感性较低。
  - 只有 28%~38%的 SIF 在 X 线片上可见。
  - 骶骨翼最容易发生骨折。
  - 骨折线据估计仅在 12.5%的病例中可见[20]。
  - 如果进行 X 线检查，建议拍摄腰椎前后位和侧位片，以及骨盆前后位片[26]。
  - 如果 X 线检查呈阴性但仍怀疑 SIF，应进行 MRI 检查。
- MRI 对于椎间盘退行性变、腰椎管狭窄或骶部椎间孔狭窄的诊断更有意义。

- ○ 推荐用于 SIF 诊断的影像学方法[18]。
- ○ 进展期 SIF 的 MRI 显影伴有骶骨水肿。
- ○ MRI 对腰痛并伴有骨质疏松或使用皮质类固醇的老年患者特别有帮助[18]。

- • SIF 可能与退行性椎间盘病变、关节炎和滑膜炎在骨放射性扫描成像上的表现类似。
  - ○ 可用作 MRI 或 CT 的补充检查。
  - ○ 在 SIF 早期阶段,疼痛表现不典型或不明确时,可能有所帮助。
  - ○ 骨扫描有助于诊断/排除并发的椎骨骨折。

Denis 分类

- • Denis 系统是一种基于影像学表现的脊柱损伤分类系统[27]。
  - ○ 将脊柱运动节段分为 3 个区域[27]。
  - ○ 区域 1:大多数外侧骶骨骨折累及骶骨翼[27]。
    - ■ SIF 最常见的位置。
    - ■ 骨质疏松患者骶骨翼骨小梁骨质丢失增加，增加了该区域发生 SIF 的风险。
  - ○ 区域 2:累及骶神经孔的骶骨骨折[27]。
  - ○ 区域 3:内侧骶骨骨折,累及骶骨体并横贯中央管[27]。
    - ■ 该区域的骨折往往垂直发生。
    - ■ 有时在 MRI 中可以看到水平成分,表现为“H”或“本田”征。
    - ■ 水平骨折往往出现在疾病较为严重时，此时骶骨中心无法支撑上半身的重量。

治疗

保守治疗

- • SIF 一直以保守治疗为主:改良卧床休息、物理治疗、注射治疗和传统镇痛药物。

- 骨折后建议卧床休息 3~6 个月。
  - 长期卧床休息与深静脉血栓、肌肉萎缩和心脏功能障碍的风险增加相关[28]。
  - 制动会加速破骨细胞骨吸收并减少骨矿化。
- 近期文献表明,早期活动可能改善预后并降低并发症的发生率[22]。
  - 早期活动刺激成骨细胞,促进骨形成。
  - 负重练习(可借助辅助设备)和水疗有助于康复。
  - 大多数 SIF 患者在保守治疗 1~2 周后症状改善[23]。
  - 6 个月后疼痛明显减轻,活动能力增加[23]。
- 控制疼痛是 SIF 治疗的重点。
  - 阿片类药物、对乙酰氨基酚和 NSAID 是常用药物。
  - 近期文献表明 NSAID 可能会损害软骨内骨化[29]。
  - NSAID 可能会降低骨密度并延迟骨折愈合。
- 骨质疏松的管理对于预防和治疗 SIF 至关重要。
  - 骨矿化需要足够的钙和维生素 D。
  - 推荐的每日剂量为 1200mg 钙和 800IU 维生素 D[29,30]。
  - 双膦酸盐已被批准用于骨质疏松的治疗;长期使用与骨重建减少有关;患者在使用 5 年后需要重新评估[31]。
- 特立帕肽是一种重组甲状旁腺激素,推荐用于治疗 SIF。
  - 能增加骨密度和骨组织体积;可缩短骨折愈合时间[32,33,28,34]。
  - 回顾性病例对照研究发现,经 MRI 确诊的 SIF 患者接受 20μg 特立帕肽治疗 3 个月后,视觉模拟评分(VAS)改善,镇痛药使用量减少,制动时间和骨折愈合时间缩短[19]。
  - 病例报告显示,经传统治疗无效的双侧 SIF 患者经过 6 个月的特立帕肽治疗后症状改善[34]。
  - 长期疗效尚不明确[35]。

微创治疗

- 骶骨成形术和骶骨球囊成形术（BSP）是微创、经皮、影像引导下靶向治疗 SIF 的技术[36]。
  - 这两种技术常用于原发性或转移性骶骨恶性肿瘤的治疗[36]。
  - 骶骨成形术是向受损骨骼中注入聚甲基丙烯酸甲酯（PMMA）骨水泥，提高结构完整性[36]。
  - BSP 是通过球囊导管扩张骨折部位，使其恢复高度，再注入骨水泥[36]。
  - 影像透视引导可能有助于提高骶骨成形术的安全性，因为针尖完全可视化，避免了重要结构的损伤[37]。
- 骶骨成形术可改善疼痛评分和日常活动。
  - 一项针对 16 例影像学确诊的 SIF 患者的小型研究报道显示，从术后第一天开始，疼痛视觉模拟评分显著改善[38]。
  - Oswestry 残疾指数（ODI）从 59%改善为术后 3 个月的 14.8%[38]。
  - 一项针对 15 例对保守治疗无效的 SIF 患者的前瞻性研究也观察到了骶骨成形术后即刻和 1 年的疼痛视觉模拟评分均有改善[39]。
  - 骶骨成形术对于疼痛的缓解安全且持久。
  - 更大规模的多中心研究结果认为 CT 引导下经皮骶骨成形术可安全有效地应用于 SIF 和病理性骶骨病变患者的治疗[40]。
- 骶骨成形术的长期效果令人鼓舞[41]。
  - 一项为期 10 年的研究比较了骶骨成形术和保守治疗[41]。
  - 基于视觉模拟评分，骶骨成形术组患者疼痛缓解更为明显[41]。
  - 骶骨成形术组患者在 10 年随访期间停用镇痛药物[41]。
  - 最常见的并发症是 PMMA 渗漏，但是基本没有临床意义[41]。
- 相较使用和不使用球囊辅助的骶骨成形术，球囊辅助手术操作时间明显更长[36]。
  - BSP 手术的骨水泥渗漏较少[36]。

  - 这两种手术术式均显著改善症状[36]。
- 骶骨射频成形术(RFS)是BSP的替代治疗方案,应用柔性骨刀代替球囊方便骨水泥的注入[42]。
  - PMMA骨水泥在注入腔体前通过射频激活[42]。
  - 40例SIF患者在CT引导下分别行RFS和BSP,两者都能缓解疼痛,且PMMA渗漏较少,最终选择取决于外科医生的偏好[42]。

手术治疗

- SIF给外科固定带来了挑战,因为它累及骨质疏松的骨骼,使螺钉固定变得困难。
  - 与经髂骨螺钉固定相比,经骶骨棒固定能达到更可靠的稳定性和骨性对位[43]。
  - 也可以使用髂骶固定,但可能伴随更高的螺钉松动率[44]。
  - 腰骶固定可用于重度病变和伴随神经系统症状的患者[45]。
- 经髂-经骶螺钉固定可用于顽固性疼痛患者[46]。
  - 一项小型研究比较了41例患者经髂-经骶螺钉固定与非手术治疗的效果,发现手术治疗后视觉模拟疼痛评分大幅降低(3.9对0.6)[46]。
  - 患者的治疗满意度很高[46]。
  - 患者术后至少12个月内能够保持运动能力和无痛状态。
- 螺钉固定的骨水泥增强可能有助于改善结构稳定性。
  - 新技术建议经皮插入螺钉,并利用螺钉导入水性磷酸钙骨水泥[47]。
  - 此术式有待后期进一步研究。

结论

- SIF并不罕见,特别是在老年人中,并且与生活质量显著下降相关。
- SIF最常见于骶髂关节病变患者,骨质疏松、类风湿关节炎或放疗等导致骶骨受损。

- SIF 因没有特异性症状使诊断具有挑战性。
- MRI 是诊断 SIF 的金标准。
- 传统疗法以保守治疗为主，如卧床休息、物理治疗和镇痛治疗。
- 保守治疗是安全的；微创治疗如骶骨成形术，短期和长期疗效更好。
- 对于符合条件的患者，可选择行螺钉固定的手术治疗，同时可联合应用骨水泥增强手段。

（陈丹丹　译）

参考文献

1. Zhiyong C, Yun T, Hui F, Zhongwei Y, Zhaorui L. Unilateral versus bilateral balloon kyphoplasty for osteoporotic vertebral compression fractures: A systematic review of overlapping meta-analyses. *Pain Physician*. 2019;**22**:15–28.
2. Dieleman JL, Baral R, Birger M et al. US spending on personal health care and public health, 1996–2013. *JAMA*. 2016;**316**:2627–2646.
3. Dieleman JL, Squires E, Bui AL et al. Factors associated with increase in US health care spending, 1996–2013. *JAMA*. 2017;**318**:1668–1678.
4. Manchikanti L, Kaye AM, Knezevic NN et al. Responsible, safe, and effective prescription of opioids for chronic non-cancer pain: American Society of Interventional Pain Physicians (ASIPP) guidelines. *Pain Physician*. 2017;**20**: S3–S92.
5. Sanger N, Bhatt M, Singhal N, Ramsden K et al. Adverse outcomes associated with prescription opioids for acute low back pain: a systematic review and meta-analysis. *Pain Physician*. 2019;**22**:119–138.
6. U.S. Department of Health and Human Services. Pain Management Best Practices Inter-Agency Task Force. Final Report on Pain Management Best Practices: Updates, Gaps, Inconsistencies, and Recommendations. May 9, 2019. www.hhs.gov/ash/advisory-committees/pain/reports/index.html.
7. Manchikanti L, Sanapati J, Benyamin RM et al. Reframing the prevention strategies of the opioid crisis: Focusing on prescription opioids, fentanyl, and heroin epidemic. *Pain Physician*. 2018;**21**:309–326.
8. Manchikanti L, Soin A, Mann DP et al. Reversal of growth of utilization of interventional techniques in managing chronic pain in Medicare population post Affordable Care Act. *Pain Physician*. 2017;**20**:551–567.

9. Manchikanti L, Soin A, Mann DP et al. Utilization patterns of facet joint interventions in managing spinal pain: a retrospective cohort study in the US fee-for-service Medicare population. *Curr Pain Headache*. Rep 2019;**23**:73.

10. Manchikanti L, Soin A, Mann DP et al. Comparative analysis of utilization of epidural procedures in managing chronic pain in the Medicare population: Pre and post Affordable Care Act. *Spine (Phila Pa 1976)*. 2019;**44**:220–232.

11. Grasland A. Sacral insufficiency fractures. *Arch Intern Med*. 2011;**156**:668–674.

12. Tamaki Y, Nagamachi A, Inoue K et al. Incidence and clinical features of sacral insufficiency fracture in the emergency department. *Am J Emerg Med*. 2017;**35**:1314–1316.

13. Sakaguchi M, Maebayashi T, Aizawa T, Ishibashi N. Risk factors for sacral insufficiency fractures in cervical cancer after whole pelvic radiation therapy. *Anticancer Res*. 2019;**39**:361–367.

14. Zhang L, He Q, Jiang M et al. Diagnosis of insufficiency fracture after radiotherapy in patients with cervical cancer: Contribution of technetium Tc 99 m-labeled methylene diphosphonate single-photon emission computed tomography/computed tomography. *Int J Gynecol Cancer*. 2018;**28**:1369–1376.

15. Bostel T, Nicolay NH, Welzel T et al. Sacral insufficiency fractures after high-dose carbon-ion based radiotherapy of sacral chordomas. *Radiat Oncol*. 2018;**13**:1–7.

16. Kawamoto T, Ito K, Furuya T, Sasai K, Karasawa K. Sacral insufficiency fracture after stereotactic body radiation therapy for sacral metastasis. *Clin Case Reports*. 2018;**6**:2293–2294.

17. Hmida B, Boudokhane S, Migaou H et al. Postpartum sacral stress fracture associated with mechanical sacroiliac joint disease: A case report. *Medicine (Baltimore)*. 2018;**97**:e11735.

18. Kinoshita H, Miyakoshi N, Kobayashi T et al. Comparison of patients with diagnosed and suspected sacral insufficiency fractures. *J Orthop Sci*. 2019;**24**:702–707.

19. Yoo JI, Ha YC, Ryu HJ et al. Teriparatide treatment in elderly patients with sacral insufficiency fracture. *J Clin Endocrinol Metab*. 2017;**102**:560–565.

20. Vleeming A, Schuenke MD, Masi AT et al. The sacroiliac joint: An overview of its anatomy, function and potential clinical implications. *J Anat*. 2012;**221**:537–567.

21. Poiliot AJ, Zwirner J, Doyle T, Hammer N. A systematic review of the normal sacroiliac joint anatomy and adjacent tissues for pain physicians. *Pain Physician*. 2019;**22**:E247–E274.

22. Parry SM, Puthucheary ZA. The impact of extended bed rest on the musculoskeletal system in the critical care environment. *Extrem Physiol Med*. 2015;**4**:16.

23. Lin JT, Lane JM. Sacral Stress Fractures. *J Women's Heal*. 2003;**12**:879–888.

24. Su B, O'Connor JP. NSAID therapy effects on healing of bone, tendon, and the enthesis. *J Appl Physiol.* 2013;**115**:892–899.

25. García-Martínez O, De Luna-Bertos E, Ramos-Torrecillas J, Manzano-Moreno FJ, Ruiz C. Repercussions of NSAIDS drugs on bone tissue: The osteoblast. *Life Sci.* 2015;**123**:72–77.

26. Kim YY, Chung BM, Kim WT. Lumbar spine MRI versus non-lumbar imaging modalities in the diagnosis of sacral insufficiency fracture: A retrospective observational study. *BMC Musculoskelet Disord.* 2018;**19**:257.

27. Denis F. The three column spine and its significance in the classification of acute thoracolumbar spine injuries. *Spine.* 1983;**8**:817–831.

28. Zhang D, Potty A, Vyas P, Lane J. The role of recombinant PTH in human fracture healing: A systematic review. *J Orthop Trauma.* 2014;**28**:57–62.

29. Zadro JR, Shirley D, Ferreira M et al. Is vitamin D supplementation effective for low back pain? A systematic review and meta-analysis. *Pain Physician.* 2018;**21**:121–145.

30. Tang BM, Eslick GD, Nowson C, Smith C, Bensoussan A. Use of calcium or calcium in combination with vitamin D supplementation to prevent fractures and bone loss in people aged 50 years and older: A meta-analysis. *Lancet.* 2007;**370**:657–666.

31. Adler RA, El-Hajj Fuleihan G, Bauer DC et al. Managing osteoporosis in patients on long-term bisphosphonate treatment: Report of a Task Force of the American Society for Bone and Mineral Research. *J Bone Miner Res.* 2016;**31**:16–35.

32. Aspenberg P, Genant HK, Johansson T et al. Teriparatide for acceleration of fracture repair in humans: A prospective, randomized, double-blind study of 102 postmenopausal women with distal radial fractures. *J Bone Miner Res.* 2010;**25**:404–414.

33. Alkhiary Y, Gerstenfeld L, Krall E et al. Enhancement of experimental fracture-healing by systemic administration of recombinant human parathyroid hormone (PTH 1–34). *J Bone Jt Surg Am.* 2005;**87**:731–741.

34. Baillieul S, Guinot M, Dubois C et al. Set the pace of bone healing – Treatment of a bilateral sacral stress fracture using teriparatide in a long-distance runner. *Joint Bone Spine.* 2017;**84**:499–500.

35. Tsai JN, Uihlein AV, Burnett-Bowie SM et al. Effects of two years of teriparatide, denosumab, or both on bone microarchitecture and strength (DATA-HRpQCT study). *J Clin Endocrinol Metab.* 2016;**101**:2023–2030.

36. Yang SC, Tsai TT, Chen HS et al. Comparison of sacroplasty with or without balloon assistance for the treatment of sacral insufficiency fractures. *J Orthop Surg (Hong Kong).* 2018;**26**:230949901878257.

37. Soo Park H, Cho S, Yeon Kim D et al. Percutaneous sacroplasty under fluoroscopic guidance combined with epidurogram for sacral insufficiency fracture resulting from metastatic tumor and osteoporosis. *Pain Physician.* 2016;**19**:473–480.

38. Choi KC, Shin SH, Lee DC, Shim HK, Park CK. Effects of percutaneous sacroplasty on pain and mobility in sacral insufficiency fracture. *J Korean Neurosurg Soc.* 2017;**60**:60–66.

39. Onen MR, Yuvruk E, Naderi S. Reliability and effectiveness of percutaneous sacroplasty in sacral insufficiency fractures. *J Clin Neurosci.* 2015;**22**:1601–1608.

40. Kortman K, Ortiz O, Miller T et al. Multicenter study to assess the efficacy and safety of sacroplasty in patients with osteoporotic sacral insufficiency fractures or pathologic sacral lesions. *J Neurointerv Surg.* 2013;**5**:461–466.

41. Frey ME, Warner C, Thomas SM et al. Sacroplasty: A ten-year analysis of prospective patients treated with percutaneous sacroplasty: Literature review and technical considerations. *Pain Physician.* 2017;**20**:E1063–E1072.

42. Andresen R, Radmer S, Andresen JR, Schober HC. Comparison of the 18-month outcome after the treatment of osteoporotic insufficiency fractures by means of balloon sacroplasty (BSP) and radiofrequency sacroplasty (RFS) in comparison: A prospective randomised study. *Eur Spine J.* 2017;**26**:3235–3240.

43. Mehling I, Hessmann MH, Rommens PM. Stabilization of fatigue fractures of the dorsal pelvis with a trans-sacral bar: Operative technique and outcome. *Injury.* 2012;**43**:446–451.

44. Oberkircher L, Masaeli A, Bliemel C et al. Primary stability of three different iliosacral screw fixation techniques in osteoporotic cadaver specimens – a biomechanical investigation. *Spine J.* 2016;**16**:226–232.

45. Maki S, Nakamura K, Yamauchi T et al. Lumbopelvic fixation for sacral insufficiency fracture presenting with sphincter dysfunction. *Case Rep Orthop.* 2019;**2019**:1–4.

46. Sanders D, Fox J, Starr A, Sathy A, Chao J. Transsacral-transiliac screw stabilization. *J Orthop Trauma.* 2016;**30**:469–473.

47. Collinge CA, Crist BD. Combined percutaneous iliosacral screw fixation with sacroplasty using resorbable calcium phosphate cement for osteoporotic pelvic fractures requiring surgery. *J Orthop Trauma.* 2016;**30**:e217–e22.

第 5 部分

四肢疼痛

第 18 章 腕管综合征

Vwaire Orhurhu, Kevin Bennett

腕管综合征(CTS)

- CTS 是腕部正中神经受压继发的神经卡压综合征。
- 腕管由多块腕骨组成，前方以屈肌支持带为边界，其内有正中神经和九根屈肌腱通过[1]。
- CTS 是最常见的神经卡压病，占所有神经压迫病例的 90%[1]。
- 约影响 3%的美国成人[2]。
- 通常由全身性疾病或手腕长期屈曲或伸展引起[1]。
- 痛感和感觉异常通常出现在前三个手指和第四个手指的桡侧半部分[3]。
- 覆盖在大鱼际隆起上的拇指近端的手掌面不受影响[3]。
- 通常会影响大鱼际肌肉的运动功能[1]。
- 常见的治疗方法包括手腕固定、抗炎药物、物理治疗、皮质类固醇注射，以及最终的腕管减压手术[4,5,6]。

流行病学和危险因素

- 人的一生 CTS 的发病率约为 10%[1,7]。
- 发病率[3,7,8]。
  - 0.1%的美国成人在 40~60 岁发病率最高。
  - 每年报道的病例中女性占主导地位。
    - 发病率虽在性别之间有差异，实际上随着年龄的增长，当年龄>

65 岁时,女性发病率高才会体现。

- 美国成人的发病率为 3%[2]。
- CTS 的常见系统性危险因素[1,2,9]。
  - 通常是特发性或多因素的。
  - 1 型和 2 型糖尿病。
    - 糖尿病神经病变中有 30%的患者与 CTS 存在强关联性。
  - 肥胖。
  - 年龄增长。
  - 绝经。
  - 甲状腺功能减退。
  - 妊娠。
  - 家族病史。
- CTS 的常见机械性危险因素[1,2,9,10]。
  - 涉及长时间或反复屈曲、伸展或直接压迫手腕掌侧的职业或活动。
    - 另外,反复或长时间地手部振动。
  - 关节炎。
  - 手腕的骨骼畸形。
  - 方形手腕。
    - 背侧-掌侧距离与内侧-外侧距离比率>0.7。

病理生理学

- CTS 普遍表现为正中神经在通过腕管时受到压迫[3,10]。
- 腕管内的正常压力为 2.5~5mmHg[1,3]。
  - 长时间的 20~30mmHg 或更高的压力会导致外膜血流减少、脱髓鞘,最终导致完全的周围神经损伤。
- 腕管内的压迫和压力增加造成的损害程度与暴露于风险因素的时间呈正相关[3]。

- 腕管内滑膜下结缔组织中的纤维化积累是 CTS 疾病进展的组织学标志[9,11]。
  - 其他标志包括 TGF-β 和 VEGF 表达增加，导致胶原蛋白生成增加,以及基质金属蛋白酶表达减少。

糖尿病

- 糖尿病患者中 CTS 发展的机制被认为与其他糖尿病周围神经病变相似,但尚未完全理解[12,13]。
  - 高血糖引起的神经水肿和炎症导致正中神经的直接损伤及静水压增加。
  - 腕管狭窄的通道加剧了这一过程,因为在症状出现之前,容纳水肿的空间很少。

关节炎

- 类风湿关节炎、银屑病关节炎和骨关节炎都促进了 CTS 的形成[14,15,16]。
  - 腕骨的慢性局部炎症导致水肿加重、软组织增厚及腕管压力的增加。

过劳损

- 反复、强迫的手腕成角度的运动和手部振动与 CTS 的发展之间有很强的相关性[17,18,19,20]。
  - 如海产品、水果或肉类加工、木工、屋顶修建、干墙安装和其他类似的体力劳动职业被认为是 CTS 发展的高风险职业。
  - 创伤性运动损伤腕管内的结构,并引发慢性炎症和软组织增生。

诊断

- CTS 的诊断依赖于患者症状、体格检查和神经传导研究的结合[21]。
  - 慢性 CTS 往往在数月或数年内形成，患者在寻求诊断和治疗时通常症状已经很明显。

- 症状[1,10]。
  - 前 3.5 个手指的感觉异常。
    - 主要是手指的掌侧和相应的掌指关节的掌侧。
    - 更近端的掌侧桡侧手和腕部屈曲纹的桡侧由正中神经的掌侧皮支支配，这支神经经过腕管上方，在 CTS 中通常不受影响。
  - 手指的灼烧痛可以通过摇动手来缓解。
  - 麻木。
  - 无力。
- 体格检查包括几种旨在压迫腕管处正中神经并引发症状的操作，握力和拇指内收测试、可见的鱼际肌萎缩，以及评估感觉丧失的两点辨别测试[10,22,23]。
  - Tinel 征。
    - 敏感性：47%。
    - 特异性：56%。
  - Phalen 试验。
    - 敏感性：50%。
    - 特异性：33%。
  - Durkan 试验。
    - 敏感性：71%。
    - 特异性：22%。
- 神经传导研究被广泛用作 CTS 的决定性诊断方法，敏感性可达 99%[24,25,26]。
  - 感觉神经动作电位。
    - 腕管处的神经传导速度<50m/s。
    - 从手腕到手指的神经传导速度比从手掌到手指慢>10m/s。
    - 腕管处的振幅变化>50%。
    - 腕管处的潜伏期差异>0.4m/s。

  - ○ 肌电图。
    - ■ 通过检测拇短展肌中的纤颤电位和正锐波来测试远端正中神经分支轴索损伤的存在。
  - ○ 运动神经传导。
    - ■ 复合肌肉动作电位远端潜伏期>4.2ms。
  - ○ 由于最近的研究显示假阳性率高达 20%，关于神经传导研究的价值存在很大争议，因此，建议仅用于具有强烈临床怀疑或严重症状的患者。
- 超声显示腕管处正中神经直径≥10mm（在豌豆骨近端测量）在 CTS 诊断中的敏感性和特异性与神经传导研究价值相当[27,28]。
  - ○ 诊断。
    - ■ 超声。
      - ▶ 敏感性：89%。
      - ▶ 特异性：90%。
      - ▶ 阳性预测值：94%。
      - ▶ 阴性预测值：82%。
      - ▶ 准确性：89%。
    - ■ 神经传导研究。
      - ▶ 敏感性：89%。
      - ▶ 特异性：80%。
      - ▶ 阳性预测值：89%。
      - ▶ 阴性预测值：80%。
      - ▶ 准确性：86%。

治疗

- CTS 的治疗范围从多种非侵入性的药物和物理疗法到更具侵入性的皮质类固醇注射和减压手术。

手腕夹板

- 2012 年 Cochrane 评论显示，夜间使用手腕夹板对缓解轻度至中度 CTS 症状相对于安慰剂组有中等益处[29]。
  - 没有显著证据表明一种夹板类型优于另一种。
- 2020 年一项随机对照试验(RCT)显示，经过 6 周的中立位手腕夹板后，症状严重程度和正中神经感觉峰潜伏期显著改善[30]。
  - 延长夹板使用时间至额外 6 周无显著获益。
- 2021 年一项 RCT 研究显示，前臂和手腕使用 Kinesio 胶带后能改善疼痛和握力/捏力[31]。
- 2016 年一项 RCT 研究显示，相比传统夹板，带掌指关节单元的手腕夹板在疼痛改善方面更显著[32]。

物理治疗

- 2012 年 Cochrane 评论显示，各种锻炼、拉伸和活动技术相对于安慰剂的益处很小[33]。
- 2022 年一项 RCT 研究显示，每周 2 次，为期 6 周的物理治疗加上正中神经的神经滑动可显著降低症状严重程度并改善功能状态[34]。
- 2017 年一项 RCT 研究显示，与超声或激光治疗相比，神经动力学技术、功能性按摩和腕骨活动技术显著降低症状严重程度并改善功能状态[35]。
- 2020 年一项 RCT 研究显示，每天 4 次，为期 6 周的腕管韧带筋膜拉伸显著改善症状[36]。
- 2021 年一项 RCT 研究显示，神经滑动治疗结合家庭锻炼比单纯锻炼更能长期改善症状和功能状态[37]。
- 2020 年一项 RCT 研究显示，已确诊 CTS 并等待手术的受试者中，加入夹板和神经滑动锻炼可降低手术的随访率，并改善对症状的主观感受[38]。

  - 6 周时疼痛和功能状态得到改善，但 24 周时干预组与对照组无差异。
- 2011 年一项 RCT 研究显示，接受肌腱滑动锻炼的受试者功能状态改善优于接受神经滑动锻炼的受试者[39]。
  - 两组疼痛均较基线有所改善。
- 2021 年一项 RCT 研究显示，接受术前神经滑动治疗的受试者在术前和术后的疼痛和功能状态有所改善[40]。

口服抗炎药

- 2010 年关于非手术治疗方法的系统评价发现，每天口服 20mg 泼尼松，持续 10~14 天，相较于安慰剂，疼痛改善长达 8 周[41]。
  - 非甾体抗炎药在治疗 CTS 中未被发现有效。

超声和冲击波治疗

- 2013 年 Cochrane 评论显示，支持治疗性超声在短期和长期症状缓解中价值的证据有限[42]。
- 2021 年一项 RCT 研究显示，接受 3 次聚焦体外冲击波治疗（ESWT）的参与者相较于假治疗组，在感觉神经传导速度、远端运动潜伏期和主观症状上有所改善[43]。
- 2016 年一项 RCT 研究显示，接受 3 次径向 ESWT 加夜间夹板的参与者与仅接受夜间夹板的对照组相比，主观症状和正中神经横截面积改善长达 12 周[44]。
- 2015 年一项 RCT 研究显示，接受径向 ESWT 的参与者相较于接受径向超声治疗的参与者在疼痛和功能状态上有改善[45]。
  - 两组相较基线均有改善。
- 2016 年一项 RCT 研究显示，接受 3 周，每周 1 次 ESWT 的参与者，相较于仅接受 1 次治疗或假治疗，在 14 周时症状有剂量依赖性改善[46]。
- 2018 年一项 RCT 研究显示，单次剂量的径向 ESWT 在疼痛减轻和功能状态改善方面与单次局部皮质类固醇注射（LCI）有同样的临床效果，甚至更优[47,48]。

- 2022 年一项 RCT 研究显示，聚焦于腕管的 ESWT 与聚焦于腕管和正中神经远端路径的 ESWT 之间无差异[49]。
  - 两组相较基线和对照组均有同等改善。

局部皮质类固醇注射

- 2007 年一项 Cochrane 评论显示，单剂量 LCI 在 1 个月时的症状缓解优于安慰剂组，在 3 个月时优于口服皮质类固醇组[50]。
- 2013 年一项 RCT 研究显示，接受单次 80mg 或 40mg 局部甲泼尼龙注射的参与者在 10 周时症状严重程度相较于安慰剂组降低[51]。
  - 还观察到注射后 1 年内接受手术的参与者比例呈剂量依赖性下降。
- 2012 年一项 RCT 研究显示，与安慰剂组 0.09%生理盐水相比，接受 1 次 40mg 曲安奈德或 4mL 1%盐酸普鲁卡因注射的参与者在 2 个月和 6 个月时的临床和电生理评估相较基线有所改善[52]。
  - 两个干预组之间的改善效果没有显著差异。
- 2010 年一项 RCT 研究显示，10mg 曲安奈德 LCI 短期内在症状严重程度和功能状态方面显著优于安慰剂组[53]。
  - 效果在 12 个月的随访期间有所减弱，但从未降低到注射前的基线水平。
- 2018 年一项 RCT 研究显示，单剂量 LCI 在减少常规非处方止痛药使用和改善手指灵活性方面优于手腕夹板，时间为 4 周[54]。
  - 两种方法相较基线在症状严重程度上均有所改善。
- 2017 年前瞻性队列研究显示，LCI 注射是合并类风湿关节炎参与者能忍受到完全腕管松解（CTR）手术的重要因素[55]。
- 2017 年临床试验显示，超声引导下的 LCI 与横腕韧带针松解相比，无针松解的 LCI 效果更佳[56]。
- 2005 年关于 LCI 技术的研究显示，如果 LCI 在掌长肌内侧或外侧1cm

范围内,正中神经受伤风险最高,而最安全的 LCI 技术是通过尺侧腕屈肌注射[57]。

- 2020 年使用解剖标志的 LCI 技术研究显示，针头在腕管内定位的准确率为 75.7%,8.7%穿刺正中神经,15.6%针头置于腕管外[58]。
- 2018 年系统评价显示,解剖引导与超声引导的 LCI 相比,超声引导在缓解参与者症状严重程度方面更优[59]。
- 2014 年一项 RCT 研究显示,使用平面内超声引导方法进行 LCI 相比于平面外或解剖技术,在 4 周和 12 周时主观症状、电生理研究和正中神经横截面积均有改善[60]。

富血小板血浆

- 2018 年和 2020 年系统评价显示,使用富血小板血浆(PRP)注射作为 CTS 的非手术替代疗法效果有前景,但报道的数据有限且较弱,暂时不能推荐其优于其他公认疗法[61,62]。

激光治疗

- 2017 年 Cochrane 评论显示,支持使用激光治疗 CTS 的证据不足[63]。

手术减压

- 2007 年和 2008 年 Cochrane 评论显示，减压手术是中度至重度 CTS 最有效的治疗方法,目前没有其他替代疗法在短期或长期管理症状方面优于减压手术[64,65]。
- 2014 年 Cochrane 评论显示,以开放手术和内镜方式行腕管松解术效果差不多,内镜方式手术后患者回到工作岗位的时间比开放手术快 8 天[66]。

结论

- CTS 是美国最常见的周围神经卡压性神经病变的原因。

- 在美国成人中约有3%的发病率，在伴有周围神经病变的糖尿病患者中发病率高达30%。
- 使用超声测量正中神经直径是诊断CTS的可行替代方法。
- 手腕夹板、物理治疗和冲击波治疗都是轻度至中度CTS可行的一线治疗方法。
- LCI通过单次注射在短期内改善疼痛和功能。
- 对于中度至重度CTS且对其他治疗无效的患者，内镜减压手术仍然是CTS治疗的金标准。

（伍金红 译）

参考文献

1. Wang L. Guiding treatment for carpal tunnel syndrome. *Phys Med Rehabil Clin N Am*. 2018;**29**:751–760.
2. Wipperman J, Goerl K. Carpal tunnel syndrome: Diagnosis and management. *Am Fam Physician*. 2016;**94**(12):993–999.
3. Gillig JD, White SD, Rachel JN. Acute carpal tunnel syndrome. *A Review of Current Literature Orthop Clin North Am*. 2016;**47**(3):599–607.
4. Weiss AP, Sachar K, Gendreau M. Conservative management of carpal tunnel syndrome: A reexamination of steroid injection and splinting. *The Journal of Hand Surgery*. 1994;**19**(3):410–415.
5. Huisstede BM, van den Brink J, Randsdorp MS, Geelen SJ, Koes BW. Effectiveness of surgical and postsurgical interventions for carpal tunnel syndrome: A systematic review. *Arch Phys Med Rehabil*. 2018;**99**(8):1660–1680.
6. Ingram J, Mauck BM, Thompson NB, Calandruccio JH. Cost, value, and patient satisfaction in carpal tunnel surgery. *Orthop Clin North Am*. 2018;**49**(4):503–507.
7. Padua L, Coraci D, Erra C et al. Carpal tunnel syndrome: Clinical features, diagnosis, and management. *Lancet Neurol*. 2016;**15**(12):1273–1284.
8. Wipperman J, Goerl K. Carpal tunnel syndrome: Diagnosis and management. *Am Fam Physician*. 2016;**94**(12):993–999.
9. Sharma D, Jaggi AS, Bali A. Clinical evidence and mechanisms of growth factors in idiopathic and diabetes-induced carpal tunnel syndrome. *Eur J Pharmacol*. 2018;**837**:156–163.

10. Minieka MM, Nishida T, Benzon H. Chapter 56 – Entrapment neuropathies. In Honorio T. Benzon, Srinivasa N. Raja, Spencer S. Liu, et al. (eds.). *Essentials of Pain Medicine*, 3rd ed. Elsevier; 2011. pp. 395–402.

11. Festen-Schrier VJMM, Amadio PC. The biomechanics of subsynovial connective tissue in health and its role in carpal tunnel syndrome. *J Electromyogr Kinesiol.* 2018;**38**:232–239.

12. Papanas N, Stamatiou I, Papachristou S. Carpal tunnel syndrome in diabetes mellitus. *Curr Diabetes Rev.* 2022;**18**(4):e010921196025. doi: 10.2174/1573399817666210901114610.

13. Albers JW, Pop-Busui R. Diabetic neuropathy: Mechanisms, emerging treatments, and subtypes. *Curr Neurol Neurosci Rep.* 2014;**14**(8):473.

14. Shiri R. Arthritis as a risk factor for carpal tunnel syndrome: A meta-analysis. *Scand J Rheumatol.* 2016;**45**(5):339–346.

15. Hammer HB, Hovden IA, Haavardsholm EA, Kvien TK. Ultrasonography shows increased cross-sectional area of the median nerve in patients with arthritis and carpal tunnel syndrome. *Rheumatology.* 2006;**45**:584–588.

16. Karadag O, Kalyoncu U, Akdogan A et al. Sonographic assessment of carpal tunnel syndrome in rheumatoid arthritis: Prevalence and correlation with disease activity. *Rheumatol Int.* 2012;**32**:2313–2319.

17. Luckhaupt SE, Dahlhamer JM, Ward BW et al. Prevalence and work-relatedness of carpal tunnel syndrome in the working population, United States, 2010 national health interview survey. *Am J Ind Med.* 2013;**56**(6):615–624.

18. Dale AM, Harris-Adamson C, Rempel D, et al. Prevalence and incidence of carpal tunnel syndrome in US working populations: Pooled analysis of six prospective studies. *Scand J Work Env Hea.* 2013;**39**(5):495–505.

19. Palmer KT, Harris EC, Coggon D. Carpal tunnel syndrome and its relation to occupation: A systematic literature review. *Occup Med (Lond).* 2007;**57**(1):57–66.

20. Franklin GM, Friedman AS. Work-related carpal tunnel syndrome: Diagnosis and treatment guideline. *Phys Med Rehabil Clin N Am.* 2015;**26**(3):523–537.

21. Sucher BM, Schreiber AL. Carpal tunnel syndrome diagnosis. *Phys Med Rehabil Clin N Am.* 2014;**25**(2):229–247.

22. Zhang D, Chruscielski CM, Blazar P, Earp BE. Accuracy of provocative tests for carpal tunnel syndrome. *J Hand Surg Glob Online.* 2020;**2**(3):121–125.

23. Sasaki T, Makino K, Nimura A et al. Assessment of grip-motion characteristics in carpal tunnel syndrome patients using a novel finger grip dynamometer system. *J Orthop Surg Res.* 2020;**15**(1):245.

24. Sonoo M, Menkes DL, Bland JDP, Burke D. Nerve conduction studies and EMG in carpal tunnel syndrome: Do they add value? *Clin Neurophysiol Pract.* 2018;**3**:78–88.

25. Alanazy MH. Clinical and electrophysiological evaluation of carpal tunnel syndrome: Approach and pitfalls. *Neurosciences (Riyadh).* 2017;**22**

(3):169–180.

26. Mills KR. The basics of electromyography. *J Neurol Neurosurg Psychiatry.* 2005;**76**(Suppl 2):ii32–ii35.

27. Duckworth AD, Jenkins PJ, McEachan JE. Diagnosing carpal tunnel syndrome. *J Hand Surg Am.* 2014;**39**(7):1403–1407.

28. Fowler JR, Munsch M, Tosti R, Hagberg WC, Imbriglia JE. Comparison of ultrasound and electrodiagnostic testing for diagnosis of carpal tunnel syndrome: Study using a validated clinical tool as the reference standard. *J Bone Joint Surg Am.* 2014;**96**(17):e148.

29. Page MJ, Massy-Westropp N, O'Connor D, Pitt V. Splinting for carpal tunnel syndrome. *Cochrane Database Syst Rev.* 2012;**7**:CD010003.

30. Gatheridge MA, Sholty EA, Inman A et al. Splinting in carpal tunnel syndrome: The optimal duration. *Mil Med.* 2020;**185**(11–12):e2049–e2054.

31. Krause D, Roll SC, Javaherian-Dysinger H, Daher N. Comparative efficacy of the dorsal application of Kinesio tape and splinting for carpal tunnel syndrome: A randomized controlled trial. *J Hand Ther.* 2021;**34**(3):351–361.

32. Golriz B, Ahmadi Bani M, Arazpour M et al. Comparison of the efficacy of a neutral wrist splint and a wrist splint incorporating a lumbrical unit for the treatment of patients with carpal tunnel syndrome. *Prosthet Orthot Int.* 2016;**40**(5):617–623.

33. Page MJ, O'Connor D, Pitt V, Massy-Westropp N. Exercise and mobilisation interventions for carpal tunnel syndrome. *Cochrane Database Syst Rev.* 2012;(6):CD009899.

34. Ijaz MJ, Karimi H, Ahmad A et al. Comparative efficacy of routine physical therapy with and without neuromobilization in the treatment of patients with mild to moderate carpal tunnel syndrome. *Biomed Res Int.* 2022;**2022**:2155765.

35. Wolny T, Saulicz E, Linek P, Shacklock M, Myśliwiec A. Efficacy of manual therapy including neurodynamic techniques for the treatment of carpal tunnel syndrome: A randomized controlled trial. *J Manipulative Physiol Ther.* 2017;**40**(4):263–272.

36. Shem K, Wong J, Dirlikov B. Effective self-stretching of carpal ligament for the treatment of carpal tunnel syndrome: A double-blinded randomized controlled study. *J Hand Ther.* 2020;**33**(3):272–280.

37. Hamzeh H, Madi M, Alghwiri AA, Hawamdeh Z. The long-term effect of neurodynamics vs exercise therapy on pain and function in people with carpal tunnel syndrome: A randomized parallel-group clinical trial. *J Hand Ther.* 2021;**34**(4):521–530.

38. Lewis KJ, Coppieters MW, Ross L et al. Group education, night splinting and home exercises reduce conversion to surgery for carpal tunnel syndrome: A multicentre randomised trial. *J Physiother.* 2020;**66**(2):97–104.

39. Horng YS, Hsieh SF, Tu YK et al. The comparative effectiveness of tendon

and nerve gliding exercises in patients with carpal tunnel syndrome: A randomized trial. *Am J Phys Med Rehabil.* 2011;**90**(6):435–442.

40. Paquette P, Higgins J, Danino MA, Harris P, Lamontagne M, Gagnon DH. Effects of a preoperative neuromobilization program offered to individuals with carpal tunnel syndrome awaiting carpal tunnel decompression surgery: A pilot randomized controlled study. *J Hand Ther* 2021;**34**(1):37–46.

41. Huisstede BM, Hoogvliet P, Randsdorp MS et al. Carpal tunnel syndrome: Part I: Effectiveness of nonsurgical treatments – a systematic review. *Arch Phys Med Rehabil.* 2010;**91**(7):981–1004.

42. Page MJ, O'Connor D, Pitt V, Massy-Westropp N. Therapeutic ultrasound for carpal tunnel syndrome. *Cochrane Database Syst Rev.* 2013;**2013**(3): CD009601.

43. Gesslbauer C, Mickel M, Schuhfried O et al. Effectiveness of focused extracorporeal shock wave therapy in the treatment of carpal tunnel syndrome: A randomized, placebo-controlled pilot study. *Wien Klin Wochenschr.* 2021;**133**(11–12):568–577.

44. Wu YT, Ke MJ, Chou YC et al. Effect of radial shock wave therapy for carpal tunnel syndrome: A prospective randomized, double-blind, placebo-controlled trial. *J Orthop Res.* 2016;**34**(6):977–984.

45. Paoloni M, Tavernese E, Cacchio A et al. Extracorporeal shock wave therapy and ultrasound therapy improve pain and function in patients with carpal tunnel syndrome: A randomized controlled trial. *Eur J Phys Rehabil Med.* 2015;**51**(5):521–528.

46. Ke MJ, Chen LC, Chou YC et al. The dose-dependent efficiency of radial shock wave therapy for patients with carpal tunnel syndrome: A prospective, randomized, single-blind, placebo-controlled trial. *Sci Rep.* 2016;**6**:38344.

47. Atthakomol P, Manosroi W, Phanphaisarn A et al. Comparison of single-dose radial extracorporeal shock wave and local corticosteroid injection for treatment of carpal tunnel syndrome including mid-term efficacy: A prospective randomized controlled trial. *BMC Musculoskelet Disord.* 2018;**19**(1):32.

48. Seok H, Kim SH. The effectiveness of extracorporeal shock wave therapy vs. local steroid injection for management of carpal tunnel syndrome: A randomized controlled trial. *Am J Phys Med Rehabil.* 2013;**92**(4):327–334.

49. Habibzadeh A, Mousavi-Khatir R, Saadat P, Javadian Y. The effect of radial shockwave on the median nerve pathway in patients with mild-to-moderate carpal tunnel syndrome: A randomized clinical trial. *J Orthop Surg Res.* 2022;**17**(1):46.

50. Marshall S, Tardif G, Ashworth N. Local corticosteroid injection for carpal tunnel syndrome. *Cochrane Database Syst Rev.* 2007;(2):CD001554.

51. Atroshi I, Flondell M, Hofer M, Ranstam J. Methylprednisolone injections for the carpal tunnel syndrome: A randomized, placebo-controlled trial. *Ann Intern Med.* 2013;**159**(5):309–317.

52. Karadaş O, Tok F, Akarsu S, Tekin L, Balaban B. Triamcinolone acetonide vs procaine hydrochloride injection in the management of carpal tunnel syndrome: Randomized placebo-controlled study. *J Rehabil Med.* 2012;**44**(7):601–604.

53. Peters-Veluthamaningal C, Winters JC, Groenier KH, Meyboom-de Jong B. Randomised controlled trial of local corticosteroid injections for carpal tunnel syndrome in general practice. *BMC Fam Pract.* 2010;**11**:54.

54. So H, Chung VCH, Cheng JCK, Yip RML. Local steroid injection versus wrist splinting for carpal tunnel syndrome: A randomized clinical trial. *Int J Rheum Dis.* 2018;**21**(1):102–107.

55. Evers S, Bryan AJ, Sanders TL et al. Corticosteroid injections for carpal tunnel syndrome: Long-term follow-up in a population-based cohort. *Plast Reconstr Surg.* 2017;**140**(2):338–347.

56. Guo XY, Xiong MX, Zhao Y et al. Comparison of the clinical effectiveness of ultrasound-guided corticosteroid injection with and without needle release of the transverse carpal ligament in carpal tunnel syndrome. *Eur Neurol.* 2017;**78**(1–2):33–40.

57. Racasan O, Dubert T. The safest location for steroid injection in the treatment of carpal tunnel syndrome. *J Hand Surg Br.* 2005;**30**(4):412–414.

58. Green DP, MacKay BJ, Seiler SJ, Fry MT. Accuracy of carpal tunnel injection: A prospective evaluation of 756 patients. *Hand (N Y)*, 2020;**15**(1):54–58.

59. Babaei-Ghazani A, Roomizadeh P, Forogh B et al. Ultrasound-guided versus landmark-guided local corticosteroid injection for carpal tunnel syndrome: A systematic review and meta-analysis of randomized controlled trials. *Arch Phys Med Rehabil.* 2018;**99**(4):766–775.

60. Lee JY, Park Y, Park KD, Lee JK, Lim OK. Effectiveness of ultrasound-guided carpal tunnel injection using in-plane ulnar approach: A prospective, randomized, single-blinded study. *Medicine (Baltimore).* 2014;**93**(29):e350.

61. Malahias MA, Chytas D, Mavrogenis AF et al. Platelet-rich plasma injections for carpal tunnel syndrome: A systematic and comprehensive review. *Eur J Orthop Surg Traumatol.* 2019;**29**(1):1–8.

62. Catapano M, Catapano J, Borschel G et al. Effectiveness of platelet-rich plasma injections for nonsurgical management of carpal tunnel syndrome: A systematic review and meta-analysis of randomized controlled trials. *Arch Phys Med Rehabil.* 2020;**101**(5):897–906.

63. Rankin IA, Sargeant H, Rehman H, Gurusamy KS. Low-level laser therapy for carpal tunnel syndrome. *Cochrane Database Syst. Rev.* 2017;8(8):CD012765.

64. Scholten RJPM, Mink van der Molen A, Uitdehaag BMJ, Bouter LM, de Vet HCW. Surgical treatment options for carpal tunnel syndrome. *Cochrane Database Syst. Rev.* 2007;(4):CD003905. doi: 10.1002/14651858.CD003905.pub3.

65. Verdugo RJ, Salinas RA, Castillo JL, Cea G. Surgical versus non-surgical

treatment for carpal tunnel syndrome. *Cochrane Database Syst. Rev.* 2008;(4): CD001552. doi: 10.1002/14651858.CD001552.pub2.

66. Vasiliadis HS, Georgoulas P, Shrier I, Salanti G, Scholten RJ. Endoscopic release for carpal tunnel syndrome. *Cochrane Database Syst Rev.* 2014;(1): CD008265.

第19章 肩关节粘连性囊膜炎

Kevin Bennett, Riki Patel

肩关节粘连性囊膜炎(AC)

- 肩关节囊内的炎症引起疼痛和活动范围减小[1]。
- 在普通人群中患病率为2%[2]。
- 最显著的危险因素包括糖尿病、甲状腺功能减退症和女性性别[2,3]。
- 通常在症状出现之前无明显肩部创伤[4]。
- 疾病早期通常出现疼痛,活动范围受限在数月内出现[5]。
- AC患者的肌力和神经功能通常完好,偶尔需要影像检查以排除其他引起疼痛或活动范围受限的原因[5,6]。
- 保守治疗通常包括物理治疗、口服抗炎药和局部糖皮质激素注射(LCI),通常在几年内有效逆转疾病进程,但对于难治性病例,可选择更为侵入性的手术治疗[7,8]。

流行病学和危险因素

- 普通人群的患病率至少为2%[2]。
  - 糖尿病患者的患病率为20%。
  - 在已确诊AC的患者中,糖尿病患病率约为39%。
  - 在已确诊AC的患者中,糖尿病前期患病率约为33%。
- AC的其他常见危险因素[9-13]。
  - 甲状腺功能亢进症。

- ○ 高脂血症。
- ○ 慢性肝病。
- ○ 掌腱膜挛缩症。
- ○ 肥胖症。
- ○ 年龄<50 岁。
- ○ 女性性别。
- ○ 非洲裔美国人或拉丁裔美国人。
- ○ 乳腺癌手术切除史。

病理生理学

- AC 的确切病因尚不清楚，但已知的细胞病理生理学包括肩关节滑膜炎，周围结缔组织的反应性纤维化，以及组织粘连导致肩关节囊的挛缩[14]。
  - ○ 免疫组织化学研究显示肩峰下滑囊中有高水平的炎性细胞因子[15]。
  - ○ 从肩关节不同部位获取的蛋白质组学模式可能揭示疾病的特定病因，具体取决于其蛋白质集中区域[16]。
  - ○ 经典的关节镜发现包括喙肱韧带增厚、肩关节容积减少、腋窝皱襞收缩及喙突下脂肪三角的消失[17]。
- AC 的病程通常经历 3 个经典的阶段，约持续 2 年[18,19]。
  - ○ 肩关节疼痛性滑膜炎，活动范围正常。
  - ○ 主动和被动屈曲、外展和外/内旋受限逐渐加重，同时疼痛有所减轻。
  - ○ 6~12 个月内活动范围逐渐改善。

诊断

- AC 的诊断通常基于典型的临床表现，偶尔需要血液检测和影像学检查以排除全身性疾病或非 AC 原因的肩痛。

- 患者常见主诉[4,6]。
  - 早期阶段。
    - 肩部出现缓慢的弥漫性疼痛和僵硬。
    - 无外伤史。
    - 疼痛在夜间更严重。
  - 晚期阶段。
    - 抬高手臂到头上困难。
    - 疼痛相对减轻。
    - 肌力和感觉完好。
- 体格检查[4,5,6]。
  - 弥漫性压痛(定点压痛可能表示其他病理状态)。
  - 主要表现为肩外旋和外展受限。
  - 走路时摆臂消失。
  - 肩袖、肱二头肌、肱肌和三角肌力量正常。
    - 特殊检查均呈阴性,基础活动范围受限。
  - 神经系统评估正常。
- 利多卡因注射测试可区分 AC 与肩袖撕裂或滑囊炎[20,21]。
  - 向肩峰下滑囊注射 2mL 的 1%利多卡因。
    - AC 患者仍有疼痛且活动范围减少。
    - 肩袖撕裂和滑囊炎患者症状缓解,活动范围改善。
    - 滑囊内注射后疼痛减轻和主动/被动活动范围改善,提示关节外病变。
- 喙肱韧带超声显示厚度>0.7mm,也提示 AC,但在诊断中不常用[22]。

治疗方法

- AC 的典型治疗方案为保守疗法,包括物理治疗、口服 NSAID、口服糖皮质激素和 LCI,最后再考虑手术治疗[7]。

  - 大多数病例可在 1~3 年内自行缓解[8]。

物理治疗

- 2014 年 Cochrane 评论显示，没有证据支持将物理治疗作为 AC 的单一或辅助疗法[23]。
- 2021 年系统综述显示，使用多种物理治疗方法能在基础疼痛、功能和活动范围上有所改善，但没有足够证据显示某种方法优于其他方法[24]。
- 2016 年及 2022 年的 2 项系统综述显示，通过关节活动、拉伸和一般运动疗法可改善疼痛和活动范围[25,26,27]。
- 2019 年系统综述显示，本体感觉神经肌肉促进疗法相较于常规物理治疗在疼痛、活动范围和功能性改善方面更具优势[28]。

口服抗炎药

- 2006 年 Cochrane 评论显示，有证据支持口服糖皮质激素可在长达 6周内控制 AC 疼痛[29]。
- 多项综述报告显示，NSAID 可能在 AC 早期阶段缓解疼痛，但最终共识认为其无效[30-33]。

局部皮质类固醇注射

- 4 项系统综述和 1 项荟萃分析显示，有力证据支持使用关节内皮质类固醇（通常为 20mg 或 40mg 曲安奈德）作为短期症状缓解的治疗方法（6~12 周）[34-38]。
  - 需注意，LCI 的长期效果减弱，其效果不明显优于安慰剂。
- 2016 年一项有匹配对照的前瞻性队列研究显示，关节内皮质类固醇注射可减少纤维化、血管增生及成纤维细胞在受损关节区域的聚集[39]。
- 2019 年系统综述显示，在接受关节内或肩峰下皮质类固醇注射的 AC 患者中，疼痛缓解、活动范围或功能上无差异[40]。
- 2010 年系统综述显示，LCI 在疼痛缓解、外旋和肩部功能障碍方面优于物理治疗,在6周时显著,12周、16周和26周时略有优势[41]。

- 2004年一项临床试验显示,关节内注射40mg曲安奈德在1周内的止痛效果比口服曲安奈德高5.8倍[42]。
- 2021年Cochrane评论显示,在超声引导下肩部注射皮质类固醇无益处[43]。

玻璃酸钠注射

- 2014年RCT研究及2011年和2017年系统综述显示,关节内注射玻璃酸钠在短期缓解AC症状方面安全且效果与LCI相当[44,45,46]。

肉毒素A注射

- 2010年和2015年系统综述报告显示,由于数据质量差、研究数量少及参与者数量不足,AC患者注射肉毒素A的症状改善证据较弱[47,48]。

肩胛上神经阻滞

- 2012年针对伴有糖尿病的AC患者进行的前瞻性队列研究显示,经过关节内皮质类固醇治疗无效后,肩胛上神经阻滞(SSNB)显著改善了疼痛和活动范围[49]。
  - 对参与者在神经阻滞后1周、4周和12周进行评估。
  - 使用40mg醋酸甲泼尼龙和5mL 1%利多卡因混合液进行阻滞。
- 2015年RCT研究显示,虽然SSNB和物理治疗均能独立改善AC症状,但两者结合使用对减轻疼痛严重程度和功能障碍具有更佳效果[50]。
- 2016年研究显示,相较于LCI,SSNB提供更快的疼痛缓解、活动范围增益及较少的不良反应[51]。
- 2019年回顾性队列研究显示,SSNB加关节内皮质类固醇注射比单独使用任何一种方法提供了更有效的疼痛缓解和功能改善[52]。

麻醉下手法松解

- 2019 年系统综述显示，从术后 3 周至 15 年内显著减轻疼痛，恢复活动范围，并有较高的患者满意度[53]。
- 2015 年队列研究显示，在 AC 患者对其他治疗无效后，在首次症状出现 6~9 个月后是进行麻醉下手法松解的最佳时机[54]。
- 2009 年 RCT 研究显示，在临床结果上，LCI 与麻醉下手法松解无差异[55]。

关节镜下囊切开术

- 5 项近期试验显示，在接受前下囊切开术的难治性 AC 患者中，疼痛和活动范围显著改善，物理治疗方案的采用速度也更快[56-60]。

结论

- AC 是肩部疼痛和功能障碍的常见原因，影响了约 2%的人群。
- 在所有糖尿病患者中，约有 20%存在 AC，其与多种其他全身性疾病和易感因素高度相关，但病因仍不明确。
- 疾病早期表现为无明显外伤的肩部弥漫性疼痛，而晚期症状主要表现为逐渐加重的多维度运动受限。
- AC 主要通过口服抗炎药、局部注射和物理治疗进行保守治疗，大多数患者在 1~3 年内症状自行缓解。
- 尽管与侵入性较低的措施相比，麻醉下手法松解和关节镜下囊切开术不具有明确的优越性，但对于保守治疗无效的患者来说是可行的替代方案。

（伍金红 译）

参考文献

1. Neviaser AS, Neviaser RJ. Adhesive capsulitis of the shoulder. *J Am Acad Orthop Surg*. 2011;**19**(9):536–542.
2. Tighe CB, Oakley WS Jr. The prevalence of a diabetic condition and adhesive capsulitis of the shoulder. *South Med J*. 2008;**101**(6):591–595.
3. Milgrom C, Novack V, Weil Y et al. Risk factors for idiopathic frozen shoulder. *Isr Med Assoc J*. 2008;**10**(5):361–364.
4. Kelley MJ, Shaffer MA, Kuhn JE et al. Shoulder pain and mobility deficits: Adhesive capsulitis. *J Orthop Sports Phys Ther*. 2013;**43**(5):A1–31.
5. Rundquist PJ, Anderson DD, Guanche CA, Ludewig PM. Shoulder kinematics in subjects with frozen shoulder. *Arch Phys Med Rehabil*. 2003;**84**(10):1473–1479.
6. Ewald A. Adhesive capsulitis: A review. *Am Fam Physician*. 2011;**83**(4):417–422.
7. Rangan A, Hanchard N, McDaid C. What is the most effective treatment for frozen shoulder? *BMJ*. 2016;**354**:i4162.
8. Dias R, Cutts S, Massoud S. Frozen shoulder. *BMJ* 2005;**331**(7530):1453–1456.
9. Kingston K, Curry EJ, Galvin JW, Li X. Shoulder adhesive capsulitis: Epidemiology and predictors of surgery. *J Shoulder Elbow Surg*. 2018;**27**(8):1437–1443.
10. Huang SW, Lin JW, Wang WT et al. Hyperthyroidism is a risk factor for developing adhesive capsulitis of the shoulder: A nationwide longitudinal population-based study. *Sci Rep*. 2014;**4**:4183.
11. Smith SP, Devaraj VS, Bunker TD. The association between frozen shoulder and Dupuytren's disease. *J Shoulder Elbow Surg*. 2001;**10**(2):149–151.
12. Yang S, Park DH, Ahn SH et al. Prevalence and risk factors of adhesive capsulitis of the shoulder after breast cancer treatment. *Support Care Cancer*. 2017;**25**(4):1317–1322.
13. Lo SF, Chu SW, Muo CH et al. Diabetes mellitus and accompanying hyperlipidemia are independent risk factors for adhesive capsulitis: A nationwide population-based cohort study (version 2). *Rheumatol Int*. 2014;**34**(1):67–74.
14. Ryan V, Brown H, Minns Lowe CJ, Lewis JS. The pathophysiology associated with primary (idiopathic) frozen shoulder: A systematic review. *BMC Musculoskelet Disord*. 2016;**17**(1):340.
15. Lho YM, Ha E, Cho CH et al. Inflammatory cytokines are overexpressed in the subacromial bursa of frozen shoulder. *J Shoulder Elbow Surg*. 2013;**22**(5):666–672.

16. Hagiwara Y, Mori M, Kanazawa K et al. Comparative proteome analysis of the capsule from patients with frozen shoulder. *J Shoulder Elbow Surg.* 2018;**27**(10):1770–1778.

17. Fields BKK, Skalski MR, Patel DB et al. Adhesive capsulitis: Review of imaging findings, pathophysiology, clinical presentation, and treatment options. *Skeletal Radiol.* 2019;**48**(8):1171–1184.

18. Whelton C, Peach CA. Review of diabetic frozen shoulder. *Eur J Orthop Surg Traumatol.* 2018;**28**(3):363–371.

19. Wong CK, Levine WN, Deo K et al. Natural history of frozen shoulder: Fact or fiction? A systematic review. *Physio.* 2017;**103**(1):40–47.

20. Kim SJ, Gee AO, Hwang JM, Kwon JY. Determination of steroid injection sites using lidocaine test in adhesive capsulitis: A prospective randomized clinical trial. *J Clin Ultrasound.* 2015;**43**(6):353–360.

21. Bak K, Sørensen AK, Jørgensen U et al. The value of clinical tests in acute full-thickness tears of the supraspinatus tendon: Does a subacromial lidocaine injection help in the clinical diagnosis? A prospective study. *Arthrosc.* 2010;**26**(6):734–742.

22. Tandon A, Dewan S, Bhatt S, Jain AK, Kumari R. Sonography in diagnosis of adhesive capsulitis of the shoulder: A case-control study. *J Ultrasound.* 2017;**20**(3):227–236.

23. Page MJ, Green S, Kramer S et al. Manual therapy and exercise for adhesive capsulitis (frozen shoulder). *Cochrane Database Syst. Rev.* 2014;**8**: CD011275.

24. Nakandala P, Nanayakkara I, Wadugodapitiya S, Gawarammana I. The efficacy of physiotherapy interventions in the treatment of adhesive capsulitis: A systematic review. *J Back Musculoskelet Rehabil.* 2021;**34**(2):195–205.

25. Noten S, Meeus M, Stassijns G et al. Efficacy of different types of mobilization techniques in patients with primary adhesive capsulitis of the shoulder: A systematic review. *Arch Phys Med Rehabil.* 2016;**97**(5):815–825.

26. Mertens MG, Meert L, Struyf F, Schwank A, Meeus M. Exercise therapy is effective for improvement in range of motion, function, and pain in patients with Frozen shoulder: A systematic review and meta-analysis. *Arch Phys Med Rehabil.* 2022;**103**(5):998–1012.

27. Costantino C, Nuresi C, Ammendolia A, Ape L, Frizziero A. Rehabilitative treatments in adhesive capsulitis: A systematic review. *J Sports Med Phys Fitness.* 2022;**62**(11):1505–1511. doi: 10.23736/S0022-4707.22.13054-9.

28. Tedla JS, Sangadala DR. Proprioceptive neuromuscular facilitation techniques in adhesive capsulitis: A systematic review and meta-analysis. *J Musculoskelet Neuronal Interact.* 2019;**19**(4):482–491.

29. Buchbinder R, Green S, Youd JM, Johnston RV. Oral steroids for adhesive capsulitis. *Cochrane Database Syst Rev.* 2006;(**4**):CD006189.

30. van der Windt DA, van der Heijden GJ, Scholten RJ, Koes BW, Bouter LM. The efficacy of non-steroidal anti-inflammatory drugs (NSAIDS) for

shoulder complaints. A systematic review. *J Clin Epidemiol.* 1995;**48**(5):691–704.

31. Hsu JE, Anakwenze OA, Warrender WJ, Abboud JA. Current review of adhesive capsulitis. *J Shoulder Elbow Surg.* 2011;**20**(3):502–514.
32. Neviaser AS, Hannafin JA. Adhesive capsulitis: A review of current treatment. *Am J Sports Med.* 2010;**38**(11):2346–2356.
33. Georgiannos D, Markopoulos G, Devetzi E, Bisbinas I. Adhesive capsulitis of the shoulder: Is there consensus regarding the treatment? A comprehensive review. *Open Orthop J.* 2017;**11**:65–76.
34. Song A, Higgins LD, Newman J, Jain NB. Glenohumeral corticosteroid injections in adhesive capsulitis: A systematic search and review. *PM R.* 2014;**6**(12):1143–1156.
35. Griesser MJ, Harris JD, Campbell JE, Jones GL. Adhesive capsulitis of the shoulder: A systematic review of the effectiveness of intra-articular corticosteroid injections. *J Bone Joint Surg Am* 2011;**93**(18):1727–1733.
36. Wang W, Shi M, Zhou C et al. Effectiveness of corticosteroid injections in adhesive capsulitis of shoulder: A meta-analysis. *Medicine (Baltimore)* 2017;**96**(28):e7529.
37. Xiao RC, Walley KC, DeAngelis JP, Ramappa AJ. Corticosteroid injections for adhesive capsulitis: A review. *Clin J Sport Med.* 2017;**27**(3):308–320.
38. Koh KH. Corticosteroid injection for adhesive capsulitis in primary care: A systematic review of randomised clinical trials. *Singapore Med J* 2016;**57**(12):646–657.
39. Hettrich CM, DiCarlo EF, Faryniarz D et al. The effect of myofibroblasts and corticosteroid injections in adhesive capsulitis. *J Shoulder Elbow Surg.* 2016;**25**(8):1274–1279.
40. Shang X, Zhang Z, Pan X, Li J, Li Q. Intra-articular versus subacromial corticosteroid injection for the treatment of adhesive capsulitis: A meta-analysis and systematic review. *Biomed Res Int.* 2019;1274790. doi: 10.1155/2019/1274790. PMID: 31737653
41. Blanchard V, Barr S, Cerisola FL. The effectiveness of corticosteroid injections compared with physiotherapeutic interventions for adhesive capsulitis: A systematic review. *Physiotherapy* 2010;**96**(2):95–107.
42. Widiastuti-Samekto M, Sianturi GP. Frozen shoulder syndrome: Comparison of oral route corticosteroid and intra-articular corticosteroid injection. *Med J Malaysia.* 2004;**59**(3):312–316.
43. Zadro J, Rischin A, Johnston RV, Buchbinder R. Image-guided glucocorticoid injection versus injection without image guidance for shoulder pain. *Cochrane Database Syst Rev.* 2021;**8**(8):CD009147.
44. Harris JD, Griesser MJ, Copelan A, Jones GL. Treatment of adhesive capsulitis with intra-articular hyaluronate: A systematic review. *Int J Shoulder Surg.* 2011;**5**(2):31–37.

45. Papalia R, Tecame A, Vadalà G et al. The use of hyaluronic acid in the treatment of shoulder capsulitis: A systematic review. *J Biol Regul Homeost Agents.* 2017;**31**(4 Suppl 2):23–32.

46. Lim TK, Koh KH, Shon MS et al. Intra-articular injection of hyaluronate versus corticosteroid in adhesive capsulitis. *Orthopedics.* 2014;**37**(10):860–865.

47. Kheniou H, Houvenagel E, Catanzariti JF et al. Usefulness of intra-articular botulinum toxin injections: A systematic review. *Jt Bone Spine.* 2016;**83**(2):149–154.

48. Singh JA, Fitzgerald PM. Botulinum toxin for shoulder pain. *Cochrane Database Syst Rev.* 2010;(**9**):CD008271.

49. Ozkan K, Ozcekic AN, Sarar S et al. Suprascapular nerve block for the treatment of frozen shoulder. *Saudi J Anaesth.* 2012;**6**(1):52–55.

50. Klç Z, Filiz MB, Çakr T, Toraman NF. Addition of suprascapular nerve block to a physical therapy program produces an extra benefit to adhesive capsulitis: A randomized controlled trial. *Am J Phys Med Rehabil.* 2015;**94**(10 Suppl 1):912–920.

51. Sonune SP, Gaur AK, Gupta S. Comparative study of ultrasound guided supra-scapular nerve block versus intra-articular steroid injection in frozen shoulder. *Int J Res Orthop.* 2016;**2**(4):387.

52. Jung TW, Lee SY, Min SK, Lee SM, Yoo JC. Does Combining a Suprascapular Nerve Block With an Intra-articular Corticosteroid Injection Have an Additive Effect in the Treatment of Adhesive Capsulitis? A Comparison of Functional Outcomes After Short-term and Minimum 1-Year Follow-up. *Orthop J Sports Med.* 2019;7(7):2325967119859277.

53. Kraal T, Beimers L, The B et al. Manipulation under anaesthesia for frozen shoulders: Outdated technique or well-established quick fix? *EFORT Open Rev.* 2019;**4**(3):98–109.

54. Vastamäki H, Varjonen L, Vastamäki M. Optimal time for manipulation of frozen shoulder may be between 6 and 9 months. *Scand J Surg.* 2015;**104**(4):260–266.

55. Jacobs LG, Smith MG, Khan SA, Smith K, Joshi M. Manipulation or intra-articular steroids in the management of adhesive capsulitis of the shoulder? A prospective randomized trial. *J Shoulder Elbow Surg.* 2009;**18**(3):348–353.

56. Ranalletta M, Rossi LA, Zaidenberg EE et al. Midterm outcomes after arthroscopic anteroinferior capsular release for the treatment of Idiophatic Adhesive Capsulitis. *Arthrosc.* 2017;**33**(3):503–508.

57. Barnes CP, Lam PH, Murrell GA. Short-term outcomes after arthroscopic capsular release for adhesive capsulitis. *J Shoulder Elbow Surg.* 2016;**25**(9):256–264.

58. Tsai MJ, Ho WP, Chen CH, Leu TH, Chuang TY. Arthroscopic extended rotator interval release for treating refractory adhesive capsulitis. *J Orthop*

Surg (Hong Kong). 2017;**25**(1):2309499017692717.

59. Mubark IM, Ragab AH, Nagi AA, Motawea BA. Evaluation of the results of management of frozen shoulder using the arthroscopic capsular release. *Ortop Traumatol Rehabil*. 2015;**17**(1):21–28.

60. Smith CD, Hamer P, Bunker TD. Arthroscopic capsular release for idiopathic frozen shoulder with intra-articular injection and a controlled manipulation. *Ann R Coll Surg Engl*. 2014;**96**(1):55–60.

第 20 章 胸廓出口综合征

Nazir Noor, Alan D. Kaye

- 胸廓出口综合征(TOS)是由神经血管束压迫引起的综合征,特别是涉及从胸廓出口出来的臂丛(BP)[1,2]。
- 症状包括上肢苍白、感觉异常、肌无力、肌肉萎缩和疼痛[3]。
- 原因可以是神经源性、静脉源性或动脉源性;每种可能是先天性的、外伤性的或功能获得性的原因[4]。
- 超过 90%的 TOS 属于神经源性[4]。
- 症状起始年龄为 20~50 岁[5]。
- 多发于女性[5]。
- 治疗包括保守的生活方式改变、药物、抗凝治疗、物理治疗、微创手术和外科手术干预[6]。

流行病学

- 95%为神经源性 TOS,女性中最常见[4]。
- 3%~5%为静脉源性 TOS(涉及锁骨下和腋静脉),男性较为常见[4]。
- 1%~2%为动脉源性 TOS(涉及锁骨下和腋动脉),男女患病率相同[4]。

解剖和病因学

- 分为神经源性、静脉源性或动脉源性。
- 神经源性 TOS 涉及神经根 C5~T1 的 BP 的干或束。
- 胸廓出口是从锁骨上窝到腋窝的空间。

- TOS 是由 BP 神经、锁骨下动脉和静脉及腋动脉和静脉的压迫引起的。
- TOS 的解剖空间。
  - 锁间三角区[7,8]。
    - 边界。
      - 前方:前斜角肌。
      - 后方:中斜角肌(锁骨下动脉)。
      - 下方:第一肋骨。
  - 肋锁骨间隙[8,9]。
    - 边界。
      - 前方:胸锁乳突肌。
      - 下后方:第一肋骨和前斜角肌(锁骨下动脉)。
      - 上方:锁骨(锁骨下静脉)。
  - 肩胛下(背侧胸肌)间隙[8,9]。
    - 边界。
      - 前方:胸小肌。
      - 后方:第 2 至第 4 肋骨(腋动脉)。
      - 上方:喙突(腋静脉)。
- 引发 TOS 特征性病理的机制。
  - 外伤、重复运动、解剖变异、肿瘤[9]。
  - 外伤[9]。
    - 高速碰撞,通常发生在交通事故中。
    - 出血、血肿或移位性骨折可能压迫胸出口的神经或血管[9]。
      - 肩锁骨中段骨折是一种公认的原因。
    - 初始损伤后纤维化可能引起 TOS 症状[7]。
    - 轻微头部损伤与神经源性 TOS 相关,尤其是在有颈肋的患者中[10]。
  - 重复运动。
    - 重复运动导致肌肉肥大,加重压迫[11]。

- 在重复运动中过度使用损伤可以导致肿胀、微出血，随后纤维化[11]。
- 重复运动可能导致静脉源性 TOS[11]。
- Paget–Schroetter 病或“劳力性血栓形成”涉及上肢剧烈重复活动后的锁骨或锁骨下静脉血栓形成[11]。

○ 解剖变异。

- 颈肋的存在，尤其是在挥鞭样损伤患者中[7]。
  - ▶ 1%~2%的普通人群有颈肋[7]。
  - ▶ 20%的神经源性 TOS 病例完全归因于颈肋的存在[7]。
  - ▶ 颈肋的存在也使人容易发展为动脉源性 TOS[10]。
    - ◆ 可能压迫锁骨下动脉，引起动脉狭窄或动脉瘤[10]。
  - ▶ 肌肉的先天性变异[7]。
    - ◆ 多余的斜角肌→形成在斜角肌三角区内压迫[7]。

○ 肿瘤（良性或恶性）[12,13]。

- 团块效应引起压迫[12]。
- 岩骨肿瘤（也称为肺上沟肿瘤）可能侵犯并压迫 BP。
- 良性肿瘤[13]。
  - ▶ 多发性遗传性外生骨疣→继发于大的骨肉瘤，合并静脉源性、动脉源性和神经源性 TOS[13]。

临床表现

- 神经源性 TOS。
  - ○ 常见于年轻患者，与需要重复上肢伸过头的活动和举重的体育活动有关[10]。
  - ○ 症状：上肢感觉异常、颈部疼痛、斜方肌疼痛、肩/臂疼痛、锁骨上方疼痛、胸痛、枕部头痛及所有手指的感觉异常。
- 静脉源性 TOS（也称为 Paget–von Schroetter 综合征）。

- ○ 锁骨与第一肋骨之间的锁骨下静脉的机械压迫和重复损伤可导致血流停滞及继发的劳力性血栓形成[14]。
- ○ 症状：急性上肢肿胀、发绀、沉重感，最终出现疼痛，单侧类雷诺症状[14]。
  - ■ 与神经源性 TOS 不同，静脉源性 TOS 的疼痛不会因上肢伸过头而加重。
- • 动脉源性 TOS（最罕见的类型）。
  - ○ 常见于体力活跃的患者和运动员，其中动脉压迫可能发生在胸小肌腱和肱骨头水平[15]。
  - ○ 动脉压迫导致内膜损伤→湍流血流→血管扩张→动脉血栓形成和远端栓塞→急性远端上肢缺血[1]。

诊断

- • 体格检查。
  - ○ 体格检查包括肩部、上肢和颈椎检查[1]。
  - ○ 与对侧相比，受影响侧[1]。
    - ■ 肌肉萎缩、无力、皮肤颜色变化、温度、毛发分布差异、锁骨上方饱满度增加、动脉瘤脉动[1]。
  - ○ 体格检查测试[16]。
    - ■ Adson 测试、Roos 测试、上肢张力测试[16]。
  - ○ 神经源性 TOS。
    - ■ 肌肉萎缩、无力[17]。
      - ► Gilliatt-Sumner 手征：包括萎缩的拇短展肌、小鱼际肌、骨间肌的表现[17]。
    - ■ 肌电图异常[18]。
    - ■ 使用局部麻醉剂向患侧前斜角肌和胸小肌注射的诊断性注射→表明手术减压的阳性率高达 94%[1]。

  ○ 血管源性 TOS。
    ■ 两侧手臂的血压读数差异大(>20mmHg)[19]。
    ■ 静脉源性 TOS。
      ▶ 肩部和胸部水肿[19]。
    ■ 动脉源性 TOS。
      ▶ 上肢苍白/发绀[19]。
- MRI、CT、超声检查解剖异常(明显的颈肋、骨折愈合、压迫性肿瘤等)[20]。

治疗

- 保守治疗。
  ○ 患者教育[17]。
  ○ 物理治疗和康复:姿势力学、体重控制、放松技术、活动调整、目标肌肉的拉伸和加强[17]。
  ○ 药物治疗:NSAID、阿片类药物、肌肉松弛剂、抗惊厥药、抗抑郁药[6]。
  ○ 干预治疗:前斜角肌和胸小肌局部麻醉注射、A 型肉毒毒素注射[21]。
- 手术:针对未能保守治疗的患者[1]。
  ○ 对于动脉性或静脉性 TOS 患者,初始干预通常为手术[22]。
  ○ 第一肋骨切除术结合斜角肌切除术或斜角肌切开术[23]。
  ○ 95%的神经源性 TOS 手术患者的报告结果非常好[24]。

(伍金红 译)

参考文献

1. Jones MR, Prabhakar A, Viswanath O et al. Thoracic outlet syndrome: A comprehensive review of pathophysiology, diagnosis, and treatment. *Pain Ther*. 2022;**8**:5–18. https://doi.org/10.6084/.

2. Aljabri B, Al-Omran M. Surgical management of vascular thoracic outlet

syndrome: A teaching hospital experience. *Ann Vasc Dis.* 2013;**6**(1):74–79. https://pubmed.ncbi.nlm.nih.gov/23641288/.

3. Laulan J, Fouquet B, Rodaix C et al. Thoracic outlet syndrome: Definition, aetiological factors, diagnosis, management and occupational impact. *J Occup Rehabil.* 2011;**21**(3):366–373. https://pubmed.ncbi.nlm.nih.gov/21193950/.
4. Freischlag J, Orion K. Understanding thoracic outlet syndrome. *Scientifica (Cairo).* 2014;**2014**:1–6. https://pubmed.ncbi.nlm.nih.gov/25140278/.
5. Maru S, Dosluoglu H, Dryjski M et al. Thoracic outlet syndrome in children and young adults. *Eur J Vasc Endovasc Surg.* 2009;**38**(5):560–564. https://pubmed.ncbi.nlm.nih.gov/19703780/.
6. Brooke BS, Freischlag JA. Contemporary management of thoracic outlet syndrome. *Curr Opin Cardiol.* 2010;**25**(6):535–540. https://pubmed.ncbi.nlm.nih.gov/20838336/.
7. Stewman C, Vitanzo PC, Harwood MI. Neurologic thoracic outlet syndrome: Summarizing a complex history and evolution. *Curr Sports Med Rep.* 2014;**13**(2):100–106. https://pubmed.ncbi.nlm.nih.gov/24614423/.
8. Raptis CA, Sridhar S, Thompson RW, Fowler KJ, Bhalla S. Imaging of the patient with thoracic outlet syndrome. *Radiographics.* 2016;**36**(4):984–1000. https://pubmed.ncbi.nlm.nih.gov/27257767/.
9. Ferrante MA. The thoracic outlet syndromes. *Muscle Nerve.* 2012;**45**(6):780–795. https://pubmed.ncbi.nlm.nih.gov/22581530/.
10. Sanders RJ, Hammond SL, Rao NM. Diagnosis of thoracic outlet syndrome. *J Vasc Surg.* 2007;**46**(3):601–604. https://pubmed.ncbi.nlm.nih.gov/17826254/.
11. Ibrahim R, Dashkova I, Williams M et al. Paget-Schroetter syndrome in the absence of common predisposing factors: A case report. *Thromb J.* 2017;**15**(1):20. https://pubmed.ncbi.nlm.nih.gov/28781584/.
12. Davis GA, Knight SR. Pancoast tumors. *Neurosurg Clin N Am.* 2008;**19**(4):545–557. https://pubmed.ncbi.nlm.nih.gov/19010280/.
13. Abdolrazaghi H, Riyahi A, Taghavi M, Farshidmehr P, Mohammadbeigi A. Concomitant neurogenic and vascular thoracic outlet syndrome due to multiple exostoses. *Ann Card Anaesth.* 2018;**21**(1):71–73. https://pubmed.ncbi.nlm.nih.gov/29336398/.
14. Cooke RA. Thoracic outlet syndrome–aspects of diagnosis in the differential diagnosis of hand-arm vibration syndrome. *Occup Med (Lond).* 2003;**53**(5):331–336. https://pubmed.ncbi.nlm.nih.gov/12890833/.
15. Duwayri YM, Emery VB, Driskill MR et al. Positional compression of the axillary artery causing upper extremity thrombosis and embolism in the elite overhead throwing athlete. *J Vasc Surg.* 2011;**53**(5):1329–1340. https://pubmed.ncbi.nlm.nih.gov/21276687/.
16. Povlsen S, Povlsen B. Diagnosing thoracic outlet syndrome: Current approaches and future directions. *Diagnostics (Basel, Switzerland).* 2018;**8**(1):21. https://pubmed.ncbi.nlm.nih.gov/29558408/.

17. Huang JH, Zager EL, McGillicuddy JE et al. Thoracic outlet syndrome. *Neurosurg.* 2004;**55**(4):897–903. https://pubmed.ncbi.nlm.nih.gov/15458598/.

18. Tsao BE, Ferrante MA, Wilbourn AJ, Shields RW. Electrodiagnostic features of true neurogenic thoracic outlet syndrome. *Muscle Nerve.* 2014;**49**(5):724–727. https://pubmed.ncbi.nlm.nih.gov/24006176/.

19. Kuhn JE, Lebus V GF, Bible JE. Thoracic outlet syndrome. *J Am Acad Orthop Surg.* 2015;**23**(4):222–232. https://pubmed.ncbi.nlm.nih.gov/25808686/.

20. Demondion X, Herbinet P, Van Sint Jan S et al. Imaging assessment of thoracic outlet syndrome. *Radiographics.* 2006;**26**(6):1735–1750. https://pubmed.ncbi.nlm.nih.gov/17102047/.

21. Foley JM, Finlayson H, Travlos A. A review of thoracic outlet syndrome and the possible role of botulinum toxin in the treatment of this syndrome. *Toxins (Basel).* 2012;**4**(11):1223–1235. https://pubmed.ncbi.nlm.nih.gov/23202313/.

22. Vemuri C, McLaughlin LN, Abuirqeba AA, Thompson RW. Clinical presentation and management of arterial thoracic outlet syndrome. *J Vasc Surg.* 2017;**65**(5):1429–1439. https://pubmed.ncbi.nlm.nih.gov/28189360/.

23. Burt BM. Thoracic outlet syndrome for thoracic surgeons. *J Thorac Cardiovasc Surg.* 2018;**156**(3):1318–1323.e1. https://pubmed.ncbi.nlm.nih.gov/29628349/.

24. Urschel HC, Razzuk MA. Upper plexus thoracic outlet syndrome: Optimal therapy. *Ann Thorac Surg.* 1997;**63**(4):935–939. https://pubmed.ncbi.nlm.nih.gov/9124966/.

第21章 骨关节炎性髋关节疼痛

Kevin Bennett, Elyse M. Cornett, Jamal Hasoon

- 骨关节炎(OA)是髋关节疼痛的常见原因,尤其是45岁以上的中老年人多发[1]。
- 过去30年间,髋关节骨关节炎及其相关的残疾发病率在全球显著增加[2]。
- 最主要的风险因素包括年龄增长、女性、遗传因素、肥胖和对髋关节有重大影响的生活方式或职业[3,5]。
- 该过程由蛋白质与水的比例失调和局部损伤引发，导致炎症的正反馈循环不断重复该过程[4,5]。
- 疼痛局限于受影响的关节,呈酸痛性质,夜间或活动后加重,并伴有僵硬和肿胀[4,5]。
- 基于临床表现可进行初步诊断和初始治疗方案，但影像学检查可帮助鉴别不确定性[5]。
- 保守治疗包括物理治疗、口服抗炎药物和关节内注射,可有效管理症状并减缓疾病进程。但对于严重病例,还可以进行更具侵入性的手术治疗,如髋关节置换术[5]。

流行病学和危险因素

- 自1990年以来,全球发病率增加了115.4%[2]。
  - 从1990年的每年74万新病例增加到2019年的每年158万新

病例。
  - 在此期间,因病致残的生活年数(DALY)也增加了 126.97%。
  - 发病率在 60~64 岁最高。
- 美国 50 岁以上成人患病率约为 18.5%[6]。
  - 影像学检查发现 24.7%的男性和 13.6%的女性患有髋关节 OA。
  - 有症状的髋关节 OA 在男性中为 5.2%,女性中为 3.0%。
- 髋关节 OA 的常见危险因素[3]。
  - 遗传因素[7]。
    - 约 60%的髋关节 OA 具有遗传性。
  - 年龄增长。
  - 女性。
  - 肥胖。
  - 不良饮食。
  - 高冲击力/高应力的活动或职业。

发病机制

- 髋关节 OA 的总体发病机制是由重复损伤、细胞外基质(ECM)降解和关节空间修复功能障碍引起的级联反应[8]。
  - 年龄增长使关节软骨细胞的氧化应激水平基线升高，并且向反应修复改变,即向基质金属蛋白酶(MMP)分解代谢倾斜。
  - 肥胖增加了髋关节的机械负荷和损伤，同时也引发低水平的全身性炎症,激活软骨细胞中的 MMP,通过释放脂肪因子和多种促炎性白细胞介素介导。
  - 髋关节的急性创伤也被证明会导致长期炎症标志物升高和受影响关节 OA 发病率升高。
  - 与髋关节 OA 相关的遗传因素包括多种系统性炎症异常、ECM 分解功能障碍和 ECM 结构异常。

诊断

- 可以通过典型的病史、体格检查和相关风险因素进行髋关节 OA 的初步诊断,但通常前后位和侧位髋关节 X 线片有助于确认诊断、确定疾病严重程度并指导治疗。
- 患者常见的主诉[5]。
  - 受影响关节的疼痛。
    - 早期疼痛与使用相关。
    - 后期疼痛更为持续。
  - 僵硬/疼痛的活动范围。
    - 醒来时尤为显著,但通过轻度活动可缓解。
    - 不要与类风湿关节炎的类似主诉混淆,类风湿关节炎持续时间更长。
  - 慢性发作(通常在就诊前数月至数年)。
- 体格检查[5]。
  - 内旋<15°。
    - 敏感性:66%。
    - 特异性:72%。
    - 似然比:2.4。
  - 内旋时疼痛。
    - 敏感性:82%。
    - 特异性:39%。
    - 似然比:1.3。
  - 髋关节内收减少。
    - 敏感性:80%。
    - 特异性:81%。
    - 似然比:4.2。

- 髋关节 X 线片[5]。
  - 股骨或髋臼骨赘。
    - 敏感性:89%。
    - 特异性:90%。
    - 似然比:8.9。
  - 上关节空间狭窄。
    - 敏感性:85%。
    - 特异性:66%。
    - 似然比:2.5。
  - 体格检查发现髋关节疼痛伴骨赘。
    - 敏感性:89%。
    - 特异性:90%。
    - 似然比:8.9。
  - 髋关节 OA 的症状可能在影像学检查正常时出现,因此,在临床怀疑较强的情况下,初步诊断后即可启动保守方法治疗。

治疗

- 髋关节 OA 的治疗主要包括通过保守疗法减缓疾病进展;然而,许多患者在数年后保守治疗无效,需要进行手术干预[5,9,10]。

减肥

- 3 项最近的系统综述表明,减肥或减肥手术作为治疗髋关节 OA 症状的证据较弱[11–13]。

运动

- 3 项 Cochrane 综述显示,实施陆地或水中运动方案可以减少疼痛、改善活动范围和提高整体生活质量[14–16]。

口服药物

- 2017 年 Cochrane 综述显示，与安慰剂相比，塞来昔布在髋关节 OA 患者中改善疼痛和身体功能方面没有戒断不良反应的风险[17]。
  - 塞来昔布与传统的 COX-1 抑制剂类 NSAID 之间没有显著差异。
- 2006 年 Cochrane 综述显示，对 OA 患者来说，对乙酰氨基酚在缓解髋关节疼痛方面优于安慰剂，但不及传统的 NSAID[18]。
- 2019 年 Cochrane 综述显示，单独使用曲马多或与对乙酰氨基酚联合使用在治疗 OA 疼痛方面无效[19]。
  - 中等质量的证据显示，服用曲马多后患者恶心、头晕和疲劳症状增加。
- 2014 年 Cochrane 综述显示，口服或透皮给药的非曲马多类阿片类药物在缓解疼痛和改善功能方面略优于安慰剂[20]。
  - 阿片类药物的不良反应和戒断风险显著，超过了任何潜在的益处。
  - 不推荐使用。
- 2005 年 Cochrane 综述显示，葡萄糖胺对与髋关节 OA 相关的疼痛和功能有中等效果[21]。
  - 影像学证据显示，OA 结构性改变的进展速度有所减缓。
- 2015 年 Cochrane 综述显示，软骨素在控制轻度 OA 症状方面优于安慰剂[12]。

关节内糖皮质激素注射

- 2020 年系统综述显示，局部糖皮质激素注射(LCI)后立即和 12 周内有效缓解疼痛[23]。
  - 2016 年系统综述也显示，LCI 在控制疼痛方面的短期效果在 1 周时达到峰值，并持续到注射后 8 周[24]。
- 2021 年队列研究显示，尽管在较轻病例中 LCI 的证据有限，但年龄较大、疼痛较严重、具有 OA 影像学证据的患者从 LCI 中获益显著更多[25]。

- 2008 年注射技术综述报告显示，在关节内注射过程中使用超声引导提高了激素的效果和程序的安全性[26]。
- 2015 年 LCI 在全髋关节置换术前的安全性综述显示，如果注射在术前 1~5 年进行，术后感染风险不会增加[27]。
  - 如果注射在术前 1 年内进行，术后感染风险略有增加。
  - 2016 年综述显示，最显著的风险是在术前 3 个月[28]。
  - 多次注射无论时间如何都会增加感染风险[29]。

其他关节内注射

- 2021 年系统综述显示，注射透明质酸后立即改善功能和疼痛，没有额外的危害[30]。
  - 同时，另一项 2021 年系统综述显示，关节内盐水注射，在注射后 2 个月、4 个月和 6 个月缓解疼痛和改善活动能力与透明质酸相同[31]。
- 2022 年系统综述显示，接受透明质酸或富血小板血浆注射的患者在注射后 1 年内疼痛和活动能力方面有类似的改善[32]。
- 2020 年系统综述显示，尽管透明质酸有一定的改善效果，但糖皮质激素注射在短期疼痛缓解方面更为优越[33]。
- 2017 年队列研究显示，间充质干细胞疗法在注射后长达 30 个月内改善了疼痛、僵硬和活动能力，同时减缓了 OA 的影像学进展[34]。
  - 2018 年系统综述确认了这些发现，但报道称需要更多研究以提供足够的证据来支持进一步的推荐[35]。
- 2018 年队列研究显示，骨髓抽取浓缩液注射为患者提供了显著的疼痛缓解和功能改善，并且没有额外的伤害[36]。
  - 2018 年病例系列建议连续多次注射以优化抗炎效果[37]。

结论

- 髋关节 OA 与老龄化相关的常见疼痛，也是造成残疾的重要原因。

- 髋关节 OA 的影像学证据存在于约 24.7%的 50 岁以上男性和 13.6%的女性中，男性有症状者为 5.2%，女性为 3.0%。
- 髋关节的磨损导致 ECM 重组功能障碍，从而导致慢性疼痛发作，使用时加重，并伴有髋关节活动能力下降。
- 多年的保守治疗，包括运动、减肥和口服抗炎药物可以减缓疾病进展，但严重病例可能需要关节内注射或髋关节置换术。
- 一些注射方法通过逆转疾病进程来更好地管理慢性症状；然而，髋关节置换术仍然是严重髋关节 OA 的金标准治疗方法。

（伍金红 译）

参考文献

1. Jordan JM, Helmick CG, Renner JB et al. Prevalence of hip symptoms and radiographic and symptomatic hip osteoarthritis in African Americans and Caucasians: The Johnston County osteoarthritis project. *J Rheumatol.* 2009;**36**(4):809–815.
2. Long H, Liu Q, Yin H, et al. Prevalence trends of site-specific osteoarthritis from 1990 to 2019: Findings from the global burden of disease study 2019. *Arthritis Rheumatol.* 2022;**74**(7):1172–1183. doi: 10.1002/art.42089.
3. Johnson VL, Hunter DJ. The epidemiology of osteoarthritis. *Best Pract Res Clin Rheumatol.* 2014;**28**(1):5–15.
4. Loeser RF. The role of aging in the development of osteoarthritis. *Trans Am Clin Climatol Assoc.* 2017;**128**:44–54.
5. Katz JN, Arant KR, Loeser RF. Diagnosis and treatment of hip and knee osteoarthritis: A review. *JAMA.* 2021;**325**(6):568–578.
6. Kim C, Linsenmeyer KD, Vlad SC et al. Prevalence of radiographic and symptomatic hip osteoarthritis in an urban United States community: The Framingham osteoarthritis study. *Arthritis Rheumatol.* 2014;**66**(11):3013–3017.
7. Spector TD, MacGregor AJ. Risk factors for osteoarthritis: Genetics. *Osteoarthritis Cartilage.* 2004;**12**(Suppl A):S39–S44.
8. Chen D, Shen J, Zhao W et al. Osteoarthritis: Toward a comprehensive understanding of pathological mechanism. *Bone Res.* 2017;**5**:16044. doi: 10.1038/boneres.2016.44.
9. Urits I, Orhurhu V, Powell J et al. Minimally invasive therapies for osteoarthritic hip pain: A comprehensive review. *Curr Pain Headache Rep.* 2020;**24**(7):37. doi: 10.1007/s11916-020-00874-8.

10. Bannuru RR, Osani MC, Vaysbrot EE et al. OARSI guidelines for the non-surgical management of knee, hip, and polyarticular osteoarthritis. *Osteoarthritis Cartilage*. 2019;**27**(11):1578–1589.

11. Robson EK, Hodder RK, Kamper SJ et al. Effectiveness of weight-loss interventions for reducing pain and disability in people with common musculoskeletal disorders: A systematic review with meta-analysis. *J Orthop Sports Phys Ther*. 2020;**50**(6):319–333.

12. Daugaard CL, Hangaard S, Bartels EM et al. The effects of weight loss on imaging outcomes in osteoarthritis of the hip or knee in people who are overweight or obese: A systematic review. *Osteoarthritis Cartilage*. 2020;**28**(1):10–21.

13. Gill RS, Al-Adra DP, Shi X et al. The benefits of bariatric surgery in obese patients with hip and knee osteoarthritis: A systematic review. *Obes Rev*. 2011;**12**(12):1083–1089.

14. Hurley M, Dickson K, Hallett R et al. Exercise interventions and patient beliefs for people with hip, knee or hip and knee osteoarthritis: A mixed methods review. *Cochrane Database Syst Rev*. 2018;**4**(4):CD010842.

15. Bartels EM, Juhl CB, Christensen R et al. Aquatic exercise for the treatment of knee and hip osteoarthritis. *Cochrane Database Syst Rev*. 2016;**3**:CD005523.

16. Fransen M, McConnell S, Hernandez-Molina G, Reichenbach S. Exercise for osteoarthritis of the hip. *Cochrane Database Syst Rev*. 2014;(4):CD007912. doi: 10.1002/14651858.CD007912.pub2.

17. Puljak L, Marin A, Vrdoljak D et al. Celecoxib for osteoarthritis. *Cochrane Database Syst Rev*. 2017;**5**(5):CD009865.

18. Towheed TE, Maxwell L, Judd MG et al. Acetaminophen for osteoarthritis. *Cochrane Database Syst Rev*. 2006;(1):CD004257. doi: 10.1002/14651858.CD004257.pub2.

19. Toupin April K, Bisaillon J, Welch V et al. Tramadol for osteoarthritis. *Cochrane Database Syst Rev*. 2019;**5**(5):CD005522.

20. da Costa BR, Nüesch E, Kasteler R et al. Oral or transdermal opioids for osteoarthritis of the knee or hip. *Cochrane Database Syst Rev*. 2014;(9):CD003115. doi: 10.1002/14651858.CD003115.pub4.

21. Towheed TE, Maxwell L, Anastassiades TP et al. Glucosamine therapy for treating osteoarthritis. *Cochrane Database Syst Rev*. 2005;(2):CD002946. doi: 10.1002/14651858.CD002946.pub2.

22. Singh JA, Noorbaloochi S, MacDonald R, Maxwell LJ. Chondroitin for osteoarthritis. *Cochrane Database Syst Rev*. 2015;**1**:CD005614.

23. Zhong HM, Zhao GF, Lin T et al. Intra-articular steroid injection for patients with hip osteoarthritis: A systematic review and meta-analysis. *Biomed Res Int*. 2020;**2020**:6320154. doi: 10.1155/2020/6320154.

24. McCabe PS, Maricar N, Parkes MJ, Felson DT, O'Neill TW. The efficacy of intra-articular steroids in hip osteoarthritis: A systematic review. *Osteoarthritis Cartilage*. 2016;**24**(9):1509–1517.

25. Kanthawang T, Lee A, Baal JD et al. Predicting outcomes in patients undergoing intra-articular corticosteroid hip injections. *Skeletal Radiol.* 2021;**50**(7):1347–1357.

26. Kruse DW. Intraarticular cortisone injection for osteoarthritis of the hip. Is it effective? Is it safe? *Curr Rev Musculoskelet Med.* 2008;**1**(3–4):227–233.

27. Ravi B, Escott BG, Wasserstein D et al. Intraarticular hip injection and early revision surgery following total hip arthroplasty: A retrospective cohort study. *Arthritis Rheumatol.* 2015;**67**(1):162–168.

28. Schairer WW, Nwachukwu BU, Mayman DJ, Lyman S, Jerabek SA. Preoperative hip injections increase the rate of periprosthetic infection after total hip arthroplasty. *J Arthroplasty.* 2016;**31**(Suppl 9):166–169.

29. Chambers AW, Lacy KW, Liow MHL et al. Multiple hip intra-articular steroid injections increase risk of periprosthetic joint infection compared with single injections. *J Arthroplast.* 2017;**32**(6):1980–1983.

30. Ebad Ali SM, Farooqui SF, Sahito B et al. Clinical outcomes of intra-articular high molecular weight hyaluronic acid injection for hip osteoarthritis: A systematic review and meta-analysis. *J Ayub Med Coll Abbottabad.* 2021;**33**(2):315–321.

31. Gazendam A, Ekhtiari S, Bozzo A, Phillips M, Bhandari M. Intra-articular saline injection is as effective as corticosteroids, platelet-rich plasma and hyaluronic acid for hip osteoarthritis pain: A systematic review and network meta-analysis of randomised controlled trials. *Br J Sports Med.* 2021;**55**(5):256–261.

32. Belk JW, Houck DA, Littlefield CP et al. Platelet-rich plasma versus hyaluronic acid for hip osteoarthritis yields similarly beneficial short-term clinical outcomes: A systematic review and meta-analysis of level I and II randomized controlled trials. *Arthroscopy.* 2022;**38**(6):2035–2046.

33. Vilabril F, Rocha-Melo J, Gonçalves JV, Vilaça-Costa J, Brito I. Hip osteoarthritis treatment with intra-articular injections: Hyaluronic acid versus glucocorticoid: A systematic review. *Acta Reumatol Port.* 2020;**45**(2):127–136.

34. Mardones R, Jofré CM, Tobar L, Minguell JJ. Mesenchymal stem cell therapy in the treatment of hip osteoarthritis. *J Hip Preserv Surg.* 2017;**4**(2):159–163.

35. McIntyre JA, Jones IA, Han B, Vangsness CT. Intra-articular Mesenchymal stem cell therapy for the human joint: A systematic review. *Am J Sports Med.* 2018;**46**(14):3550–3563.

36. Rodriguez-Fontan F, Piuzzi NS, Kraeutler MJ, Pascual-Garrido C. Early clinical outcomes of intra-articular injections of bone marrow aspirate concentrate for the treatment of early osteoarthritis of the hip and knee: A cohort study. *PM&R.* 2018;**10**(12):1353–1359.

37. Darrow M, Shaw B, Darrow B, Wisz S. Short-term outcomes of treatment of hip osteoarthritis with 4 bone marrow concentrate injections: A case series. *Clin Med Insights Case Rep.* 2018;**11**:1–4.

第22章 骨关节炎性膝关节疼痛

Jamal Hasoon, Kevin Bennett

- 膝关节骨关节炎(OA)是慢性膝痛、残疾和医疗花销的主要原因,影响着超过12%的美国60岁以上人群[1]。
- 到2030年,60岁以上人群将占美国总人口的21%，其总规模将是2000年的2倍[2]。
- 最显著的风险因素包括年龄增长、女性、遗传、肥胖、既往膝部损伤和对膝关节有显著影响的职业[3,4]。
- 膝关节的蛋白质和水的比例失调和局部损伤导致慢性炎症过程,重塑关节及周围结缔组织[5]。
- 疼痛通常局限于单侧受累关节,在夜间或使用后加重,并伴有晨僵和活动范围减小[6]。
- 鼓励早期诊断和预防以减缓疾病进展，原因是症状通常在不可逆损害发生后才出现[6]。
- 推荐有氧运动、力量训练、减肥和活动范围练习作为一线治疗或预防措施[5,6]。
- 推荐对症使用对乙酰氨基酚和口服NSAID及对于较严重病例的LCI来缓解疼痛[5,6]。
- 最终,膝关节置换术是对保守治疗无效的严重膝关节OA的金标准治疗方法[5,6]。

流行病学和危险因素

- 全球 20 岁以上人群每年的发病率为 203 例/万人[7]。
  - 全球每年 8670 万人患该病。
  - 美国每年患病率为 130 例/万人。
  - 发病率在 70~79 岁达到高峰。
- 全球 40 岁以上人群膝关节 OA 的患病率为 22.9%[7]。
  - 亚洲国家报道的总患病率高于非亚洲国家。
  - 全球影像学证据的患病率为 28.7%。
  - 全球有症状的 OA 患病率为 12.4%。
- 膝关节 OA 的常见危险因素[7]。
  - 年龄增长。
  - 女性。
    - 女性的患病率和发病率之比为 1.69，男性为 1.39。
  - 肥胖。
  - 不良饮食。
  - 低体力活动。
  - 高冲击/高应力职业。
  - 低教育水平。

发病机制

- 膝关节 OA 与身体其他部位的 OA 类似，是重复性创伤/生物力学应力、细胞外基质(ECM)降解和关节空间修复功能障碍的结合[5,8]。
  - 衰老导致关节软骨细胞的基础氧化应激水平增加和畸变的修复反应，向基质金属蛋白酶(MMP)分解代谢转变。
  - 肥胖导致髋关节的机械负荷和损伤增加，以及触发软骨细胞中 MMP 激活的低水平系统性炎症，通过释放脂肪因子和多种促炎白细胞介素。
  - 急性创伤性髋部损伤也被证明会导致慢性炎症标志物升高和受影响关节的OA发病率增加。

诊断

- 鼓励通过经典的病史、体格检查和生活方式风险因素早期检测膝关节OA，但通常使用前后位和侧位膝部X线片来确认诊断，监测疾病进展，并更好地指导治疗决策。
- 常见的患者主诉[6,9]。
  - 受影响关节的疼痛。
    - 疾病早期关节活动后疼痛（敏感性：95%；特异性：19%）。
    - 疾病晚期出现持续性疼痛（敏感性：53%；特异性：71%）。
  - 僵硬/关节活动受限伴疼痛。
    - 早晨醒来时突出，但轻度使用后缓解（敏感性：88%；特异性：52%）。
    - 不应与类风湿关节炎的类似症状混淆，后者在早晨持续时间更长。
  - 功能受限。
    - 步态障碍和患侧膝关节的整体活动/使用减少（敏感性：56%；特异性：63%）。
  - 慢性发作（通常在就诊前经历数月到数年的隐匿性疼痛）。
- 体格检查[9]。
  - 关节摩擦音。
    - 敏感性：89%。
    - 特异性：60%。
    - 似然比：2.3。
  - 骨质增生。
    - 敏感性：55%。
    - 特异性：95%。

        - 似然比:11.81。
    - 被动/主动活动范围减少。
        - 敏感性:17%。
        - 特异性:96%。
        - 似然比:4.4。
    - 可触及的关节积液。
        - 敏感性:43%。
        - 特异性:41%。
        - 似然比:0.73。
- 膝关节 X 线片[9]。
    - 关节间隙变窄。
        - 敏感性:44%。
        - 特异性:79%。
        - 似然比:2.19。
    - 骨赘。
        - 敏感性:51%。
        - 特异性:83%。
        - 似然比:3.29。
    - 硬化。
        - 敏感性:33%。
        - 特异性:89%。
        - 似然比:2.56。

治疗

- 膝关节 OA 的治疗主要通过生活方式干预来减缓疾病进展，疼痛发作期采用保守治疗;然而,许多患者在经过数年的保守治疗后效果不佳,则需要手术治疗。

减肥

- 2022 年和 2020 年的系统评价显示，通过增加蛋白质摄入和瘦肉比例的减肥对膝关节 OA 患者的疼痛控制有中等效果[10,11]。
- 2018 年的系统评价显示，体重增加组会比体重稳定组更容易患滑膜炎[12]。

运动

- 2021 年和 2019 年的系统评价显示，多种运动方案在几个月内能显著缓解疼痛和提高关节功能，之后效果逐渐减弱[13,14]。
- 2015 年 Cochrane 评价显示，3913 例患有轻度至中度膝关节 OA 的参与者在完成几个月的标准有氧运动、功能运动和力量训练后报道：[15]
  - 疼痛绝对改善 12%。
  - 身体功能绝对改善 10%。
  - 生活质量绝对改善 4%。

口服药物

- 2017 年 Cochrane 评价显示，与安慰剂相比，塞来昔布在膝关节 OA 患者中改善疼痛和身体功能且无撤药不良反应风险[16]。
  - 塞来昔布与传统的 COX-1 抑制剂 NSAID 之间无显著差异。
- 2006 年 Cochrane 评价显示，对乙酰氨基酚在缓解 OA 患者膝痛方面优于安慰剂，但劣于传统 NSAID[17]。
- 2019 年 Cochrane 评价显示，曲马多单独或与对乙酰氨基酚联合使用对治疗 OA 疼痛无效[18]。
  - 中等质量证据显示，服用曲马多的患者恶心、头晕和疲劳增加。
- 2014 年 Cochrane 评价显示，口服或经皮给药的非曲马多类阿片类药物在缓解疼痛和改善功能方面略优于安慰剂[19]。
  - 阿片类药物的不良反应和撤药风险显著，超过任何潜在的好处。
  - 不推荐使用。

- 2005 年 Cochrane 评价显示，氨基葡萄糖对膝关节 OA 相关的疼痛和功能有中等效果[20]。
  - 放射学证据显示 OA 结构变化的减缓。
- 2015 年 Cochrane 评价显示，软骨素在控制轻度 OA 症状方面优于安慰剂[21]。

关节腔内注射糖皮质激素

- 2015 年 Cochrane 评价显示，单剂量局部糖皮质激素注射(LCI)与安慰剂相比疼痛绝对改善 13%，身体功能绝对改善 10%，不良反应绝对减少 2%[22]。
  - 每 3 个月重复注射一次，持续 2 年，导致的软骨损失比注射生理盐水更多[23]。

其他关节腔内注射

- 2016 年和 2021 年的系统评价结果显示，每隔 1 周进行一次关节腔内富血小板血浆(PRP)注射，在 12 个月内的疼痛缓解优于单次 LCI[24,25]。
- 3 个系统评价显示，黏弹补充疗法在缓解疼痛方面比安慰剂效果更好，效果持续时间比 LCI 长，达 13 周[26–28]。
  - 2021 年的系统评价显示，Hylan G–F 20、透明质酸钠制剂和透明质酸表现出良好的安全性和较少的不良反应，且在一定程度上优于安慰剂[29]。
- 2019 年的系统评价显示，骨髓来源、脂肪组织来源和羊膜来源的间充质干细胞在膝关节 OA 中的关节腔内注射的证据较少，然而，有足够证据支持其使用[30]。

结论

- OA 是与衰老、体重和体力活动不足相关的慢性膝痛和残疾的一种常见病因。

- 全球 40 岁以上人群中，28.7%存在膝关节 OA 的影像学证据。
- 全球 40 岁以上人群中，12.4%存在膝关节 OA 的症状。
- 髋关节的磨损导致 ECM 重组功能障碍，导致慢性疼痛发作，使用时疼痛加重，伴有膝关节活动减少。
- 多年的保守治疗(包括运动、减肥和口服抗炎药)可以减缓疾病进展，但严重病例可能需要关节腔内注射治疗或膝关节置换术。
- 一些有希望的注射方法希望通过逆转疾病过程来更好地管理慢性症状；然而，膝关节置换术仍然是治疗严重膝关节 OA 的金标准。

(伍金红 译)

参考文献

1. Dillon CF, Rasch EK, Gu Q, Hirsch R. Prevalence of knee osteoarthritis in the United States: Arthritis data from the Third National Health and Nutrition Examination Survey 1991–94. *J Rheumatol.* 2006;**33**(11):2271–2279.
2. Federal Interagency Forum on Aging-Related Statistics. *Older Americans 2016: Key indicators of well-being.* US Government Printing Office; 2016.
3. Felson DT, Niu J, Clancy M et al. Effect of recreational physical activities on the development of knee osteoarthritis in older adults of different weights: The Framingham study. *Arthritis Rheum.* 2007;57:6–12.
4. Barbour KE, Hootman JM, Helmick CG et al. Meeting physical activity guidelines and the risk of incident knee osteoarthritis: A population-based prospective cohort study. *Arthritis Care Res (Hoboken).* 2014;**66**:139–146.
5. Mora JC, Przkora R, Cruz-Almeida Y. Knee osteoarthritis: Pathophysiology and current treatment modalities. *J Pain Res.* 2018;**11**:2189–2196.
6. Heidari B. Knee osteoarthritis diagnosis, treatment and associated factors of progression: Part II. *Caspian J Intern Med.* 2011;**2**(3):249–255.
7. Cui A, Li H, Wang D et al. Global, regional prevalence, incidence and risk factors of knee osteoarthritis in population-based studies. *EClinicalMedicine.* 2020;**29–30**:100587. doi: 10.1016/j.eclinm.2020.100587.
8. Chen D, Shen J, Zhao W et al. Osteoarthritis: Toward a comprehensive understanding of pathological mechanism. *Bone Res.* 2017;**5**:16044. doi: 10.1038/boneres.2016.44.

9. Zhang W, Doherty M, Peat G et al. EULAR evidence-based recommendations for the diagnosis of knee osteoarthritis. *Ann Rheum Dis.* 2010;**69**(3):483–489.

10. Webb EJ, Osmotherly PG, Baines SK. Effect of dietary weight loss and macronutrient intake on body composition and physical function in adults with knee osteoarthritis: A systematic review. *J Nutr Gerontol Geriatr.* 2022;**41**(2):103–125.

11. Robson EK, Hodder RK, Kamper SJ et al. Effectiveness of weight-loss interventions for reducing pain and disability in people with common musculoskeletal disorders: A systematic review with meta-analysis. *J Orthop Sports Phys Ther.* 2020;**50**(6):319–333.

12. Landsmeer MLA, de Vos BC, van der Plas P et al. Effect of weight change on progression of knee OA structural features assessed by MRI in overweight and obese women. *Osteoarthritis Cartilage.* 2018;**26**(12):1666–1674.

13. Goh SL, Persson MSM, Stocks J et al. Efficacy and potential determinants of exercise therapy in knee and hip osteoarthritis: A systematic review and meta-analysis. *Ann Phys Rehabil Med.* 2019;**62**(5):356–365.

14. Raposo F, Ramos M, Lúcia Cruz A. Effects of exercise on knee osteoarthritis: A systematic review. *Musculoskeletal Care.* 2021;**19**(4):399–435.

15. Fransen M, McConnell S, Harmer AR et al. Exercise for osteoarthritis of the knee. *Cochrane Database Syst Rev.* 2015;**1**:CD004376.

16. Puljak L, Marin A, Vrdoljak D et al. Celecoxib for osteoarthritis. *Cochrane Database Syst Rev.* 2017;**5**(5):CD009865.

17. Towheed TE, Maxwell L, Judd MG et al. Acetaminophen for osteoarthritis. *Cochrane Database Syst Rev.* 2006;(1):CD004257. doi: 10.1002/14651858.CD004257.pub2.

18. Toupin April K, Bisaillon J, Welch V et al. Tramadol for osteoarthritis. *Cochrane Database Syst Rev.* 2019;**5**(5):CD005522.

19. da Costa BR, Nüesch E, Kasteler R et al. Oral or transdermal opioids for osteoarthritis of the knee or hip. *Cochrane Database Syst Rev.* 2014;(9):CD003115. doi: 10.1002/14651858.CD003115.pub4.

20. Towheed TE, Maxwell L, Anastassiades TP et al. Glucosamine therapy for treating osteoarthritis. *Cochrane Database Syst Rev.* 2005;(2):CD002946. doi: 10.1002/14651858.CD002946.pub2.

21. Singh JA, Noorbaloochi S, MacDonald R, Maxwell LJ. Chondroitin for osteoarthritis. *Cochrane Database Syst Rev.* 2015;**1**(1):CD005614.

22. Jüni P, Hari R, Rutjes AW et al. Intra-articular corticosteroid for knee osteoarthritis. *Cochrane Database Syst Rev.* 2015;(10):CD005328. doi: 10.1002/14651858.CD005328.pub3.

23. McAlindon TE, LaValley MP, Harvey WF et al. Effect of intra-articular triamcinolone vs saline on knee cartilage volume and pain in patients with knee osteoarthritis: A randomized clinical trial. *JAMA.* 2017;**317**:1967–1975.

24. McLarnon M, Heron N. Intra-articular platelet-rich plasma injections versus intra-articular corticosteroid injections for symptomatic management of knee osteoarthritis: Systematic review and meta-analysis. *BMC Musculoskelet Disord.* 2021;**22**(1):550. doi: 10.1186/s12891-021-04308-3.

25. Meheux CJ, McCulloch PC, Lintner DM, Varner KE, Harris JD. Efficacy of intra-articular platelet-rich plasma injections in knee osteoarthritis: A systematic review. *Arthroscopy.* 2016;**32**(3):495–505.

26. Bellamy N, Campbell J, Robinson V et al. Viscosupplementation for the treatment of osteoarthritis of the knee. *Cochrane Database Syst Rev.* 2006;(2): CD005321. doi: 10.1002/14651858.CD005321.pub2.

27. Richette P, Chevalier X, Ea HK et al. Hyaluronan for knee osteoarthritis: An updated meta-analysis of trials with low risk of bias. *RMD Open.* 2015;**1**(1): e000071.

28. Xing D, Wang B, Liu Q et al. Intra-articular hyaluronic acid in treating knee osteoarthritis: A PRISMA-compliant systematic review of overlapping meta-analysis. *Sci Rep.* 2016;**6**:32790. doi: 10.1038/srep32790.

29. Peck J, Slovek A, Miro P et al. A comprehensive review of viscosupplementation in osteoarthritis of the knee. *Orthop Rev (Pavia).* 2021;**13**(2):25549. doi: 10.52965/001c.25549.

30. Di Matteo B, Vandenbulcke F, Vitale ND et al. Minimally manipulated mesenchymal stem cells for the treatment of knee osteoarthritis: A systematic review of clinical evidence. *Stem Cells Int.* 2019;2019:1735242. doi: 10.1155/2019/1735242.

第 23 章 慢性踝关节和足部疼痛

Kevin Bennett, Jamal Hasoon

- 踝关节/足部机制的复杂性及其在运动中的作用,使相关结构极易受到反复创伤和慢性疼痛的影响。
- 约 20%的 45 岁以上成人会经常出现足部或踝关节疼痛,这对其行动能力产生显著影响[1,2]。
- 2011 年,踝关节和足部手术的医疗保险支出 110 亿美元,其中大部分费用用于脱位、骨折和重建手术[3]。
- 踝关节和足部疼痛的常见风险因素包括步行时跖骨压力增加、日间行走时间延长、体重指数(BMI)增加、年龄增长及有 OA 或类风湿关节炎病史[4-6]。
- 慢性踝关节不稳定(CAI)是由踝关节韧带结构反复创伤而导致慢性疼痛的常见原因之一[7-9]。
- 其他常见的慢性踝关节或足部疼痛原因包括莫顿神经瘤、跟腱病、跗管综合征、足底筋膜炎(将在第 24 章中讨论)、痛风、踝关节 OA、类风湿关节炎和后胫骨肌腱功能障碍[10]。
- 许多这些情况的早期治疗和预防依赖于减重、足部生物力学矫正及足部/踝关节强化锻炼[11]。
- 对于偶发性疼痛的缓解,推荐使用对乙酰氨基酚和口服 NSAID,对于更严重的情况可使用局部皮质类固醇注射[10,12]。
- 手术通常保留给任何原因的严重病例, 但有时根据患者的具体临床情况，会较早考虑手术治疗[13–15]。

流行病学和危险因素

- 45 岁以上成人中足部疼痛的发病率为 24%[1]。
  - 最常见的部位是前足。
- 45 岁以上成人中踝关节疼痛的发病率为 15%[1]。
  - CAI 是与老龄化相关的最常见诊断疾病之一[7–9]。
- 慢性踝关节和足部疼痛继发于 CAI 的常见危险因素[4-6,10]。
  - 年龄增长。
  - 女性性别。
  - 肥胖。
  - OA 病史。
  - 类风湿关节炎病史。
  - 低体力活动水平。
  - 高冲击/高应力职业。
  - 足部生物力学不良。
- 莫顿神经瘤的危险因素包括女性性别、鞋/活动对跖骨横韧带的长期压力、舞蹈、跑步、行走[16]。
- 跟腱病的危险因素包括跑步时过度跟腱着地、对跟腱的反复用力、跟腱的血管化、年龄增长、女性性别、BMI 增加及踝关节稳定性/力量差[17]。
- 跗管综合征的危险因素包括年龄增长、女性性别、竞争性运动员及需要长期站立或行走的职业[18]。
- 痛风的危险因素包括年龄增长、饮食中的肉类和乙醇、BMI 增加、高血压、糖尿病、遗传倾向及其他导致高尿酸血症的全身性疾病[19,20]。

病理生理学

- CAI[21]。

  - ○ 在韧带复合体反复受伤后踝关节完整性的丧失。
  - ○ 由神经肌肉萎缩引起的机械不稳定性和功能性不协调的组合。
- 莫顿神经瘤[22]。
  - ○ 足趾间神经(最常见于第三和第四跖骨头之间)的刺激和炎症。
  - ○ 继发于慢性过度内旋、鞋头狭窄或其他足部畸形对神经的压力增加。
- 跟腱病[17,23]。
  - ○ 跟腱的慢性过度用力伴随炎症和退行性变化。
  - ○ 与跑步时跟腱着地过度相关的不良足部机械因素。
- 跗管综合征[18]。
  - ○ 胫后神经及其在跗管处神经远端分支的压迫性神经病。
  - ○ 与创伤、机械性压迫(外力或解剖性)、肿瘤或其他骨增长的肿块效应、跗管的炎性变化或由肥胖和水肿引起的跗管内压力增加有关。
- 痛风[24]。
  - ○ 由单钠尿酸盐晶体在关节中沉积引起的炎性关节炎。
  - ○ 由尿酸生成增加、尿酸排泄减少或嘌呤代谢步骤改变引起的,所有这些都会导致高尿酸血症。
- OA[25]。
  - ○ 慢性机械损伤关节空间,伴有炎性渗透物、细胞外基质重构改变及关节软骨和关节灵活性降低。
- 类风湿关节炎[26]。
  - ○ 自身免疫性滑膜炎以对称性滑膜关节为受累对象。
  - ○ 慢性炎症引起关节空间、细胞外基质及邻近骨结构的结构性改变。

诊断

- CAI[21,27]。
  - ○ 患者病史通常包括行走过程中慢性疼痛、以往足扭伤、骨折或手术史，以及步行时踝关节无力。
  - 体检包括评估韧带结构的被动松弛度，检查双侧踝关节、后足和中足结构是否有异常，以及下肢的完整步态和力量测试。
- 莫顿神经瘤[16,22]。
  - 患者病史将包括前足有类似肿块的锐痛，疼痛在过度内旋或穿窄鞋时加重。
  - Mulder 测试通过施压跖骨，引发病变处的疼痛，并伴有结构压缩时的敲击感。
  - 超声显示足趾间隙有低回声病变。
- 跟腱病[28,29]。
  - 患者主诉后足跟疼痛，行走、跳跃及穿紧鞋时疼痛加重。
  - 体格检查显示跟骨后部（跟腱插入处）压痛。
  - 超声和 MRI 可用于评估腱的病变严重程度，但并非诊断所必需。
- 跗管综合征[30,31]。
  - 患者病史是最佳诊断工具，通常描述跖骨神经分布区远端的感觉异常和感觉过敏。
  - Tinel 征可提示跗管综合征，若在跗管处敲击可引起远端感觉异常。
  - 神经传导研究也可用于诊断。
- 痛风[24]。
  - 大多数患者最初表现为急性疼痛性单关节炎发作。
  - 体格检查将显示受影响关节存在明显压痛和肿胀。
  - 滑液中单钠尿酸盐晶体的存在可确诊，而尿酸血液水平则有助于监测发作风险。
- OA[25,32]。
  - 虽然不如其他形式的 OA 常见，但患者会抱怨类似的症状，如无力、疼痛和慢性疼痛，这种疼痛在一天的使用过程中逐渐加重并表现出不对称。

  - 体格检查显示疼痛和异常步态、踝关节骨质增生及主动和被动活动范围减少。
  - X 线片显示骨赘变化、关节间隙变窄及硬化。
- 类风湿关节炎[33,34]。
  - 许多患者表现出类风湿关节炎的其他继发症状，但通常表现为对称性疼痛，无肿胀和压痛。
  - 体格检查可能类似于其他疾病，显示出肿胀、呈红色、压痛、皮温升高、疼痛性活动范围受限及后期畸变。
  - 升高的 ESR 和 CRP 提示类风湿关节炎，而 RF 和抗 CCP 抗体有助于确诊。

治疗

- 慢性足部和踝关节疼痛的治疗通常从预防、减缓疾病进展及物理治疗、锻炼和非处方止痛药等改善症状的治疗开始。然而，针对各种病因的几种微创非手术治疗方法已被采用[10,12]。
- CAI。
  - 研究发现，针对慢性踝关节疼痛和不稳定的患者，皮质类固醇注射通常并不比安慰剂更有效[12,35]。
  - 2022 年的系统综述显示，透明质酸注射在软组织损伤中有效缓解疼痛并恢复功能，但研究中仅包括一篇关于 CAI 的文章[36]。
  - 2009 年的随机对照试验（RCT）报道称，与安慰剂注射和标准保守治疗相比，透明质酸注射在 2 年内出现更少的踝关节扭伤复发，并较好地缓解了静息疼痛[37]。
  - 2015 年的系统综述显示，PRP 注射在各种踝软骨性病变的疼痛控制和功能恢复方面优于安慰剂[38]。
  - 关节活动和力量/本体感受锻炼是恢复功能的有效疗法[39-41]。
  - 虽然许多手术在挽救严重 CAI 病例的功能方面有效，但没有足够的证据支持达成手术治疗方法的共识[42]。

- 莫顿神经瘤。
  - 2019 年的非手术治疗莫顿神经瘤的系统综述显示，直接皮质类固醇注射可有效控制疼痛长达 6 个月[43]。
  - 2018 年关于乙醇加局部麻醉剂的系统综述显示疼痛控制效果令人满意，但方法和随访期的异质性极大[44]。
    - 各种局部麻醉剂配方常使用乙醇溶液浓度为 4%~50%。
    - 注射的频率和次数也未标准化。
  - 2016 年 RCT 报道称，直接向莫顿神经瘤注射 0.1mg 辣椒素，显示至少在注射后 12 周内显著缓解疼痛[45]。
  - 2018 年一项关于 83 例接受透明质酸注射的病例研究显示功能改善和疼痛控制持续长达 12 个月[46]。
  - 随着有效的非侵入性治疗方法的出现，传统的神经切除术变得不再那么受欢迎[22]。
- 跟腱病。
  - 2018 年的系统综述显示，PRP 注射对跟腱病没有明显的好处，且相比生理盐水注射无明显优势[47]。
    - 作者报道样本量小和随机对照试验不足，无法得出准确结论。
    - 根据其他腱病治疗中 PRP 疗法的成功案例，则呼吁进行更多试验[48]。
  - 2011 年一项 RCT 报道称，增生疗法注射与偏心负重锻炼相比，注射后 12 个月内显著减轻疼痛并改善功能[49]。
- 跗管综合征。
  - 跗管内注射皮质类固醇联合口服抗炎药，尽管几乎没有记录支持其使用的证据，仍推荐作为保守治疗的一线方法[50-52]。
  - 2022 年的系统综述报道称，尽管通过内镜跗管松解术的手术干预只适用于那些保守治疗（包括物理治疗、矫形器和药物止痛）无效的患者，但在顽固病例中，它仍然是一种有效的管理方法[53]。

- 痛风。
  - 2 项关于皮质类固醇注射治疗急性痛风发作的 RCT 显示，与安慰剂相比，皮质类固醇注射有效缓解急性疼痛[54,55]。
  - 尽管该主题上缺乏 RCT，几项指南和系统综述仍推荐在痛风疼痛患者中使用局部皮质类固醇注射，特别是对于那些有口服治疗禁忌证的患者，归功于该治疗的安全性[56-58]。
- OA。
  - 大多数足部和踝关节 OA 通过 NSAID、矫形器、物理治疗和锻炼来控制；然而，局部注射也是保守治疗的重要方法之一[59]。
  - 多项临床试验显示，关节内注射皮质类固醇可缓解疼痛至少 3 个月[60-62]。
    - 一项研究发现，BMI<30kg/m^2 的参与者疼痛缓解时间长达 12 个月。
  - 2007 年的一项 RCT 比较了皮质类固醇注射与透明质酸注射，结果显示，两组均在注射后 56 天内症状得到基本改善，然而，透明质酸组在随访期间效果更佳[63]。
  - 2018 年关于踝关节内注射的系统评价显示，透明质酸在注射后 6 个月内显著缓解疼痛，有些研究显示缓解时间长达 18 个月[64]。
  - 2017 年的 2 项关于踝关节 OA 的 PRP 注射试验显示，注射后 5~17 个月内疼痛得到显著控制[65,66]。
  - 2015 年一项小型试验显示，间充质干细胞注射后至少 30 个月内，疼痛显著缓解且功能得到改善[67]。
    - WOMAC 疼痛评分从注射前的 40，降至 30 个月后的 8.3。
    - 可耐受的步行距离从注射前的 1010m 提高到 30 个月后的 2333m。
- 类风湿关节炎。

- ○ 3 项关于类风湿关节炎关节内皮质类固醇注射的试验显示，注射后 1~12 周疼痛显著缓解[68–70]。
- ○ 2018 年一项研究比较了 58 例踝关节内皮质类固醇与甲氨蝶呤的注射效果，显示注射后疼痛显著缓解长达 20 周[71]。
  - ■ 甲氨蝶呤还可以改善超声下滑膜炎的表现。

结论

- 慢性足部和踝关节疼痛是多种疾病的常见症状。
- 全国范围内，足部或踝关节疼痛的医疗负担分别为 24%和 15%。
- 尽管某些疾病有更具体的病因或风险因素，慢性疼痛的许多原因在于肥胖、缺乏锻炼/足部力量及足部生物力学问题。
- 踝关节周围韧带结构的慢性重复性损伤或滑膜关节本身的重复性损伤分别可导致 CAI 和 OA。
- 在评估疼痛来源时，还必须考虑全身性疾病、急性和过度使用的伤害及解剖异常。
- 对于许多病症，保守治疗如口服抗炎药、矫形器和物理治疗是首选治疗方法，并能有效缓解大多数依从患者的症状。
- 在推荐患者进行更具侵入性的手术治疗之前，使用各种药物注射疗法的证据充足。

（伍金红 译）

参考文献

1. Thomas MJ, Roddy E, Zhang W et al. The population prevalence of foot and ankle pain in middle and old age: A systematic review. *Pain*. 2011;**152**(12):2870–2880.
2. Menz HB, Dufour AB, Casey VA et al. Foot pain and mobility limitations in older adults: The Framingham foot study. *J Gerontol A Biol Sci Med Sci*. 2013;**68**(10):1281–1285.

3. Belatti DA, Phisitkul P. Economic burden of foot and ankle surgery in the US Medicare population. *Foot Ankle Int.* 2014;**35**(4):334–340.

4. Werner RA, Gell N, Hartigan A, Wiggermann N, Keyserling WM. Risk factors for foot and ankle disorders among assembly plant workers. *Am J Ind Med.* 2010;**53**(12):1233–1239.

5. Oh-Park M, Kirschner J, Abdelshahed D, Kim DDJ. Painful foot disorders in the geriatric population: A narrative review. *Am J Phys Med Rehabil.* 2019;**98**(9):811–819.

6. Yong RJ, Mullins PM, Bhattacharyya N. Prevalence of chronic pain among adults in the United States. *Pain.* 2022;**163**(2):e328–e332.

7. Gribble PA. Evaluating and differentiating ankle instability. *J Athl Train.* 2019;**54**(6):617–627.

8. Miklovic TM, Donovan L, Protzuk OA, Kang MS, Feger MA. Acute lateral ankle sprain to chronic ankle instability: A pathway of dysfunction. *Phys Sportsmed.* 2018;**46**(1):116–122.

9. Czajka CM, Tran E, Cai AN, DiPreta JA. Ankle sprains and instability. *Med Clin North Am.* 2014;**98**(2):313–329.

10. Urits I, Smoots D, Franscioni H et al. Injection techniques for common chronic pain conditions of the foot: A comprehensive review. *Pain Ther.* 2020;**9**(1):145–160.

11. van der Merwe C, Shultz SP, Colborne GR, Fink PW. Foot muscle strengthening and lower limb injury prevention. *Res Q Exerc Sport.* 2021;**92**(3):380–387.

12. Urits I, Hasegawa M, Orhurhu V et al. Minimally invasive treatment of chronic ankle instability: A comprehensive review. *Curr Pain Headache Rep.* 2020;**24**(3): 1040–1048. doi: 10.1007/s00167-016-4041-1.

13. Khlopas H, Khlopas A, Samuel LT et al. Current concepts in osteoarthritis of the ankle: Review. *Surg Technol Int.* 2019;**35**:280–294.

14. Pietramaggiori G, Sapino G, De Santis G, Bassetto F, Scherer S. Chronic knee and ankle pain treatment through selective microsurgical approaches: A minimally invasive option in the treatment algorithm for refractory lower limb pain. *J Reconstr Microsurg.* 2021;**37**(3):234–241.

15. Arroyo-Hernández M, Mellado-Romero M, Páramo-Díaz P, García-Lamas L, Vilà-Rico J. Chronic ankle instability: Arthroscopic anatomical repair. *Rev Esp Cir Ortop Traumatol.* 2017;**61**(2):104–110.

16. Di Caprio F, Meringolo R, Shehab Eddine M, Ponziani L. Morton's interdigital neuroma of the foot: A literature review. *Foot Ankle Surg.* 2018;**24**(2):92–98.

17. Longo UG, Ronga M, Maffulli N. Achilles tendinopathy. *Sports Med Arthrosc Rev.* 2018;**26**(1):16–30.

18. McSweeney SC, Cichero M. Tarsal tunnel syndrome: A narrative literature review. *Foot (Edinb).* 2015;**25**(4):244–250.

19. Kuo CF, Grainge MJ, Zhang W, Doherty M. Global epidemiology of gout: Prevalence, incidence and risk factors. *Nat Rev Rheumatol.* 2015;**11**(11):649–662.

20. Evans PL, Prior JA, Belcher J et al. Obesity, hypertension and diuretic use as risk factors for incident gout: A systematic review and meta-analysis of cohort studies. *Arthritis Res Ther.* 2018;**20**(1):136. doi: 10.1186/s13075-018-1612-1.

21. Al-Mohrej OA, Al-Kenani NS. Chronic ankle instability: Current perspectives. *Avicenna J Med.* 2016;**6**(4):103–108.

22. Gougoulias N, Lampridis V, Sakellariou A. Morton's interdigital neuroma: Instructional review. *EFORT Open Rev.* 2019;**4**(1):14–24.

23. Kader D, Saxena A, Movin T, Maffulli N. Achilles tendinopathy: Some aspects of basic science and clinical management. *Br J Sports Med.* 2002;**36**(4):239–249.

24. Ragab G, Elshahaly M, Bardin T. Gout: An old disease in new perspective: A review. *J Adv Res.* 2017;**8**(5):495–511.

25. Paterson KL, Gates L. Clinical assessment and management of foot and ankle osteoarthritis: A review of current evidence and focus on pharmacological treatment. *Drugs Aging.* 2019;**36**(3):203–211.

26. Aletaha D, Neogi T, Silman AJ et al. Rheumatoid arthritis classification criteria: An American College of Rheumatology/European League Against Rheumatism collaborative initiative. *Arthritis Rheum.* 2010;**62**(9):2569–2581.

27. Gribble PA, Delahunt E, Bleakley CM et al. Selection criteria for patients with chronic ankle instability in controlled research: A position statement of the International Ankle Consortium. *J Athl Train.* 2014;**49**(1):121–127.

28. Weinfeld SB. Achilles tendon disorders. *Med Clin North Am.* 2014;**98**(2):331–338.

29. Zellers JA, Bley BC, Pohlig RT, Alghamdi NH, Silbernagel KG. Frequency of pathology on diagnostic ultrasound and relationship to patient demographics in individuals with insertional Achilles tendinopathy. *Int J Sports Phys Ther.* 2019;**14**(5):761–769.

30. Antoniadis G, Scheglmann K. Posterior tarsal tunnel syndrome diagnosis and treatment. *Dtsch Arztebl.* 2008;**105**(45):776–781.

31. Rinkel WD, Cabezas MC, Van Neck JW et al. Validity of the Tinel sign and prevalence of tibial nerve entrapment at the tarsal tunnel in both diabetic and nondiabetic subjects: A cross-sectional study. *Plast Reconstr Surg.* 2018;**142**(5):1258–1266.

32. Roddy E, Thomas MJ, Marshall M et al. The population prevalence of symptomatic radiographic foot osteoarthritis in community-dwelling older adults: Cross-sectional findings from the clinical assessment study of the foot. *Ann Rheum Dis.* 2015;**74**(1):156–163.

33. Simonsen MB, Hørslev-Petersen K, Cöster MC, Jensen C, Bremander A. Foot and ankle problems in patients with rheumatoid arthritis in 2019: Still an important issue. *ACR Open Rheumatol.* 2021;**3**(6):396–402.

34. Heidari B. Rheumatoid arthritis: Early diagnosis and treatment outcomes. *Caspian J Intern Med.* 2011;**2**(1):161–170.

35. Gerstner Garces JB. Chronic ankle instability. *Foot Ankle Clin.* 2012;**17**(3):389–398.

36. Khan M, Shanmugaraj A, Prada C et al. The role of hyaluronic acid for soft tissue indications: A systematic review and meta-analysis. *Sports Health.* 2022;**15**(1):86–96. doi: 10.1177/19417381211073316. .

37. Petrella MJ, Coglian;o A, Petrella RJ. Original research: Long-term efficacy and safety of periarticular hyaluronic acid in acute ankle sprain. *Phys Sportsmed.* 2009;**37**:64–70.

38. Vannini F, Di Matteo B, Filardo G. Platelet-rich plasma to treat ankle cartilage pathology – from translational potential to clinical evidence: A systematic review. *J Exp Orthop.* 2015;**2**(1):2. doi: 10.1186/s40634-015-0019-z.

39. Cruz-Díaz D, Lomas Vega R, Osuna-Pérez MC, Hita-Contreras F, Martínez-Amat A. Effects of joint mobilization on chronic ankle instability: A randomized controlled trial. *Disabil Rehabil.* 2015;**37**(7):601–610.

40. Cain MS, Ban RJ, Chen YP et al. Four-week ankle-rehabilitation programs in adolescent athletes with chronic ankle instability. *J Athl Train.* 2020;**55**(8):801–810.

41. Anguish B, Sandrey MA. Two 4-week balance-training programs for chronic ankle instability. *J Athl Train.* 2018;**53**(7):662–671.

42. Chang SH, Morris BL, Saengsin J et al. Diagnosis and treatment of chronic lateral ankle instability: Review of our biomechanical evidence. *J Am Acad Orthop Surg.* 2021;**29**(1):3–16.

43. Matthews BG, Hurn SE, Harding MP, Henry RA, Ware RS. The effectiveness of non-surgical interventions for common plantar digital compressive neuropathy (Morton's neuroma): A systematic review and meta-analysis. *J Foot Ankle Res.* 2019;**12**:12. doi: 10.1186/s13047-019-0320-7.

44. Santos D, Morrison G, Coda A. Sclerosing alcohol injections for the management of intermetatarsal neuromas: A systematic review. *Foot (Edinb).* 2018;**35**:36–47.

45. Campbell CM, Diamond E, Schmidt WK et al. A randomized, double-blind, placebo-controlled trial of injected capsaicin for pain in Morton's neuroma. *Pain.* 2016;**157**(6):1297–1304.

46. Lee K, Hwang IY, Ryu CH, Lee JW, Kang SW. Ultrasound-guided hyaluronic acid injection for the management of Morton's neuroma. *Foot Ankle Int.* 2018;**39**(2):201–204.

47. Zhang YJ, Xu SZ, Gu PC et al. Is platelet-rich plasma injection effective for chronic Achilles tendinopathy? A meta-analysis. *Clin Orthop Relat Res.* 2018;**476**(8):1633–1641.

48. Chen X, Jones IA, Park C, Vangsness CT Jr. The efficacy of platelet-rich plasma on tendon and ligament healing: A systematic review and meta-analysis with bias assessment. *Am J Sports Med.* 2018;**46**(8):2020–2032.

49. Yelland MJ, Sweeting KR, Lyftogt JA et al. Prolotherapy injections and eccentric loading exercises for painful Achilles tendinosis: A randomised trial. *Br J Sports Med.* 2011;**45**(5):421–428.

50. Ferkel E, Davis WH, Ellington JK. Entrapment neuropathies of the foot and ankle. *Clin Sports Med.* 2015;**34**(4):791–801.

51. Tu P. Heel pain: Diagnosis and management. *Am Fam Physician.* 2018;**97**(2):86–93.

52. Choo YJ, Park CH, Chang MC. Rearfoot disorders and conservative treatment: A narrative review. *Ann Palliat Med.* 2020;**9**(5):3546–3552.

53. Vij N, Kaley HN, Robinson CL et al. Clinical results following conservative management of tarsal tunnel syndrome compared with surgical treatment: A systematic review. *Orthop Rev (Pavia).* 2022;**14**(3):37539. doi: 10.52965/001c.37539.

54. Kang MH, Moon KW, Jeon YH, Cho SW. Sonography of the first metatarsophalangeal joint and sonographically guided intraarticular injection of corticosteroid in acute gout attack. *J Clin Ultrasound.* 2015;**43**(3):179–186.

55. Fernández C, Noguera R, González JA, Pascual E. Treatment of acute attacks of gout with a small dose of intraarticular triamcinolone acetonide. *J Rheumatol.* 1999;**26**(10):2285–2286.

56. Wechalekar MD, Vinik O, Moi JH et al. The efficacy and safety of treatments for acute gout: Results from a series of systematic literature reviews including Cochrane reviews on intraarticular glucocorticoids, colchicine, nonsteroidal antiinflammatory drugs, and interleukin-1 inhibitors. *J Rheumatol Suppl.* 2014;**92**:15–25.

57. Richette P, Doherty M, Pascual E et al. 2016 updated EULAR evidence-based recommendations for the management of gout. *Ann Rheum Dis.* 2017;**76**(1):29–42.

58. Wechalekar MD, Vinik O, Schlesinger N, Buchbinder R. Intra-articular glucocorticoids for acute gout. *Cochrane Database Syst Rev.* 2013;(4):CD009920. doi: 10.1002/14651858.CD009920.pub2.

59. Roddy E, Menz HB. Foot osteoarthritis: Latest evidence and developments. *Therap Adv Musculoskelet Dis.* 2018;**10**:91–103.

60. Drakonaki EE, Kho JSB, Sharp RJ, Ostlere SJ. Efficacy of ultrasound-guided steroid injections for pain management of midfoot joint degenerative disease. *Skelet Radiol.* 2011;**40**(8):1001–1006.

61. Protheroe D, Gadgil A. Guided intra-articular corticosteroid injections in the midfoot. *Foot Ankle Int.* 2018;**39**(8):1001–1004.

62. Grice J, Marsland D, Smith G, Calder J. Efficacy of foot and ankle corticosteroid injections. *Foot Ankle Int.* 2017;**38**(1):8–13.

63. Pons M, Alvarez F, Solana J, Viladot R, Varela L. Sodium hyaluronate in the treatment of hallux rigidus. A single-blind, randomized study. *Foot ankle Int.* 2007;**28**(1):38–42.

64. Vannabouathong C, Del Fabbro G, Sales B et al. Intra-articular injections in the treatment of symptoms from ankle arthritis: A systematic review. *Foot Ankle Int.* 2018;**39**(10):1141–1150.

65. Fukawa T, Yamaguchi S, Akatsu Y et al. Safety and efficacy of intra-articular injection of platelet-rich plasma in patients with ankle osteoarthritis. *Foot Ankle Int.* 2017;**38**(6):596–604.

66. Repetto I, Biti B, Cerruti P, Trentini R, Felli L. Conservative treatment of ankle osteoarthritis: Can platelet-rich plasma effectively postpone surgery? *J Foot Ankle Surg.* 2017;**56**(2):362–365.

67. Emadedin M, Ghorbani Liastani M, Fazeli R et al. Long-term follow-up of intra-articular injection of autologous mesenchymal stem cells in patients with knee, ankle, or hip osteoarthritis. *Arch Iran Med.* 2015;**18**(6):336–344.

68. Lopes RV, Furtado RNV, Parmigiani L et al. Accuracy of intra-articular injections in peripheral joints performed blindly in patients with rheumatoid arthritis. *Rheumatology.* 2008;**47**(12):1792–1794.

69. Cunnington J, Marshall N, Hide G et al. A randomized, double-blind, controlled study of ultrasound-guided corticosteroid injection into the joint of patients with inflammatory arthritis. *Arthritis Rheum.* 2010;**62**(7):1862–1869.

70. Furtado RNV, Machado FS, da Luz KR et al. Intra-articular injection with triamcinolone hexacetonide in patients with rheumatoid arthritis: Prospective assessment of goniometry and joint inflammation parameters. *Rev Bras Reumatol (English Ed.).* 2017;**57**(2):115–121.

71. Mortada MA, Abdelwhab SM, Elgawish MH. Intra-articular methotrexate versus corticosteroid injections in medium-sized joints of rheumatoid arthritis patients: An intervention study. *Clin Rheumatol.* 2018;**37**(2):331–337.

第24章 足底筋膜炎

Kevin Bennett, Morgan Hasegawa

- 慢性、反复的微创伤和多种危险因素会引起足底筋膜炎[1]。
- 足底筋膜由3条结缔组织带组成，从跟骨内侧发出，沿足底向远端延伸至每个脚趾的近端趾骨[1]。
- 每年约有100万患者就诊[2]。
- 估计每年的医疗费用负担高达3.76亿美元[3]。
- 通常由跟骨的反复创伤、肥胖及足部/踝关节生物力学不佳引起[2,4,5]。
- 疼痛主要出现在跟骨下方，并沿足底放射[6]。
- 通过直接触诊跟骨下方或在踝关节背屈时伸展足趾可重现疼痛[4]。
- 典型的表现是早上起床时足痛，随着一天的活动疼痛逐渐缓解[6]。
- 常见的治疗方法包括拉伸、抗炎药物、物理治疗、LCI和手术干预[4,6]。

流行病学和危险因素

- 美国成人的终生患病率约为10%[2]。
- 2013年美国国家健康与健康调查涵盖了75 000例患者[7]。
    - 在总人口中0.85%的人患有足底筋膜炎。
    - 1.19%的女性和0.47%的男性受到影响。
    - 在45~64岁的人群中，患病率为1.33%。
    - 在18~44岁的人群中，患病率为0.53%。
    - 肥胖者的患病率为1.48%。
    - BMI<25kg/m^{2}的人群患病率仅为0.29%。

- 足底筋膜炎的常见危险因素[2,4,5,8]。
  - 反复对跟骨下方造成微创伤的职业或活动。
    - 长跑。
    - 需要长时间站立的工作。
    - 军人。
  - 肥胖。
  - 扁平足或高足弓。
  - 足部和踝关节的生物力学、力量和柔韧性差。
  - 久坐的生活方式。

病理生理学

- 足底筋膜实际上是足底 3 条结缔组织带的腱膜[1]。
  - 这些腱膜起源于跟骨的内侧结节,插入每个跖骨头的近端趾骨基部。
- 足底筋膜有助于足弓的结构，并在行走和跑步时在足部的生物力学中发挥重要作用[1]。
  - 在步伐的起始阶段，组织存储由足部内旋和负重在远端跖骨头上产生势能,并在足部跖屈并继续向前运动时释放动能。
- 足底筋膜炎的名称暗示了一个炎症过程，但足底筋膜的病理更倾向于一种慢性退行性疾病,可能是慢性炎症的继发表现[1,9]。
  - 反复的炎症反应导致纤维化、局部弹性组织退化、足底筋膜增厚,最终导致弹性减退。
  - 拉伸新的无弹性组织被认为是足底筋膜炎症状的来源[8,9]。

诊断

- 足底筋膜炎的诊断对一组经典症状和体格检查结果高度敏感和特异,但可以通过超声成像进行确认。
- 常见的患者表现[4,6,8,10]。

- 跟骨下方的剧烈、灼烧样疼痛，并放射到足弓。
- 早晨、步行时及长时间站立后疼痛加重。
- 久坐和积极生活方式均可成为危险因素。

- 体格检查将显示足底筋膜起源处压痛、踝关节背屈度减小(<10°)，以及踝关节背屈和足趾伸展时疼痛加重(Windlass 测试)[11,12]。
  - Windlass 测试。
    - 敏感性：31.8%。
    - 特异性：100%。
- 超声、MRI 和 X 线片可以用于确认足底筋膜炎的诊断，但在实际操作中很少使用[13,14]。
  - 跟骨下方的超声显示足底筋膜厚度>4mm，并伴有低回声筋膜。
    - 敏感性：80%。
    - 特异性：88.5%。
  - 足部的侧位 X 线片将显示足底筋膜增厚和跟骨脂肪垫异常。
    - 敏感性：85%。
    - 特异性：95%。
    - 85%的足底筋膜炎患者和 46%的对照组也存在跟骨骨刺。

治疗

- 足底筋膜炎的治疗主要集中在非侵入性和保守治疗上，非甾体抗炎药、物理治疗、加强锻炼、减肥和局部注射是成功的主要治疗方法。

减肥

- 2018 年回顾性队列研究观察了 163 例肥胖患者(平均 BMI 为 45kg/m^2)，这些患者在克利夫兰诊所减肥和代谢研究所进行了减肥手术[15]。
  - 90%的患者在手术减肥显效后足底筋膜炎症状消失。
  - 术后平均 BMI 为 34.8kg/m^2，平均超重减轻 51.0%。

  ○ 每例患者用于足底筋膜炎的平均治疗方法从术前的 1.9 减少到术后的 0.3。

拉伸

- 2010 年一项 RCT 显示,静态渐进拉伸支具及静态拉伸练习可改善足底筋膜炎患者的疼痛和活动能力[16]。
- 2020 年临床试验显示,为期 3 周的小腿肌肉拉伸计划,显著减少了足底筋膜疼痛,并提高了踝关节和足部肌肉的力量[17]。
- 2020 年系统评价显示，足底筋膜特异性拉伸在缓解足底筋膜炎症状方面优于小腿肌肉拉伸[18]。
- 2016 年一项 RCT 显示,8 周的外部和内部足部肌肉强化训练、髋外展和旋转肌肉强化训练或自我拉伸腘绳肌、小腿和足底筋膜的练习在减轻足底筋膜炎患者疼痛方面都有相同的益处[19]。
- 2006 年一项 RCT 显示,实施足底筋膜拉伸或结合之前的小腿拉伸后 2 年,疼痛和功能显著改善[20]。
  ○ 77%的参与者在 2 年后没有功能限制。
  ○ 94%的参与者静息状态的疼痛减轻。
  ○ 只有 24%的参与者仍然寻求其他级别的临床治疗。

强化训练

- 2017 年系统评价显示，足部内在肌肉强化训练可改善足底筋膜炎患者的疼痛和功能,而不影响足底筋膜的厚度[21]。
- 2014 年一项 RCT 显示,每 2 天进行一次高负荷足部强化训练,在 3 个月时疼痛和足部功能方面优于足底特异性拉伸[22]。

矫形器

- 2008 年 Cochrane 综述显示,支持使用矫形器缓解足底筋膜炎疼痛的证据不明确且不足[23]。

- 2018 年一项 RCT 显示，配戴定制足部矫形器的足底筋膜炎患者在 4 周和 12 周时疼痛减轻且足底筋膜厚度减小[24]。
- 2015 年一项 RCT 显示，定制足部矫形器在恢复功能活动方面优于预制矫形器或安慰剂矫形器，改善效果高出 5.6 倍[25]。

口服抗炎药

- 2018 年全国健康与健康调查报告显示，70%的足底筋膜炎患者经常服用 NSAID 或对乙酰氨基酚来控制症状[7]。
- 2011 年文献综述和 2007 年一项 RCT 显示，NSAID 或口服皮质类固醇与多模式保守治疗方案结合使用时，具有中等疗效[26,27]。

局部麻醉剂和皮质类固醇注射

- 2017 年 Cochrane 综述显示，有少量证据支持足底筋膜炎使用 LCI 缓解 1 个月内的疼痛[28]。
- 大约 10%反复接受皮质类固醇注射的患者会发生筋膜破裂[29,30]。
- 虽然证据有限，但许多对比研究表明，LCI 可以在 1~3 个月内改善足底筋膜炎患者的症状[29,31,32,33,34]。

富血小板血浆注射

- 2019 年、2018 年、2017 年和 2015 年的 RCT 显示，PRP 注射在短期（注射后 1~6 个月）内达到的疼痛缓解效果与 LCI 相似或较差，但在注射后 18 个月时优于 LCI[35–38]。
  - 尽管长期疼痛缓解较差，但 LCI 在 18 个月时疗效没有下降。

A 型肉毒素注射

- 2022 年系统评价显示，A 型肉毒素注射在治疗足底筋膜炎疼痛和改善功能方面有效[39]。
- 2022 年和 2012 年 RCT 显示，A 型肉毒素注射在短期内效果与 LCI

相同,长期症状改善优于 LCI[40,41]。

- 2020 年和 2010 年 RCT 显示，对于小腿腓肠肌内侧头或足底筋膜注射 A 型肉毒素可以有效控制疼痛并改善足部活动能力[42,43]。

体外冲击波治疗

- 2017 年荟萃分析显示,体外冲击波治疗(ESWT)显著改善了晨起时的首次步行疼痛和全天的疼痛,改善幅度至少为 60%[44]。
- 2017 年系统评价显示,ESWT 是一种安全的治疗方法,除治疗部位的短暂疼痛和皮肤呈红色外,几乎没有其他不良反应[45]。
    - 平均随访时间为治疗后 14 个月。
- 2016 年和 2017 年 RCT 及 2020 年荟萃分析显示,ESWT 在短期和长期的疼痛减轻和足部活动能力改善方面优于 A 型肉毒素注射或 LCI[46–48]。

射频消融治疗

- 2016 年研究表明,对足底神经第一分支和内侧跟骨神经感觉分支进行射频消融对 LCI 或 ESWT 无效的患者足跟痛有显著改善[49]。
- 2014 年研究显示，对跟骨神经内侧分支进行射频消融可改善其他治疗无效的疼痛[50]。
    - 85.7%的患者在治疗后 2 年内症状持续缓解。
- 2017 年研究显示,在难治性足底筋膜炎患者中,超声引导下的胫后神经消融可以缓解足跟痛[51]。

结论

- 足底筋膜炎是活动型和久坐型成人中慢性足部和足跟疼痛的常见原因。
- 足底筋膜炎的患病率约为 0.85%,在肥胖者、女性和 45~64 岁人群中更为常见。

- 在影像学检查中，跟骨下方的压痛、踝关节背屈时疼痛向足底筋膜放射，以及足底筋膜增厚是足底筋膜炎的强诊断指征。
- 大多数足底筋膜炎病例可以通过保守疗法进行管理，包括减肥、拉伸、足部强化训练和服用 NSAID。
- LCI、PRP 注射和 A 型肉毒素注射在缓解症状和恢复足部功能方面均有效。
- 射频消融和 ESWT 等治疗方法比局部注射更为优越，并且在对其他治疗方法无效的患者中有效。

（伍金红　译）

参考文献

1. Cutts S, Obi N, Pasapula C, Chan W. Plantar fasciitis. *Ann R Coll Surg Engl*. 2012;**94**(8):539–542.
2. Riddle DL, Schappert SM. Volume of ambulatory care visits and patterns of care for patients diagnosed with plantar fasciitis: A national study of medical doctors. *Foot Ankle Int*. 2004;**25**(5):303–310.
3. Tong KB, Furia J. Economic burden of plantar fasciitis treatment in the United States. *Am J Orthop (Belle Mead NJ)*. 2010;**39**(5):227–231.
4. Thompson JV, Saini SS, Reb CW, Daniel JN. Diagnosis and management of plantar fasciitis. *J Am Osteopath Assoc*. 2014;**114**(12):900–906.
5. Muth CC. Plantar fasciitis. *JAMA*. 2017;**318**(4):400. doi: 10.1001/jama.2017.5806.
6. Carek PJ, Edenfield KM, Michaudet C, Nicolette GW. Foot and ankle conditions: Plantar fasciitis. *FP Essent*. 2018;**465**:11–17.
7. Nahin RL. Prevalence and pharmaceutical treatment of plantar fasciitis in United States adults. *J Pain*. 2018;**19**(8):885–896.
8. Thing J, Maruthappu M, Rogers J. Diagnosis and management of plantar fasciitis in primary care. *Br J Gen Pract*. 2012;**62**(601):443–444. doi: 10.3399/bjgp12X653769.
9. Miller LE, Latt DL. Chronic plantar fasciitis is mediated by local hemodynamics: Implications for emerging therapies. *North Am J Med Sci*. 2015;7(1):1–5.

10. Johnson RE, Haas K, Lindow K, Shields R. Plantar fasciitis: What is the diagnosis and treatment? *Orthop Nurs.* 2014;**33**(4):198–204.

11. Bolgla LA, Malone TR. Plantar fasciitis and the Windlass mechanism: A biomechanical link to clinical practice. *J Athl Train.* 2004;**39**(1):77–82.

12. De Garceau D, Dean D, Requejo SM, Thordarson DB. The association between diagnosis of plantar fasciitis and Windlass test results. *Foot Ankle Int.* 2003;**24**(3):251–255.

13. Sabir N, Demirlenk S, Yagci B, Karabulut N, Cubukcu S. Clinical utility of sonography in diagnosing plantar fasciitis. *J Ultrasound Med.* 2005;**24**(8):1041–1048.

14. Osborne HR, Breidahl WH, Allison GT. Critical differences in lateral X-rays with and without a diagnosis of plantar fasciitis. *J Sci Med Sport.* 2006;**9**(3):231–237.

15. Boules M, Batayyah E, Froylich D et al. Effect of surgical weight loss on plantar fasciitis and health-care use. *J Am Podiatr Med Assoc.* 2018;**108**(6):442–448.

16. Sharma NK, Loudon JK. Static progressive stretch brace as a treatment of pain and functional limitations associated with plantar fasciitis: A pilot study. *Foot Ankle Spec.* 2010;**3**(3):117–124.

17. Boonchum H, Bovonsunthonchai S, Sinsurin K, Kunanusornchai W. Effect of a home-based stretching exercise on multi-segmental foot motion and clinical outcomes in patients with plantar fasciitis. *J Musculoskelet Neuronal Interact.* 2020;**20**(3):411–420.

18. Siriphorn A, Eksakulkla S. Calf stretching and plantar fascia-specific stretching for plantar fasciitis: A systematic review and meta-analysis. *J Bodyw Mov Ther.* 2020;**24**(4):222–232.

19. Kamonseki DH, Gonçalves GA, Yi LC, Júnior IL. Effect of stretching with and without muscle strengthening exercises for the foot and hip in patients with plantar fasciitis: A randomized controlled single-blind clinical trial. *Man Ther.* 2016;**23**:76–82.

20. Digiovanni BF, Nawoczenski DA, Malay DP et al. Plantar fascia-specific stretching exercise improves outcomes in patients with chronic plantar fasciitis: A prospective clinical trial with two-year follow-up. *J Bone Joint Surg Am.* 2006;**88**(8):1775–1781.

21. Huffer D, Hing W, Newton R, Clair M. Strength training for plantar fasciitis and the intrinsic foot musculature: A systematic review. *Phys Ther Sport.* 2017;**24**:44–52.

22. Rathleff MS, Mølgaard CM, Fredberg U et al. High-load strength training improves outcome in patients with plantar fasciitis: A randomized controlled trial with 12-month follow-up. *Scand J Med Sci Sports.* 2015;**25**(3):292–300.

23. Hawke F, Burns J, Radford JA, du Toit V. Custom-made foot orthoses for the treatment of foot pain. *Cochrane Database Syst Rev.* 2008;(3):CD006801. doi: 10.1002/14651858.CD006801.pub2.

24. Bishop C, Thewlis D, Hillier S. Custom foot orthoses improve first-step pain in individuals with unilateral plantar fasciopathy: A pragmatic randomised controlled trial. *BMC Musculoskelet Disord.* 2018;**19**(1):222. doi: 10.1186/s12891-018-2131-6.

25. Wrobel JS, Fleischer AE, Crews RT, Jarrett B, Najafi B. A randomized controlled trial of custom foot orthoses for the treatment of plantar heel pain. *J Am Podiatr Med Assoc.* 2015;**105**(4):281–294.

26. Goff JD, Crawford R. Diagnosis and treatment of plantar fasciitis. *Am Fam Physician.* 2011;**84**(6):676–682.

27. Donley BG, Moore T, Sferra J, Gozdanovic J, Smith R. The efficacy of oral nonsteroidal anti-inflammatory medication (NSAID) in the treatment of plantar fasciitis: A randomized, prospective, placebo-controlled study. *Foot Ankle Int.* 2007;**28**(1):20–23.

28. David JA, Sankarapandian V, Christopher PR, Chatterjee A, Macaden AS. Injected corticosteroids for treating plantar heel pain in adults. *Cochrane Database Syst Rev.* 2017;**6**(6):CD009348.

29. Tsai WC, Hsu CC, Chen CP et al. Plantar fasciitis treated with local steroid injection: Comparison between sonographic and palpation guidance. *J Clin Ultrasound.* 2006;**34**(1):12–16.

30. Sellman JR. Plantar fascia rupture associated with corticosteroid injection. *Foot Ankle Int.* 1994;**15**(7):376–381.

31. Mahindra P, Yamin M, Selhi HS, Singla S, Soni A. Chronic plantar fasciitis: Effect of platelet-rich plasma, corticosteroid, and placebo. *Orthopedics.* 2016;**39**(2):285–289.

32. Singh P, Madanipour S, Bhamra JS, Gill I. A systematic review and meta-analysis of platelet-rich plasma versus corticosteroid injections for plantar fasciopathy. *Int Orthop.* 2017;**41**(6):1169–1181.

33. Kamel M, Kotob H. High frequency ultrasonographic findings in plantar fasciitis and assessment of local steroid injection. *J Rheumatol.* 2000;**27**(9):2139–2141.

34. Monto RR. Platelet-rich plasma efficacy versus corticosteroid injection treatment for chronic severe plantar fasciitis. *Foot Ankle Int.* 2014;**35**(4):313–318.

35. Shetty SH, Dhond A, Arora M, Deore S. Platelet-rich plasma has better long-term results than corticosteroids or placebo for chronic plantar fasciitis: Randomized control trial. *J Foot Ankle Surg.* 2019;**58**(1):42–46.

36. Jain K, Murphy PN, Clough TM. Platelet rich plasma versus corticosteroid injection for plantar fasciitis: A comparative study. *Foot (Edinb).* 2015;**25**(4):235–237.

37. Acosta-Olivo C, Elizondo-Rodriguez J, Lopez-Cavazos R et al. Plantar fasciitis: A comparison of treatment with intralesional steroids versus platelet-rich plasma a randomized, blinded study. *J Am Podiatr Med Assoc.* 2017;**107**(6):490–496.

38. Jain SK, Suprashant K, Kumar S, Yadav A, Kearns SR. Comparison of plantar fasciitis injected with platelet-rich plasma vs corticosteroids. *Foot Ankle Int.* 2018;**39**(7):780–786.

39. Acosta-Olivo C, Simental-Mendía LE, Vilchez-Cavazos F, Peña-Martínez VM et al. Clinical efficacy of botulinum toxin in the treatment of plantar fasciitis: A systematic review and meta-analysis of randomized controlled trials. *Arch Phys Med Rehabil.* 2022;**103**(2):364–371.

40. Ahadi T, Nik SS, Forogh B, Madani SP, Raissi GR. Comparison of the effect of ultrasound-guided injection of botulinum toxin type A and corticosteroid in the treatment of chronic plantar fasciitis: A randomized controlled trial. *Am J Phys Med Rehabil.* 2022;**101**(8):733–737.

41. Díaz-Llopis IV, Rodríguez-Ruíz CM, Mulet-Perry S et al. Randomized controlled study of the efficacy of the injection of botulinum toxin type A versus corticosteroids in chronic plantar fasciitis: Results at one and six months. *Clin Rehabil.* 2012;**26**(7):594–606.

42. Abbasian M, Baghbani S, Barangi S et al. Outcomes of ultrasound-guided gastrocnemius injection with botulinum toxin for chronic plantar fasciitis. *Foot Ankle Int.* 2020;**41**(1):63–68.

43. Huang YC, Wei SH, Wang HK, Lieu FK. Ultrasonographic guided botulinum toxin type A treatment for plantar fasciitis: An outcome-based investigation for treating pain and gait changes. *J Rehabil Med.* 2010;**42**(2):136–140.

44. Lou J, Wang S, Liu S, Xing G. Effectiveness of extracorporeal shock wave therapy without local anesthesia in patients with recalcitrant plantar fasciitis: A meta-analysis of randomized controlled trials. *Am J Phys Med Rehabil.* 2017;**96**(8):529–534.

45. Roerdink RL, Dietvorst M, van der Zwaard B, van der Worp H, Zwerver J. Complications of extracorporeal shockwave therapy in plantar fasciitis: Systematic review. *Int J Surg.* 2017;**46**:133–145.

46. Roca B, Mendoza MA, Roca M. Comparison of extracorporeal shock wave therapy with botulinum toxin type A in the treatment of plantar fasciitis. *Disabil Rehabil.* 2016;**38**(21):2114–2121.

47. Hocaoglu S, Vurdem UE, Cebicci MA et al. Comparative effectiveness of radial extracorporeal shockwave therapy and ultrasound-guided local corticosteroid injection treatment for plantar fasciitis. *J Am Podiatr Med Assoc.* 2017;**107**(3):192–199.

48. Sun K, Zhou H, Jiang W. Extracorporeal shock wave therapy versus other therapeutic methods for chronic plantar fasciitis. *Foot Ankle Surg.* 2020;**26**(1):33–38.

49. Arslan A, Koca TT, Utkan A, Sevimli R, Akel İ. Treatment of chronic plantar heel pain with radiofrequency neural ablation of the first branch of the lateral plantar nerve and medial calcaneal nerve branches. *J Foot Ankle Surg.* 2016;**55**(4):767–771.

50. Erken HY, Ayanoglu S, Akmaz I, Erler K, Kiral A. Prospective study of percutaneous radiofrequency nerve ablation for chronic plantar fasciitis. *Foot Ankle Int*. 2014;**35**(2):95–103.

51. Wu YT, Chang CY, Chou YC et al. Ultrasound-guided pulsed radiofrequency stimulation of posterior tibial nerve: A potential novel intervention for recalcitrant plantar fasciitis. *Arch Phys Med Rehabil*. 2017;**98**(5):964–970.

第25章 幻肢痛

Vwaire Orhurhu, Kevin Bennett

- 截肢后疼痛和在失去的肢体上感受到疼痛的现象是在截肢患者中常见的情况，导致显著的疼痛[1]。
- 2008 年的数据显示，美国每 200 个人中就有超过 1 人是某种程度上的截肢者，预计到 2050 年这一比例将增加到每 100 人中就有 1 人[2]。
- 大多数截肢发生在下肢，涉及至少超过一个足趾，主要由血管疾病引起[2]。
- 大约 50%的截肢患者会在截肢后 24 小时内经历幻肢痛（PLP），在第一周内的发生率可达 85%[3]。
- PLP 在不同患者间描述不一致；然而，许多患者会发展为慢性疼痛[3]。
- 尽管疼痛本身不一定表明存在病理，但长期 PLP 的心理后遗症对生活质量有显著影响[4]。
- 治疗通常需要多学科方法，包括认知疗法、口服神经性疼痛药物、局部麻醉剂和选择性神经刺激[3]。

流行病学和危险因素

- 预计美国截肢者总数将从 2005 年的 160 万人增加到 2050 年的 360 万人[2]。
- 截肢后任何时间点 PLP 的患病率为 50%~85%，2020 年一项系统评价报道的平均患病率为 64%[3,5]。
- PLP 的常见危险因素[5]。

    - 截肢前肢体存在显著的慢性疼痛。
    - 使用装饰性假肢。
        - 与提供本体感觉输入的假体相反。
    - 更靠近身体躯干的截肢。
    - 其他无痛的幻肢感觉。
    - 截肢前缺乏心理咨询。

病理生理学

- PLP 的病理生理学尚不完全清楚,目前,专家们对疼痛的真实机制有几种主要理论存在争议。
- 皮质重映射理论[6]。
    - 该理论认为,在大脑意识到肢体缺失后,"重映射"躯体感觉皮层的过程导致了幻肢感觉和疼痛。
    - 研究表明,成年猴子在手臂截肢后皮质重映射组织的程度与 PLP 的严重程度呈正相关。
- 神经矩阵理论[7,8]。
    - 该理论提出疼痛的起源与周围神经系统和中枢神经系统之间的通信错误有关。
    - 缺乏视觉反馈和梦境中的身体感知与 PLP 的增加呈正相关[9]。
- 本体感觉记忆理论[10]。
    - 该理论认为肢体中存在一种本体感觉记忆,肢体的位置和运动可以触发疼痛,截肢后的运动会触发这种记忆,使得依据剩余肢体的位置而感到疼痛。

诊断

- 在截肢部位感受到的感觉或疼痛符合幻肢的症状,但在患者出现这种综合征时需要注意一些诊断问题。

- PLP 的诊断极其多变,但可以通过其病因轻松识别[1,11,12]。
  - 发作时间可以是立即的(截肢后 24 小时到 1 周内)或数年后。
  - 它可以表现为急性疼痛发作或发展为慢性疼痛。
  - 疼痛可以描述为锐痛、钝痛、刺痛、灼烧感、压力感、电击感等。
  - 疼痛在压力大或睡眠期间可能加重。
- 幻肢感觉有以下几种[1]。
  - 动觉感——感知失去肢体的自主运动。
  - 位置感——感知肢体大小或位置的变化。
  - 体感——感知温度、压力或振动的感觉。
- 患者还可能主诉“缩入感”,即感知到截肢肢体的远端部分收缩到残端中[1,11]。

治疗

- 慢性足踝疼痛的治疗通常从预防、减缓疾病进展开始,并根据需要进行症状治疗,如物理治疗、运动和非处方镇痛药;然而,针对各种疾病也发现了几种微创的非手术治疗方法[10,12]。

精神科

- 首先需要注意的是,PLP 的机制、治疗和预防中似乎有很大的精神科成分,对于患者的安全和疼痛治疗不容忽视[13]。
- 一项对截肢患者的研究发现,重度抑郁症的患病率为 71.2%,自杀倾向为 30.5%,创伤后应激障碍为 20.3%[14]。
- 还观察到精神共病率越高,与 PLP 的感知越差呈正相关[15]。

镜像疗法

- 2017 年和 2021 年对镜像疗法和视觉反馈在 PLP 治疗中的应用进行了系统评价, 结果显示镜像疗法可显著减轻疼痛, 持续时间长达 12

个月,且患有 PLP 超过 1 年的患者受益最大[16,17]。

○评论指出治疗方法存在显著的异质性。

阿片类药物

- 2001 年和 2002 年对口服和静脉注射吗啡的交叉研究显示,与安慰剂相比,疼痛显著缓解,患者治疗满意度高[18,19]。

氯胺酮

- 2008 年研究表明,一次性输注 0.5mg/kg 的氯胺酮可显著减少 PLP 超过 50%[20]。

加巴喷丁

- 2016 年 Cochrane 评价汇总了 2 项随机对照试验的结果,这些试验研究了每天服用 2.4g 加巴喷丁,6 周后对 PLP 的影响,结果显示与安慰剂相比疼痛显著减少[21]。

脊髓刺激

- 2013 年的病例系列研究中,12 例接受颈椎或胸椎脊髓刺激的上肢或下肢 PLP 患者中有 11 例报道了显著的疼痛缓解,其中 5 例患者在刺激后平均缓解 11 年[22]。
- 2018 年的一项研究显示,脊髓刺激加前扣带回切开术后 2 年,PLP 平均减少 90%,且抑郁症改善 80.6%[23]。

背根神经节刺激

- 2015 年的病例系列研究显示, 当电极放置在靠近失去肢体的背根神经节时,PLP 减少了 52%[24]。

外周皮肤电刺激

- 2015 年的病例报道显示, 当电极导线在患者失去肢体的两侧皮下放置 10 天后，疼痛迅速减少[25]。

  ○ 在 6 个月的随访中，疼痛缓解效果一致。

经颅磁刺激

- 2016 年的随机对照试验研究了经颅磁刺激（TMS）与假手术的对比，结果显示每天 20 分钟的 TMS 治疗持续 10 天可显著减少 PLP，作用至少持续 2 周[26]。

结论

- PLP 是截肢后常见的痛苦和不适来源。
- 多达 85%的截肢者在某个时间点会经历 PLP，许多病例会发展为慢性疼痛。
- 尽管疼痛几十年来已被广泛记录，但确切的病理生理学仍不清楚，因而没有更准确的治疗方法。
- 截肢前肢体有显著疼痛、缺乏心理咨询及截肢位置更靠近躯干的患者通常更容易感到疼痛；然而，PLP 的表现个体差异大。
- 许多非侵入性疗法、运动和药物被推荐为一线治疗，但最有效和最有证据支持的治疗方法涉及对外周神经的电刺激。
- 尽管有这种有希望的治疗方法，但支持或反对任何特定疗法的证据质量总体较弱，需要更多同质性研究才能真正分析其疗效。

（伍金红 译）

参考文献

1. Hsu E, Cohen SP. Postamputation pain: Epidemiology, mechanisms, and treatment. *J Pain Res*. 2013;**6**:121–136.

2. Ziegler-Graham K, MacKenzie EJ, Ephraim PL, Travison TG, Brookmeyer R. Estimating the prevalence of limb loss in the United States: 2005 to 2050. *Arch Phys Med Rehabil*. 2008;**89**:422–429.

3. Flahaut M, Laurent NL, Michetti M et al. Patient care for postamputation pain and the complexity of therapies: Living experiences. *Pain Manag.* 2018;**8**:441–453.

4. Padovani MT, Martins MRI, Venâncio A, Forni JEN. Anxiety, depression and quality of life in individuals with phantom limb pain. *Acta Ortop Bras.* 2015;**23**:107–110.

5. Limakatso K, Bedwell GJ, Madden VJ, Parker R. The prevalence and risk factors for phantom limb pain in people with amputations: A systematic review and meta-analysis. *PLoS One.* 2020;**15**(10):e0240431.

6. Flor H, Elbert T, Knecht S et al. Phantom-limb pain as a perceptual correlate of cortical reorganization following arm amputation. *Nature.* 1995;**375** (6531):482–484.

7. Melzack R. Pain and the neuromatrix in the brain. *J Dent Educ.* 2001;**65** (12):1378–1382.

8. Flor H. Phantom-limb pain: Characteristics, causes, and treatment. *Lancet Neurol.* 2002;**1**(3):182–189.

9. Bekrater-Bodmann R, Schredl M, Diers M et al. Post-amputation pain is associated with the recall of an impaired body representation in dreams – results from a nation-wide survey on limb amputees. *PLoS One.* 2015;**10**(3):e0119552.

10. Anderson-Barnes VC, McAuliffe C, Swanberg KM, Tsao JW. Phantom limb pain: A phenomenon of proprioceptive memory? *Med Hypotheses.* 2009;**73** (4):555–558.

11. Anderson ML. What phantom limbs are. *Conscious Cogn.* 2018;**64**:216–226.

12. Lendaro E, Hermansson L, Burger H et al. Phantom motor execution as a treatment for phantom limb pain: Protocol of an international, double-blind, randomised controlled clinical trial. *BMJ Open.* 2018;**8**: e021039.

13. Padovani MT, Martins MRI, Venâncio A, Forni JEN. Anxiety, depression and quality of life in individuals with phantom limb pain. *Acta Ortop Bras.* 2015;**23**:107–110.

14. Sahu A, Gupta R, Sagar S, Kumar M, Sagar R. A study of psychiatric comorbidity after traumatic limb amputation: A neglected entity. *Ind Psychiatry J.* 2017;**26**:228–232.

15. Vase L, Egsgaard LL, Nikolajsen L et al. Pain catastrophizing and cortical responses in amputees with varying levels of phantom limb pain: A high-density EEG brain-mapping study. *Exp Brain Res Springer-Verlag.* 2012;**218**:407–417.

16. Herrador Colmenero L, Perez Marmol JM, Martí-García C et al. Effectiveness of mirror therapy, motor imagery, and virtual feedback on phantom limb pain following amputation: A systematic review. *Prosthet Orthot Int.* 2018;**42** (3):288–298.

17. Xie HM, Zhang KX, Wang S et al. Effectiveness of mirror therapy for phantom limb pain: A systematic review and meta-analysis. *Arch Phys Med*

Rehabil. 2022;**103**(5):988–997.

18. Wu C, Tella P, Staats P et al. Analgesic effects of intravenous lidocaine and morphine on postamputation pain. *Anesthesiology*. 2002;**96**(2):841–848.
19. Huse E, Larbig W, Flor H, Birbaumer N. The effect of opioids on phantom limb pain and cortical reorganization. *Pain*. 2001;**90**(1–2):47–55.
20. Eichenberger U, Neff F, Sveticic G et al. Chronic phantom limb pain: The effects of calcitonin, ketamine, and their combination on pain and sensory thresholds. *Anesthesia & Analgesia*. 2008;**106**(4):1265–1273.
21. Alviar MJ, Hale T, Dungca M. Pharmacologic interventions for treating phantom limb pain. *Cochrane Database Syst Rev*. 2016;**10**(10):CD006380.
22. McAuley J, van Gröningen R, Green C. Spinal cord stimulation for intractable pain following limb amputation. *Neuromodulation Technol Neural Interface*. 2013;**16**:530–536.
23. Deng Z, Li D, Zhan S et al. Spinal cord stimulation combined with anterior cingulotomy to manage refractory phantom limb pain. *Stereotact Funct Neurosurg*. 2018;**96**:204–208.
24. Eldabe S, Burger K, Moser H et al. Dorsal root ganglion (DRG) stimulation in the treatment of phantom limb pain (PLP). *Neuromodulation*. 2015;**18**:610–617.
25. Cornish P, Wall C. Successful peripheral neuromodulation for phantom limb pain. *Pain Med*. 2015;**16**:761–764.
26. Malavera A, Silva FA, Fregni F, Carrillo S, Garcia RG. Repetitive transcranial magnetic stimulation for phantom limb pain in land mine victims: A double-blinded, randomized, sham-controlled trial. *J Pain*. 2016;**17**:911–918.

第 6 部分

其他慢性疼痛

第 26 章 带状疱疹后神经痛

Nazir Noor, Nolan Weinstein

- 带状疱疹(HZ,俗称“蛇缠腰”)。
- 带状疱疹由潜伏的水痘-带状疱疹病毒(VZV)重新激活后引起。
- VZV 初次感染后,持续潜伏于体内感觉神经节[1]。
- HZ:沿皮神经分布的疱疹样、疼痛性皮疹。
- 带状疱疹后神经痛(PHN):HZ 皮疹消退后疼痛持续超过 90 天。
- 显著降低患者生活质量[1,2]。

流行病学和危险因素

- 美国每年约有 100 万 HZ 病例[3]。
- 约 20%的患者会发展为 PHN[1,4]。
- 超过 50%的 PHN 患者年龄>60 岁[1,4]。
- 2006 年即研发了有效的疫苗。
  - 但发病率仍保持稳定[5]。
- 危险因素包括:
  - 年龄增长,尤其是 50 岁以后发病率显著增高[6]。
  - 女性[3]。
  - 重度免疫抑制[6]。
  - 糖尿病[6]。
  - HZ 感染的严重程度——严重的皮疹、伴发急性疼痛。
  - 前驱疼痛[6]。

  - 眼部疱疹[6]。

病理生理学

- 病理生理机制尚未明确。
- VZV 重新激活后感染。
  - 病毒自背根神经节扩散至周围神经[7,8]。
- 病毒传播会引发免疫反应及周围神经破坏。
  - 神经损伤导致神经元痛觉阈值降低[8,9]。
  - 非疼痛刺激产生疼痛感的现象称为痛觉过敏[9]。
- 损伤神经电压门控离子通道的改变[10]。
  - 神经兴奋性和痛觉敏感性增强[8]。
  - 疼痛信号增强,疼痛感知可能保持不变或发生改变[9]。
- 病毒损害进一步削弱了下行疼痛抑制路径[8,9]。
  - 导致脊髓背角二级神经元被长时程激活[8,9]。
  - GABA 抑制性神经元丧失[8,11]。
- 以上病理生理改变放大疼痛传入信号,即中枢敏化。
- 正常情况下传递无伤害性触觉刺激的 Aβ–纤维发生重组, 与持续激活的二级神经元相连,引起痛觉过敏[8,12]。

诊断

- PHN 比 HZ 更难诊断。
- HZ 出诊后,在疱疹侵及神经的相应皮区疼痛>90 天[13]。
- 疼痛性质:急剧的或间歇性疼痛,呈烧灼痛、针刺痛或抽痛[14]。
- 疼痛严重程度差异较大。
- 患者表现出触诱发痛,伴或不伴有完整感觉[9]。
- 基于 HZ 病史和临床表现进行诊断。
- HZ 抗体检测和病毒培养进一步支持诊断[13]。

治疗

- 预防：目前有两种疫苗。
  - 减毒活疫苗（ZVL/Zostavax）和重组疫苗（RZV/Shingrix）。
  - 两种疫苗均被 FDA 批准用于 50 岁以上患者[15]。
  - 急性感染期间不建议接种疫苗。
- 药物治疗[16,17]。
  - 三环类抗抑郁药（TCA）作为一线用药。
    - 阿米替林、去甲替林和地昔帕明[16]。
      - 抑制中枢神经系统痛觉过敏和中枢敏化[18-20]。
    - 常见不良反应：抗胆碱能作用、心脏毒性及镇静作用[21]。
    - 二级胺类药物不良反应较少，常作为首选[22]。
  - 钙离子通道调节剂（抗惊厥药）为一线治疗药物[16]。
    - 加巴喷丁和普瑞巴林。
    - 增加 GABA 的可用性，减少谷氨酸释放[21]。
  - 阿片类药物[21,23,24]。
    - 疗效证据有限且支持度不高[25,26]。
    - 曲马多滥用风险较低但疗效较差。
    - 作为三线用药，不常规使用[27]。
  - 辣椒素贴剂，轻症病例的一线治疗药物。
    - 辣椒中提取的神经肽[28-30]。
    - 作用于皮肤伤害感受器提供镇痛[31]。
    - 局部使用的不良反应包括用药部位的烧灼感和红斑[30]。
    - 高浓度辣椒素贴片比局部乳膏效果更好[32]。
  - 利多卡因局部应用，一线治疗药物。
    - 利多卡因凝胶、乳膏、喷雾或贴片局部应用[33,34]。
    - 阻断电压门控钠通道。

    - 其确切疗效尚不确定，尚需要更多高质量研究证实。
- 干预性治疗[16,17]。
  - A 型肉毒毒素注射。
    - 抑制乙酰胆碱释放。
    - P 物质和降钙素基因相关肽的释放预防疼痛[35]。
  - 经皮神经电刺激（TENS）[36]。
    - 通过向皮肤输送低电压以缓解疼痛[37]。
    - 药物治疗的辅助手段[38,39]。
  - 交感神经阻滞。
    - 治疗 PHN 的作用尚不明确，当前数据结果不推荐使用[36,40]。
- 药物与干预性手段联合治疗[21]。

结论

- PHN 是 HZ 感染后常见的后遗症状。
  - 每年有 100 万例 HZ 感染患者，其中 20%会发展为 PHN。
- 显著降低了患者的生活质量。
- 典型 HZ 皮疹后，相应皮肤节段痛觉增加。
- 最大的危险因素是高龄，FDA 建议所有 50 岁以上人群接种疫苗预防感染。
- 一线治疗方法包括局部使用辣椒素、利多卡因，口服 TCA 和 α2δ 钙通道调节剂。
  - 尚有多种治疗措施，但推荐证据尚不足。

（李双双 译）

参考文献

1. Johnson RW, Rice ASC. Clinical practice: Postherpetic neuralgia. *N Engl J Med*. 2014;**371**(16):1526–1533.
2. Sampathkumar P, Drage LA, Martin DP. Herpes zoster (Shingles) and postherpetic neuralgia. *Mayo Clin Proc*. 2009;**84**(3):274–280.
3. Insinga RP, Itzler RF, Pellissier JM, Saddier P, Nikas AA. The incidence of herpes zoster in a United States administrative database. *J Gen Intern Med*. 2005;**20**(8):748–753.
4. Massengill JS, Kittredge JL. Practical considerations in the pharmacological treatment of postherpetic neuralgia for the primary care provider. *J Pain Res*. 2014;7:125–132.
5. Johnson BH, Palmer L, Gatwood J et al. Annual incidence rates of herpes zoster among an immunocompetent population in the United States. *BMC Infect Dis*. 2015;**15**(1):1–5.
6. Forbes HJ, Thomas SL, Smeeth L et al. A systematic review and meta-analysis of risk factors for postherpetic neuralgia. *Pain*. 2016;**157**(1):30–54.
7. Head H, Campbell AW. The pathology of herpes zoster and its bearing on sensory localisation. *Brain*. 1900;**23**(3):353–362.
8. Hadley GR, Gayle JA, Ripoll J et al. Post-herpetic neuralgia: A review. *Curr Pain Headache Rep*. 2016;**20**(3):17. doi: 10.1007/s11916-016-0548-x.
9. Fields HL, Rowbotham M, Baron R. Postherpetic neuralgia: Irritable nociceptors and deafferentation. *Neurobiol Dis*. 1998;**5**(4):209–227.
10. Garry EM, Delaney A, Anderson HA et al. Varicella zoster virus induces neuropathic changes in rat dorsal root ganglia and behavioral reflex sensitization that is attenuated by gabapentin or sodium channel blocking drugs. *Pain*. 2005;**118**(1–2):97–111.
11. Watson CPN, Deck JH, Morshead C, Van der Kooy D, Evans RJ. Post-herpetic neuralgia: Further post-mortem studies of cases with and without pain. *Pain*. 1991;**44**(2):105–117.
12. Woolf CJ, Max MB. Mechanism-based pain diagnosis: Issues for analgesic drug development. *Anesthesiology*. 2001;**95**(1):241–249.
13. Nalamachu S, Morley-Forster P. Diagnosing and managing postherpetic neuralgia. *Drugs Aging*. 2012;**29**(11):863–869.
14. Dworkin RH, Gnann JW, Oaklander AL et al. Diagnosis and assessment of pain associated with herpes zoster and postherpetic neuralgia. *J Pain*. 2008;**9** (Suppl 1):37–44.
15. Dooling KL, Guo A, Patel M et al. Recommendations of the advisory committee on immunization practices for use of herpes zoster vaccines. *Morb Mortal Wkly Rep*. 2018;**67**(3):103–108.

16. Finnerup NB, Attal N, Haroutounian S et al. Pharmacotherapy for neuropathic pain in adults: A systematic review and meta-analysis. *Lancet Neurol.* 2015;**14**(2):162–173.

17. Dworkin RH, O'Connor AB, Kent J et al. International association for the study of pain neuropathic pain special interest group. Interventional management of neuropathic pain: NeuPSIG recommendations. *Pain.* 2013;**154**(11):2249–2261.

18. Max MB. Treatment of post-herpetic neuralgia: Antidepressants. *Ann Neurol.* 1994;**35**(Suppl 1):S50–S53.

19. Liang J, Liu X, Zheng J, Yu S. Effect of amitriptyline on tetrodotoxin-resistant $Na_v1.9$ currents in nociceptive trigeminal neurons. *Mol Pain.* 2013;**9**:31. doi: 10.1186/1744-8069-9-31.

20. Yalcin I, Choucair-Jaafar N, Benbouzid M et al. β2-adrenoceptors are critical for antidepressant treatment of neuropathic pain. *Ann Neurol.* 2009;**65**(2):218–225.

21. Dworkin RH, O'Connor AB, Audette J et al. Recommendations for the pharmacological management of neuropathic pain: An overview and literature update. *Mayo Clin Proc.* 2010;**85**(Suppl 3):S3–S14.

22. Attal N. Pharmacological treatments of neuropathic pain: The latest recommendations. *Rev Neurol (Paris).* 2019;**175**(1–2):46–50.

23. Bohnert AS, Ilgen MA, Trafton JA et al. Trends and regional variation in opioid overdose mortality among veterans health administration patients, fiscal year 2001 to 2009. *Clin J Pain.* 2014;**30**(7):605–612. doi: 10.1097/AJP.0000000000000011.

24. Johnson RW, Rice ASC. Postherpetic neuralgia. *N Engl J Med.* 2014;**371**(16):1526–1533.

25. Dworkin RH, O'Connor AB, Backonja M et al. Pharmacologic management of neuropathic pain: Evidence-based recommendations. *Pain.* 2007;**132**(3):237–251.

26. Finnerup NB, Otto M, McQuay HJ, Jensen TS, Sindrup SH. Algorithm for neuropathic pain treatment: An evidence based proposal. *Pain.* 2005;**118**(3):289–305.

27. McNicol ED, Midbari A, Eisenberg E. Opioids for neuropathic pain. *Cochrane Database Syst Rev.* 2013;(8):CD006146. doi: 10.1002/14651858.CD006146.pub2.

28. Bernstein JE, Korman NJ, Bickers DR, Dahl MV, Millikan LE. Topical capsaicin treatment of chronic postherpetic neuralgia. *J Am Acad Dermatol.* 1989;**21**(2 Pt 1):265–270.

29. Backonja MM, Malan TP, Vanhove GF, Tobias JK. NGX-4010, a high-concentration capsaicin patch, for the treatment of postherpetic neuralgia: A randomized, double-blind, controlled study with an open-label extension. *Pain Med.* 2010;**11**(4):600–608.

30. Watson CP, Tyler KL, Bickers DR et al. A randomized vehicle-controlled trial of topical capsaicin in the treatment of postherpetic neuralgia. *Clin Ther.* 1993;**15**(3):510–526.

31. Anand P, Bley K. Topical capsaicin for pain management: Therapeutic potential and mechanisms of action of the new high-concentration capsaicin 8 patch. *Br J Anaesth.* 2011;**107**:490–502.

32. Derry S, Rice AS, Cole P, Tan T, Moore RA. Topical capsaicin (high concentration) for chronic neuropathic pain in adults. *Cochrane database Syst Rev.* 2017;**1**:CD007393.

33. de León-Casasola OA, Mayoral V. The topical 5% lidocaine medicated plaster in localized neuropathic pain: A reappraisal of the clinical evidence. *J Pain Res.* 2016;**9**:67–79.

34. Derry S, Wiffen PJ, Moore RA, Quinlan J. Topical lidocaine for neuropathic pain in adults. *Cochrane database Syst Rev.* 2014;**2014**(7):CD010958.

35. Cui M, Khanijou S, Rubino J, Aoki KR. Subcutaneous administration of botulinum toxin A reduces formalin-induced pain. *Pain.* 2004;**107**(1):125–133.

36. Lin C-S, Lin Y-C, Lao H-C, Chen C-C. Interventional treatments for postherpetic neuralgia: A systematic review. *Pain Physician.* 2019;**22**(3):209–228.

37. Sluka KA, Walsh D. Transcutaneous electrical nerve stimulation: Basic science mechanisms and clinical effectiveness. *J Pain.* 2003;**4**(3):109–121.

38. Barbarisi M, Pace MC, Passavanti MB et al. Pregabalin and transcutaneous electrical nerve stimulation for postherpetic neuralgia treatment. *Clin J Pain.* 2010;**26**(7):567–572.

39. Xû G, Xú G, Feng Y, Tang WZ, Lv ZW. Transcutaneous electrical nerve stimulation in combination with cobalamin injection for postherpetic neuralgia. *Am J Phys Med Rehabil.* 2014;**93**(4):287–298.

40. Wu CL, Marsh A, Dworkin RH. The role of sympathetic nerve blocks in herpes zoster and postherpetic neuralgia. *Pain.* 2000;**87**(2):121–129.

第 27 章 复杂区域疼痛综合征

Alan D. Kaye, Nolan Weinstein

复杂区域疼痛综合征(CRPS)

- 自发的区域性疼痛。
- 不局限于特定神经支配区域。
- 继发于手术、创伤或较小的伤害性事件。
- 疼痛强度超出原发损伤预计的疼痛强度。
- 可能出现皮肤变化、自主神经功能障碍、运动和(或)感觉改变[1]。
- 影响患者生活质量[2]。

流行病学和危险因素

- 缺乏广泛的流行病学研究。
  - 有一项研究报道发病率为 0.55%[3]。
  - 最近大多数研究报道其发病率为 0.07%[4]。
- 女性的发病率是男性的 4 倍。
- 上肢的发病率是下肢的 2 倍。
- 绝经后女性是最易受累人群[3-7]。
- 女性的发病高峰年龄为 45~55 岁[4]。
- 其他危险因素包括抑郁、慢性头痛和药物滥用[4]。
- 保护性因素包括肥胖、甲状腺功能减退症和糖尿病,其与较低发病率相关联[4]。

  - 焦虑水平低、恐惧反应弱也是保护性因素[8]。
- 常见诱发事件：骨折、手术、创伤和其他轻微的伤害性事件[9]。

病理生理学

- 机制尚未明确，现有观点存在争议，目前缺乏足够的认识[10]。
- 多种层面的病理生理学机制学说。
  - 局部创伤后炎症[11]。
    - 神经源性炎症与损伤不成比例[12,13]。
    - 周围神经损伤。
  - 神经源性炎症会导致交感神经系统过度激活[14-16]。
  - 中枢神经系统病变[11]。
    - 运动功能障碍、感觉受损或缺失[17]。
    - MRI 检查反应异常[18]。
  - 也被定义为一种自身免疫性疾病[19]。
    - 骨折会导致 B 细胞表达 IgM 自身抗体[20]。
    - 促成“IRAM”假说[19]。
      - I：损伤触发。
      - R：局部区域受限。
      - A：自身抗体介导的自身免疫异常。
      - M：轻度的破坏过程。

诊断

- 由于对该病病因和机制知之甚少，CRPS 的诊断十分困难。
- 对肢体施加刺激后出现不成比例的疼痛。
- 分为 CRPS-1 型和 CRPS-2 型[21,22]。
  - CRPS-1：伤害性疼痛。
  - CRPS-2：神经病理性疼痛。

- 根据国际疼痛研究协会(IASP)于 1994 年制定的诊断标准[21]。
  - 诱发事件。
  - 持续的触诱发痛、疼痛或痛觉过敏。
  - 水肿、皮肤变化、运动异常。
  - 对于症状缺乏更好的解释。
- 此后制定了多种其他诊断标准[23]。
- 这些诊断标准特异性差,易导致过度诊断[24]。
- 布达佩斯诊断标准比 IASP 标准具有更好的特异性（特异性分别为 0.79 和 0.41）[23](表 27.1)。

表 27.1 布达佩斯标准是在布达佩斯召开的国际性共识会议制定的 CRPS 诊断标准[22,23]

布达佩斯 CRPS 标准:CRPS 的临床诊断标准
与原发伤害性刺激不成比例的持续性疼痛
至少要满足以下 4 大类症状中的 3 类、每类症状中的 1 种症状:
– 感觉:痛觉过敏和(或)触诱发痛
– 血管舒缩:皮温不对称和(或)皮肤颜色改变和(或)皮肤颜色不对称
– 汗液分泌/水肿:水肿和(或)汗液分泌改变和(或)汗液分泌不对称
– 运动/营养:活动范围减少和(或)运动功能障碍(震颤、无力、肌张力障碍)和(或)营养改变(头发、指甲、皮肤)
至少要满足以下 4 大类体征中的 2 类以上、每类体征表现中的 1 种体征:
– 感觉:痛觉过敏(针刺试验)和(或)触诱发痛[对轻触、深部躯体压力和(或)关节活动诱发疼痛]的证据
– 血管舒缩:皮温不对称和(或)皮肤颜色改变和(或)皮肤颜色不对称的证据
– 汗液分泌/水肿:水肿和(或)汗液分泌改变和(或)汗液分泌不对称的证据
– 运动/营养:活动范围减少和(或)运动功能障碍(震颤、无力、肌张力障碍)、营养改变(毛发、指甲、皮肤)的证据
排除其他能够解释疼痛或功能障碍的诊断
– 仅在诊断时观察到的体征才被计入
– 推荐使用用于研究的 CRPS 诊断标准,比临床诊断标准的特异性要高,但敏感性较低;要求 4 种类别中的症状和至少 2 类体征同时存在

治疗

- CRPS 可能会自行改善,但治疗仍应积极主动。
- 多模式治疗。
- CRPS 的多种亚型导致治疗的多样性。
- 很难从治疗中观察到临床改善。
- 物理治疗和康复治疗能有效减轻疼痛并增加活动能力[25-27]。
    - 2016 年 Cochrane 回顾总结认为,物理治疗和康复治疗有效的证据尚不明确[28]。
- 保守治疗失败后,可选择行脊髓电刺激(SCS)治疗。
    - 一项研究表明,发病 5 年后行 SCS,仍有 95%的患者有效[29]。
    - 在发病第一年最为有效[30]。
- 氯酮胺经常用于 CRPS 的治疗,但是证据支持较弱[31]。
- 鞘内输注巴氯芬。
    - 上调传入纤维上的 GABAb 受体,抑制伤害性信号的神经传递[32,33]。
    - 有证据显示巴氯芬可缓解 CRPS 患者的疼痛, 但由于显著的不良反应而限制了其临床应用[34]。
- 双膦酸盐。
    - 有证据表明可缓解 CRPS 患者的疼痛。
    - 但也有 Cochrane 文献回顾表明,与安慰剂相比,其疗效较低[35,36]。
- 免疫球蛋白。
    - 证据表明对治疗无益[37-39]。
- 维生素 C。
    - 大剂量可能在手术或创伤后起保护性作用[40-44]。
    - 减少氧化应激[45]。
    - 大剂量可降低远端桡骨骨折后 CRPS 的发生率[43]。
- 截肢。

  ◦ CRPS 患者治疗中具有争议的最后一招。
  ◦ 确实能提高整体生活质量、降低疼痛评分[46]。
  ◦ 由于伦理方面的考量，目前应用的证据不足[22]。

结论

- CRPS 是局部创伤或手术后继发的具有挑战性且尚缺乏足够认识的疾病。
- 涉及自身免疫成分的促炎机制在内的多层面的病理生理学机制。
- 由于诊断困难，目前有多种诊断标准共存。
- 严重影响生活质量。
- 治疗难度大，目前可用的多种治疗方式在疗效上的证据较少。
- 需要更多的研究来正确理解、诊断和治疗 CRPS。

（李双双 译）

参考文献

1. Bruehl S. Complex regional pain syndrome. *BMJ*. 2016;**38**:82–86.
2. Van Velzen GAJ, Perez RSGM, Van Gestel MA et al. Health-related quality of life in 975 patients with complex regional pain syndrome type 1. *Pain*. 2014;**155**(3):629–634.
3. Sandroni P, Benrud-Larson LM, McClelland RL, Low PA. Complex regional pain syndrome type I: Incidence and prevalence in Olmsted county, a population-based study. *Pain*. 2003;**103**:199–207.
4. Elsharydah A, Loo NH, Minhajuddin A, Kandil ES. Complex regional pain syndrome type 1 predictors: Epidemiological perspective from a national database analysis. *J Clin Anesth*. 2017;**39**:34–37.
5. de Mos M, de Bruijn AGJ, Huygen FJPM et al. The incidence of complex regional pain syndrome: A population-based study. *Pain*. 2007;**129**(1–2):12–20.
6. Rewhorn MJ, Leung AH, Gillespie A, Moir JS, Miller R. Incidence of complex regional pain syndrome after foot and ankle surgery. *J Foot Ankle Surg*. 2014;**53**(3):256–258.

7. Jellad A, Salah S, Ben Salah Frih Z. Complex regional pain syndrome type I: Incidence and risk factors in patients with fracture of the distal radius. *Arch Phys Med Rehabil*. 2014;**95**(3):487–492.

8. Bean DJ, Johnson MH, Kydd RR. Relationships between psychological factors, pain, and disability in complex regional pain syndrome and low back pain. *Clin J Pain*. 2014;**30**(8):647–653.

9. Beerthuizen A, Stronks DL, Van'T Spijker A et al. Demographic and medical parameters in the development of complex regional pain syndrome type 1 (CRPS1): Prospective study on 596 patients with a fracture. *Pain*. 2012;**153** (6):1187–1192.

10. Birklein F, Schlereth T. Complex regional pain syndrome: Significant progress in understanding. *Pain*. 2015;**156**:S94–S103.

11. Marinus J, Moseley GL, Birklein F et al. Clinical features and pathophysiology of complex regional pain syndrome. *Lancet Neurol*. 2011;**10**(7):637–648.

12. Shi X, Wang L, Li X et al. Neuropeptides contribute to peripheral nociceptive sensitization by regulating interleukin-1β production in keratinocytes. *Anesth Analg*. 2011;**113**(1):175–183.

13. Sahbaie P, Shi X, Guo TZ et al. Role of substance P signaling in enhanced nociceptive sensitization and local cytokine production after incision. *Pain*. 2009;**145**(3):341–349.

14. Oaklander AL, Fields HL. Is reflex sympathetic dystrophy/complex regional pain syndrome type I a small-fiber neuropathy? *Ann Neurol*. 2009;**65** (6):629–638.

15. Albrecht PJ, Hines S, Eisenberg E et al. Pathologic alterations of cutaneous innervation and vasculature in affected limbs from patients with complex regional pain syndrome. *Pain*. 2006;**120**(3):244–266.

16. van der Laan L, ter Laak HJ, Gabreëls-Festen A, Gabreëls F, Goris RJ. Complex regional pain syndrome type I (RSD): Pathology of skeletal muscle and peripheral nerve. *Neurology*. 1998;**51**(1):20–25.

17. Reinersmann A, Maier C, Schwenkreis P, Lenz M. Complex regional pain syndrome: More than a peripheral disease. *Pain Manag*. 2013;**3**(6):495–502.

18. Hotta J, Saari J, Koskinen M et al. Abnormal brain responses to action observation in complex regional pain syndrome. *J Pain*. 2017;**18**(3):255–265.

19. Goebel A, Blaes F. Complex regional pain syndrome, prototype of a novel kind of autoimmune disease. *Autoimmun Rev*. 2013;**12**(6):682–686.

20. Guo T, Shi X, Li W et al. Passive transfer autoimmunity in a mouse model of complex regional pain syndrome. *Pain*. 2017;**158**(12):2410–2421. doi: 10.1097/j.pain.0000000000001046.

21. Merskey H, Bogduk N. *Classification of chronic pain: IASP pain terminology*. 1994. www.iasp-pain.org/publications/free-ebooks/classification-of-chronic-pain-second-edition-revised/.

22. Harden NR, Bruehl S, Perez RSGM, et al. Validation of proposed diagnostic

criteria (the "Budapest Criteria") for Complex Regional Pain Syndrome. *Pain.* 2010;**150**(2):268–274. doi: 10.1016/j.pain.2010.04.030.

23. Harden RN, Bruehl S, Perez RSGM et al. Validation of proposed diagnostic criteria (the "Budapest Criteria") for complex regional pain syndrome. *Pain.* 2010;**150**(2):268–274.
24. Bruehl S, Harden RN, Galer BS et al. External validation of IASP diagnostic criteria for complex regional pain syndrome and proposed research diagnostic criteria. *Pain.* 1999;**81**(1–2):147–154.
25. Oerlemans HM, Oostendorp RAB, de Boo T et al. Adjuvant physical therapy versus occupational therapy in patients with reflex sympathetic dystrophy/ complex regional pain syndrome type I. *Arch Phys Med Rehabil.* 2000;**81** (1):49–56.
26. Rome L. The place of occupational therapy in rehabilitation strategies of complex regional pain syndrome: Comparative study of 60 cases. *Hand Surg Rehabil.* 2016;**35**(5):355–362.
27. Oerlemans HM, Oostendorp RA, de Boo T, Goris RJ. Pain and reduced mobility in complex regional pain syndrome I: Outcome of a prospective randomised controlled clinical trial of adjuvant physical therapy versus occupational therapy. *Pain.* 1999;**83**(1):77–83.
28. Smart KM, Wand BM, O'Connell NE. Physiotherapy for pain and disability in adults with complex regional pain syndrome (CRPS) types I and II. *Cochrane Database Syst Rev.* 2016;**2**(2):CD010853. doi: 10.1002/14651858 .CD010853.pub2.
29. Kemler MA, Barendse GA, van Kleef M et al. Spinal cord stimulation in patients with chronic reflex sympathetic dystrophy. *N Engl J Med.* 2000;**343** (9):618–624.
30. Kumar K, Rizvi S, Bnurs SB. Spinal cord stimulation is effective in management of complex regional pain syndrome I: Fact or fiction. *Neurosurgery.* 2011;**69**(3):566–578.
31. Connolly SB, Prager JP, Harden RN. A systematic review of ketamine for complex regional pain syndrome. *Pain Med.* 2015;**16**(5):943–969.
32. Penn R, Kroin J. Intrathecal baclofen alleviates spinal cord spasticity. *Lancet.* 1984;**323**:1078. doi: 10.1016/s0140-6736(84)91487-9.
33. Melcangic M, Bowery NG. GABA and its receptors in the spinal cord. *Trends Pharmacol Sci.* 1996;**17**(12):457–462.
34. van Rijn MA, Munts AG, Marinus J et al. Intrathecal baclofen for dystonia of complex regional pain syndrome. *Pain.* 2009;**143**(1–2):41–47.
35. Ferraro MC, Cashin AG, Wand BM, et al. Interventions for treating pain and disability in adults with complex regional pain syndrome: An overview of systematic reviews (Review). *Cochrane Database Syst Rev.* 2013;**6**(6): CD009416. doi: 10.1002/14651858.CD009416.pub3.
36. Chevreau M, Romand X, Gaudin P, Juvin R, Baillet A. Bisphosphonates for treatment of complex regional pain syndrome type 1: A systematic literature

review and meta-analysis of randomized controlled trials versus placebo. *Jt Bone Spine*. 2017;**84**(4):393–399.

37. O'Connell NE, Wand BM, McAuley J, Marston L, Moseley GL. Interventions for treating pain and disability in adults with complex regional pain syndrome: An overview of systematic reviews. In O'Connell NE, ed. *Cochrane batabase of systematic reviews*. John Wiley; 2013.

38. Goebel A, Bisla J, Carganillo R et al. Low-dose intravenous immunoglobulin treatment for long-standing complex regional pain syndrome: A randomized trial. *Ann Intern Med*. 2017;**167**(7):476–483.

39. Goebel A, Bisla J, Carganillo R et al. A randomised placebo-controlled Phase III multicentre trial: Low-dose intravenous immunoglobulin treatment for long-standing complex regional pain syndrome (LIPS trial). *NIHR Journals Library*. 2017. PMID: 29144634.

40. Jaiman A, Lokesh M, Neogi DS. Effect of vitamin C on prevention of complex regional pain syndrome type I in foot and ankle surgery. *Foot Ankle Surg*. 2011;**17**:207. doi: 10.1016/j.fas.2010.05.008.

41. Shibuya N, Humphers JM, Agarwal MR, Jupiter DC. Efficacy and safety of high-dose vitamin C on complex regional pain syndrome in extremity trauma and surgery: Systematic review and meta-analysis. *J Foot Ankle Surg*. 2013;**52**(1):62–66.

42. Zollinger PE, Tuinebreijer WE, Breederveld RS, Kreis RW. Can vitamin C prevent complex regional pain syndrome in patients with wrist fractures? A randomized, controlled, multicenter dose-response study. *J Bone Joint Surg Am*. 2007;**89**(7):1424–1431.

43. Meena S, Sharma P, Gangary SK, Chowdhury B. Role of vitamin C in prevention of complex regional pain syndrome after distal radius fractures: A meta-analysis. *Eur J Orthop Surg Traumatol*. 2015;**25**(4):637–641.

44. Malay S, Chung KC. Testing the validity of preventing complex regional pain syndrome with vitamin C after distal radius fracture. *J Hand Surg Am*. 2014;**39**(11):2251–2257.

45. Kim JH, Kim YC, Nahm FS, Lee PB. The therapeutic effect of vitamin C in an animal model of complex regional pain syndrome produced by prolonged hindpaw ischemia-reperfusion in rats. *Int J Med Sci*. 2017;**14**(1):97–101.

46. Midbari A, Suzan E, Adler T et al. Amputation in patients with complex regional pain syndrome: A comparative study between amputees and non-amputees with intractable disease. *Bone Joint J*. 2016;**98**-B(4):548–554.

第28章 镰状细胞病

Vwaire Orhurhu, Nolan Weinstein

镰状细胞病(SCD)急性疼痛危象综合征

- SCD引起的急性病症的总称[1]。
  - 最常见的是急性血管闭塞性疼痛危象。
  - 也可包括其他危象。
    - 脾隔断危象。
    - 再生障碍性危象。
    - 高溶血性危象。
    - 指/趾炎。
    - 急性胸腔综合征。
    - 阴茎异常勃起。
- 由常染色体隐性遗传病SCD所致。
- 携带致病基因后致红细胞含有异常的血红蛋白S(HbS)。
- 急性血管闭塞性疼痛危象由以下因素导致[2]。
  - HbS聚合。
  - 血管阻塞。
  - 内皮功能障碍。
  - 氧供受损。
  - 缺血-再灌注损伤。
  - 局部炎症。

 ○ 最常见的慢性疼痛部位：背部、腹部和四肢[3]。
- 急性疼痛危象常由感染、脱水、酸中毒或压力引发[4]。
- 急性疼痛危象是 SCD 患者住院最常见的原因，每年产生 11 亿美元的医疗费用[3]。

流行病学和危险因素

- 在美国，每 2500 名儿童就有 1 名罹患 SCD[5]。
- 美国大约有 10 万名 SCD 成人患者[5]。
- 全球 SCD 的年新发病例约为 30 万[6]。
- 主要影响非洲裔血统的人群。
- 只要 HbS 开始替代 HbF，最早可在患者 6 个月大时就出现症状。
  ○ 随着年龄增长，疼痛的强度、持续时间和频率增加[4]。
- 成人患者急性疼痛危象的死亡率为 9%[2]。

病理生理学

- β 链中谷氨酸被缬氨酸的单一氨基酸替换导致异常的 HbS。
- 纯合 HbS 等位基因聚合，进而使红细胞发生镰变。
- 红细胞释放黏附分子后变得僵硬并黏附于内皮[1]。
- 红细胞聚集并导致小血管阻塞，随后出现局部缺血。
- HbS 增加及促炎分子和自由基的释放形成一个循环。
  ○ 导致局部再灌注损伤。
- 其他下游病理生理效应。
  ○ 一氧化氮结合。
  ○ 中性粒细胞黏附和活化。
  ○ 血小板活性增加。
  ○ 高凝状态。
- 上述因素导致微血管阻塞、损伤，进而引发疼痛。

- 部分危象的诱因比较明确，如脱水、感染、压力、低温等，但大部分危象是自发的。

诊断

- 美国常规进行 SCD 基因筛查。
- 通过详细病史、体格检查及实验室检测进行评估。
  - 伴有分类的全血细胞计数（CBC）、网织红细胞计数、全套代谢指标、肝功能检测、血型和交叉配血。
- 分析辨别诱因，如感染或脱水。
- 伴有急性疼痛的 SCD 患者应高度怀疑镰状细胞急性疼痛危象。
  - 必须排除疼痛部位的其他常见原因，例如，腹部疼痛是镰状细胞疼痛危象的常见症状，但其仍应鉴别诊断。

治疗

- 镇痛是血管闭塞性疼痛危象患者的主要治疗目标（表 28.1 和表 28.2）。
- 可选用多模式治疗。
- 药物治疗通常由 NSAID 逐渐升级到阿片类药物。
  - 一项针对 176 例因急性疼痛危象住院的患者的研究显示，19%的患者接受阿片类药物和 NSAID 联合治疗，48%的患者仅接受 NSAID 治疗，33%的患者仅接受阿片类药物治疗[7]。
  - 羟考酮和可待因最常用于缓解 SCD 患者的急性疼痛[8]。
- 氯胺酮也可用于缓解疼痛。
  - 有研究表明氯胺酮似乎能降低年轻男性的疼痛评分，但增加了老年女性的疼痛评分[9]。
- 其他治疗方式包括经鼻使用芬太尼、依替非巴肽、利多卡因贴剂，以下将详细介绍。

表28.1 血管闭塞性危象的辅助药物镇痛治疗

药物治疗	疗效	不良反应
氯胺酮[9,11,12]	降低疼痛评分 减少阿片类药物相关不良反应 降低阿片类药物需求量(每例患者减少90mg吗啡当量)	多梦 轻度嗜睡
氯胺酮/阿片类药物联合使用[13]	降低男性和青少年患者的疼痛评分	增加女性和老年患者的疼痛评分
经鼻应用芬太尼[14]	缩短镇痛起效时间 缩短住院时间	未报道
5%利多卡因贴剂[15]	疼痛强度降低50%	7.7%的患者有利多卡因中毒
依替非巴肽[16]	减少血小板聚集、血小板释放、血小板P-选择素 需要更多研究探讨镇痛机制	未报道

表28.2 非药物镇痛治疗

干预措施	治疗方案	疗效
催眠[17]	30分钟催眠治疗	中等程度降低疼痛强度 可能增加外周血管扩张
虚拟现实[18]	15分钟虚拟现实体验	降低疼痛强度中位数 减少受影响的身体区域数量 降低疼痛的定性指标
智能手机指导的认知行为疗法[19,20]	基于网络的个人认知行为治疗干预	治疗后随访率>80% 疼痛缓解情况不详

- 维持和预防的基础药物包括增加HbF水平的羟基脲。
  - 此项治疗措施非常成功,有研究显示全因死亡率降低了40%[10]。

结论

- “镰状细胞危象”这一术语用来涵盖 SCD 的各种急性表现。
- HbS 的聚合、红细胞镰变及微血管阻塞和损伤是其基本的病理生理机制。
- SCD 及其相关疼痛常见于美国，尤其是非洲裔美国人。
- 常规新生儿筛查会发现大多数病例，并有助于早期指导急性疼痛危象的预防和治疗。
- 镇痛是血管闭塞性危机的主要治疗方法，通常采用 NSAID、阿片类药物或联合治疗。

（李双双 译）

参考文献

1. Borhade MB, Kondamudi NP. Sickle cell crisis. In *StatPearls*. 2022. pp. 365–379. Treasure Island (FL): StatPearls Publishing.
2. Sundd P, Gladwin MT, Novelli EM. Pathophysiology of sickle cell disease. *Annu Rev Pathol Mech Dis*. 2019;**14**(1):421058352. doi: 10.1146/annurev-pathmechdis-012418-012838.
3. Dampier C, Palermo TM, Darbari DS et al. AAPT diagnostic criteria for chronic sickle cell disease pain. *J Pain*. 2017;**18**(5):490–498.
4. Brandow AM, DeBaun MR. Key components of pain management for children and adults with sickle cell disease. *Hematol Oncol Clin North Am*. 2018;**32**(3):535–550.
5. Strouse J. Sickle cell disease. *Handb Clin Neurol*. 2016;**138**:311–324.
6. Azar S, Wong TE. Sickle cell disease: A brief update. *Med Clin North Am*. 2017;**101**(2):375–393.
7. Cacciotti C, Vaiselbuh S, Romanos-Sirakis E. Pain management for sickle cell disease in the pediatric emergency department: Medications and hospitalization trends. *Clin Pediatr*. 2017;**56**:1109–1114.
8. Tran H, Gupta M, Gupta K. Targeting novel mechanisms of pain in sickle cell disease. *Blood*. 2017;**130**(22):2377–2385.

9. Nobrega R, Sheehy KA, Lippold C et al. Patient characteristics affect the response to ketamine and opioids during the treatment of vaso-occlusive episode-related pain in sickle cell disease. *Pediatr Res.* 2018;**83**(2):445–454.

10. Riley TR, Boss A, McClain D, Riley TT. Review of medication therapy for the prevention of sickle cell crisis. *Pharm Ther.* 2018;**43**(7):417–437.

11. Lubega FA, DeSilva MS, Munube D et al. Low dose ketamine versus morphine for acute severe vaso occlusive pain in children: A randomized controlled trial. *Scand J Pain.* 2018;**18**(1):19–27.

12. Palm N, Floroff C, Hassig TB, Boylan A, Kanter J. Low-dose ketamine infusion for adjunct management during vaso-occlusive episodes in adults with sickle cell disease: A case series. *J Pain Palliat Care Pharmacother.* 2018;**32**(1):20–26.

13. Young JR, Sawe HR, Mfinanga JA et al. Subdissociative intranasal ketamine plus standard pain therapy versus standard pain therapy in the treatment of paediatric sickle cell disease vaso-occlusive crises in resource-limited settings: Study protocol for a randomised controlled trial. *BMJ Open.* 2017;**7**(7): e017190.

14. Kelly GS, Stewart RW, Strouse JJ, Anders JF. Intranasal fentanyl improves time to analgesic delivery in sickle cell pain crises. *Am J Emerg Med.* 2018;**36**(7):1305–1307. doi: 10.1016/j.ajem.2017.11.015.

15. Rousseau V, Morelle M, Arriuberge C et al. Efficacy and tolerance of lidocaine 5% patches in neuropathic pain and pain related to vaso-occlusive sickle cell crises in children: A prospective multicenter clinical study. *Pain Pract.* 2018;**18**(6):788–797.

16. Brittain JE, Anea C, Desai P et al. Effect of eptifibatide on inflammation during acute pain episodes in sickle cell disease. *Am J of Hematol.* 2018;**93**: E99–E101.

17. Bhatt RR, Martin SR, Evans S et al. The effect of hypnosis on pain and peripheral blood flow in sickle-cell disease: A pilot study. *J Pain Res.* 2017;**10**:1635–1644.

18. Agrawal AK, Robertson S, Litwin L et al. Virtual reality as complementary pain therapy in hospitalized patients with sickle cell disease. *Pediatr Blood Cancer.* 2019;**66**(2):e27525. doi: 10.1002/pbc.27525.

19. Palermo TM, Zempsky WT, Dampier CD et al. iCanCope with sickle cell pain: Design of a randomized controlled trial of a smartphone and web-based pain self-management program for youth with sickle cell disease. *Contemp Clin Trials.* 2018;**74**:88–96.

20. Palermo TM, Dudeney J, Santanelli JP, Carletti A, Zempsky WT. Feasibility and acceptability of internet-delivered cognitive behavioral therapy for chronic pain in adolescents with sickle cell disease and their parents. *J Pediatr Hematol Oncol.* 2018;**40**(2):122–127.

第29章 乳腺疼痛

Taylor Witten, Corey Moss

引言与流行病学

- 乳腺癌是男性和女性中第二常见的癌症，也是女性群体最常见的癌症[2]。
- 乳房美容手术在美国比较盛行，2018 年共 180 万例美容手术中有 52 万例与乳房相关[1]。
- 乳房美容手术后慢性持续性疼痛的发病率为 25%~60%[5]。
  - 发病率跨度大可归因于多个因素，包括个体的疼痛阈值、评估疼痛的方法，以及评估是前瞻性还是回顾性的[5]。
- 术后慢性疼痛定义为持续 3 个月或更长时间的疼痛，不同于手术后的围手术期疼痛[2]。
  - 在乳房切除伴重建术、乳房成形术和隆乳术等多项乳房美容手术中都有报道[1]。
  - 没有证据支持疼痛程度取决于每种手术侵入情况[2]。
  - 然而，有研究表明，包含腋窝淋巴结清扫的手术后慢性疼痛的发病率更高，这可能是因为手术涉及肋间臂神经[4]。
  - 严重的乳腺疼痛会导致患者的体力活动减少和情绪低下，从而在乳房手术后导致生活质量下降[3]。
  - 美容手术后的慢性疼痛患者，除了生活质量下降外，另一个问题是对手术美容效果的整体不满[2]。

- 乳房切除后疼痛综合征是乳房美容手术后的特发病症。
    - 在 Waltho 和 Rockwell 对此综合征的系统评价中,作者认为尽管命名如此,伴随此综合征的疼痛并不限于乳房切除术[13,15]。
        - 任何涉及乳腺实质的手术都应纳入其中[13,15]。
        - 基于这一论点,可以将其诊断标准应用于任何乳房美容手术[1,13]。
    - 乳房切除术后持续疼痛首次报道于 1978 年,并被命名为乳房切除后疼痛综合征[13]。
    - 文献报道该综合征的发生率为 4%~100%,定义为乳房切除术/部分乳房切除术后不久出现的前胸壁、腋窝或上臂内侧的慢性疼痛[13,14]。

危险因素

- 慢性疼痛的形成可能是多因素的，患者的人口统计特征在其中发挥重要作用[1]。
- 与术后慢性疼痛增加相关的患者危险因素。
    - 年龄<50 岁。
        - 这可能是因为年轻患者对疼痛更为敏感[3,10]。
    - 乳房体积>500mL[3]。
        - 这一点在文献中讨论不多,但在 Monib 的队列研究中得到了证实[3]。
    - BMI>25kg/m^2[3,10]。
    - 术前乳房疼痛[6]。
    - 非白种人种族[7]。
    - 之前或正在进行放疗/化疗[7]。
    - 焦虑和抑郁的心理[3]。
- 在评估患者罹患术后慢性疼痛的风险时，上述每个危险因素都必须认真考虑[1]。

病理生理学

- 患者慢性疼痛的部位取决于手术切口的位置和手术类型[1]。
- 在乳房美容手术中最常受损的神经是肋间神经，其次是肋间臂神经和胸长神经[1,8,12]。
- 神经损伤的机制各不相同,包括瘢痕组织的卡压、机械性损伤,以及水肿压迫[11]。
- 美容手术后出现的即刻疼痛称为急性疼痛。
- 伤害感受器通过 Aδ 和 C 感觉神经纤维感知伤害性刺激，触发由前列腺素、组胺、缓激肽和细胞因子驱动的炎性反应[9]。
- 对伤害性刺激的这种炎症反应称为原发性痛觉过敏[1]。
  - Aδ 神经纤维轻度髓鞘化且传导速度快;这些神经纤维与锐痛、局限性疼痛相关[9]。
  - C 神经纤维无髓鞘化且传导速度慢;这些神经纤维与钝痛、弥散性疼痛相关[9]。
- 外周持续的伤害性感受器刺激可导致中枢神经系统的刺激增加,从而产生继发性痛觉过敏[1]。
  - 继发性痛觉过敏是从急性疼痛转变为慢性疼痛的过程。疼痛不再是由伤害性刺激引起,称为触诱发痛[1]。
  - 初级感觉神经元在脊髓背角与次级传入神经元形成突触[9]。
  - 脊髓背角的反复去极化刺激了基因的过强表达，通过 NMDA、AMPA 和神经激肽 1 受体的谷氨酸活化，增加了伤害性神经元的兴奋性[1]。
- 次级传入纤维通过脊髓丘脑束上行，并通过三级神经元将疼痛信号传递到丘脑;这些三级神经元随后将信号传递到大脑的其他区域[9]。

临床表现与诊断

- 乳房美容手术的每例患者都会有不同程度的急性疼痛。
- 与慢性疼痛相关的神经损伤可能被术后急性疼痛掩盖[1]。
- 慢性乳房疼痛患者的诊断包括完整的病史采集和体格检查，以排除其他病因，如：
  - 积液[11]。
  - 感染[11]。
  - 恶性肿瘤[11]。
- 高度怀疑并认真鉴别是否存在神经损伤非常必要；因为，导致慢性疼痛的神经损伤常常被误诊[11]。
- 患者的主诉包括剧烈烧灼感、瘙痒、麻木或针刺感[1]。
- 最常见的神经功能缺陷是感觉减退，8.72%~9.56%的患者伴随这一症状[12]。
- 仅次于感觉减退的其他常见神经功能缺陷是疼痛和感觉过敏[12]。
- 由于许多神经存在损伤的潜在风险，寻找能够鉴别神经损伤的特异性特征显得尤为重要。
  - 如胸长神经损伤可能导致翼状肩，而肋间臂神经损伤可能导致手臂内侧疼痛[1,12]。
- 乳房手术操作后慢性疼痛综合征的诊断标准尚未明确；然而，Waltho 和 Rockwell 的文献回顾指出，慢性疼痛综合征的疼痛频率应至少为每周 4 天，每天超过 12 小时[1,13]。

治疗与管理

- 初步管理包括至少 3 个月的药物治疗尝试（NSAID，神经性疼痛治疗药物）[1,16]。
  - NSAID 通过抑制 COX-1 和 COX-2 降低炎症反应并缓解疼痛[1]。

  - 神经性疼痛治疗药物(包括加巴喷丁和普瑞巴林)缓解疼痛[1]。
  - 阿片类药物治疗有效,但由于阿片类药物依赖的风险,应谨慎使用[18]。
- 物理治疗和瘢痕组织按摩可纳入保守治疗策略[16,17]。
- 许多患者并未从局部镇痛或上述列出的其他药物管理中获益[13,16]。
- 有一些研究表明,通过围术期的椎旁神经阻滞或胸神经阻滞,可以降低乳房切除术及其他乳房手术后慢性疼痛的发生率[19]。
  - 有证据表明,胸神经阻滞镇痛效果更好,因为需合并使用阿片类药物的患者较少[19]。

（李双双 译）

参考文献

1. Urits I, Lavin C, Patel M et al. Chronic pain following cosmetic breast surgery: A comprehensive review. *Pain Ther*. 2020;9:71–82. https://doi.org/10.1007/s40122-020-00150-.
2. van Elk N, Steegers MA, van der Weij LP et al. Chronic pain in women after breast augmentation: Prevalence, predictive factors and quality of life. *Eur J Pain*. 2009;13(6):660–661.
3. Monib S, Abdelaziz MI. Epidemiology and predictive factors for persistent breast pain following breast-conserving surgery. *Cureus*. 2021;13(3):e14063. https://doi.org/10.7759/cureus.14063.
4. Wang L, Cohen JC, Devasenapathy N et al. Prevalence and intensity of persistent post-surgical pain following breast cancer surgery: A systematic review and meta-analysis of observational studies. *Br J Anaesth*. 2020;125(3):346–357. https://doi.org/10.1016/j.bja.2020.04.088.
5. Miaskowski C, Cooper B, Paul SM et al. Identification of patient subgroups and risk factors for persistent breast pain following breast cancer surgery. *J Pain*. 2012;13(12):1172–1187. https://doi.org/10.1016/j.jpain.2012.09.013.
6. Langford DJ, Schmidt B, Levine JD et al. Preoperative breast pain predicts persistent breast pain and disability after breast cancer surgery. *J Pain Symptom Manage*. 2015;49(6):981–994. https://doi.org/10.1016/j.jpainsymman.2014.11.292.
7. Fecho K, Miller NR, Merritt SA et al. Acute and persistent postoperative pain after breast surgery. *Pain Med*. 2009;10(4):708–715. https://doi.org/10.1111/j

.1526-4637.2009.00611.x.

8. Ducic I, Seiboth LA, Iorio ML. Chronic postoperative breast pain: Danger zones for nerve injuries. *Plast Reconstr Surg.* 2011;127(1):41–46. https://doi .org/10.1097/PRS.0b013e3181f9587f.

9. Fregoso G, Wang A, Tseng K, Wang J. Transition from acute to chronic pain: Evaluating risk for chronic postsurgical pain. *Pain Physician.* 2019;22 (5):479–488.

10. Kokosis G, Chopra K, Darrach H, Dellon AL, Williams EH. Re-visiting post-breast surgery pain syndrome: Risk factors, peripheral nerve associations and clinical implications. *Gland Surg.* 2019;8(4):407–415. https:// doi.org/10.21037/gs.2019.07.05.

11. Von Sperling ML, Høimyr H, Finnerup K, Jensen TS, Finnerup NB. Persistent pain and sensory changes following cosmetic breast augmentation. *Eur J Pain.* 2011;15(3):328–332.

12. Ducic I, Zakaria HM, Felder JM, Fantus S. Nerve injuries in aesthetic breast surgery: Systematic review and treatment options. *Aesthetic Surg J.* 2014;34 (6):841–856.

13. Waltho D, Rockwell G. Post-breast surgery pain syndrome: Establishing a consensus for the definition of post-mastectomy pain syndrome to provide a standardized clinical and research approach: A review of the literature and discussion. *Can J Surg.* 2016;59(5):342–350.

14. Classification of Chronic Pain. Descriptions of chronic pain syndromes and definitions of pain terms. Prepared by the International Association for the Study of Pain, Subcommittee on Taxonomy. *Pain Suppl.* 1986;3:S1–S226.

15. Couceiro TC, Valença MM, Raposo MC, Orange FA, Amorim MM. Prevalence of post-mastectomy pain syndrome and associated risk factors: A cross-sectional cohort study. *Pain Manag Nurs.* 2014;15(4):731–737. https:// doi.org/10.1016/j.pmn.2013.07.011.

16. Chopra K, Kokosis G, Slavin B, Williams E, Dellon AL. Painful complications after cosmetic surgery: Management of peripheral nerve injury. *Aesthet Surg J.* 2019;39(12):1427–1435. https://doi.org/10.1093/asj/sjy284.

17. Massingill J, Jorgensen C, Dolata J, Sehgal AR. Myofascial massage for chronic pain and decreased upper extremity mobility after breast cancer surgery. *Int J Ther Massage Bodyw Res Educ Pract.* 2018;11(3):4–9.

18. Dowell D, Haegerich TM, Chou R. CDC guideline for prescribing opioids for chronic pain – United States, 2016. *JAMA.* 2016;315(15):1624–1645.

19. Kulhari S, Bharti N, Bala I, Arora S, Singh G. Efficacy of pectoral nerve block versus thoracic paravertebral block for postoperative analgesia after radical mastectomy: A randomized controlled trial. *Br J Anaesth.* 2016;117 (3):382–386.

第30章 胸腔手术后疼痛

Zahaan Eswani, Jamal Hasoon

胸腔手术后疼痛综合征(PTPS)或慢性胸腔手术后疼痛(CPTP)

- PTPS 属于一种肌肉骨骼性疼痛。
- 国际疼痛研究协会(IASP)对 PTPS 的定义:
  - 胸腔手术后至少 2 个月沿胸腔切口持续存在或复发的疼痛[1]。
  - 慢性胸腔手术后疼痛是手术后超过 2 个月沿胸腔切口瘢痕持续存在或复发的疼痛[2]。
  - 排除肿瘤转移或其他治疗所致疼痛[3]。
- 胸腔手术后急性疼痛是预期之内的。然而,胸腔手术后的慢性疼痛困扰患者,并导致切口区域长期的神经病理性改变[1]。
  - PTPS 在围手术期和术后长期的发生率均较显著,而且其强度和持续时间均较为明显[2]。
- 此类慢性疼痛是胸腔手术后常见的并发症[4]。
- 就手术操作而言,胸腔手术是发生术后慢性疼痛和功能障碍最常见的手术之一[2]。
- 如果在围手术期初期控制不当,PTPS 可抑制患者呼吸,尤其是大肺活量的呼吸。这可能导致肺不张和肺炎等并发症[2]。
- PTPS 通常表现为疼痛或压痛,约 82%的病例中,疼痛局限于切口区域[2]。

流行病学和危险因素

- PTPS 的患病率或术后疼痛的发生率数值差异较大。
  - PTPS 的患病率为 33%~91%[4]。
  - 胸腔手术后慢性疼痛的发生率为 30%~50%[2]。
- 50%的肺癌患者术后可能会出现 PTPS，这种情况多数被忽视[3]。
- 这种巨大差异源于胸腔手术后疼痛的诊断标准不统一。一些研究基于患者是否主诉疼痛做出 PTPS 的诊断。另外一些研究则要求患者达到一定疼痛强度后才被诊断为 PTPS。许多研究以问卷调查的形式开展，这可能产生回忆偏倚[2]。
- 一项代表性研究显示 PTPS 的发生率为 52%（其中 32%为轻度疼痛，16%为中度疼痛，3%为重度疼痛）[2]。

病理生理学

- PTPS 的确切病理机制尚不清楚，仍处于探索阶段[1,4]。
- PTPS 包含躯体、内脏和神经病理性疼痛的成分，因中枢敏化的参与更为复杂[1]。
- 由于伤害性躯体传入神经起源于肋间神经，多数疼痛可能源自这一通路[1]。
- PTPS 的病因如下[3]。
  - 肋间神经的损伤和压迫。
    - 手术器械和肋骨扩张造成的压迫。
    - 典型表现为沿肋间神经走行从脊柱到胸骨的疼痛，通常是无明显外部原因下产生的钝痛、刺痛、冷感、麻刺、瘙痒。
  - 肋骨骨折/压迫。
    - 典型表现为从切除/骨折/扩张的肋骨向胸骨放射的剧烈疼痛。
  - 胸部肌肉炎症。

        - 手术及术后相关原因。
            - 术后原因包括胸部/引流管。
        - 炎症可能会损害胸壁肌肉、肋骨、神经和胸膜。
        - 炎症可以使某些患者丧失活动能力。因此，评估患者疼痛时应特别注意即使是轻微的刺激也可能导致剧烈/致残的疼痛。
    - 胸肌萎缩。
        - 通常由肋骨扩张引起。
    - 瘢痕组织摩擦胸腔结构。
        - 患者主诉为酸痛、触痛、麻木。
        - 常见的加重 PTPS 的因素包括体力劳动、天气变化、抑郁、术侧卧位、坐位、行走和术侧上肢负重。
- IASP 将 PTPS 定义为“肋间神经受损所致胸壁和肋骨胸膜的疼痛信号的传递”[2]。
    - 手术切除、肋骨牵拉、套管放置或缝合过程中均可能损伤肋间神经[2]。
- PTPS 也可能由胸管和 Jackson-Pratt 引流管等引流装置导致的神经损伤引起。因此，PTPS 也可能源于治疗性胸腔引流管的放置，而不仅是手术本身所致[3]。
- 手术创伤（肋软骨和肋椎关节损伤、肌肉和胸膜损伤、肋间神经损伤）和肺实质损伤及刺激（胸管所致）导致了复杂的肌筋膜疼痛和神经病理性疼痛[1]，随后的炎症、水肿、纤维化加剧了神经受压和刺激[1]。
- 局部释放的中间介质（如 P 物质、谷氨酸、降钙素基因相关肽）增加了伤害性的感受器活性，进而降低了疼痛阈值。这导致了脊髓背角和皮层疼痛中心的超敏。伤害性刺激到达中枢神经系统，中枢神经系统功能改变，对外界刺激的敏感化增加[1]。

诊断

- 详细的病史采集是诊断的基础，包括病情变化的时间节点和临床表现[1]。
- 手术后沿胸部切口的持续疼痛至少 2 个月，排除转移或其他治疗所致疼痛[1–3]。
- 切口愈合良好[3]。
- 神经病理性疼痛及疼痛的语言描述符合病理生理学的“典型表现”。
- 间歇性疼痛、持续性疼痛或运动后疼痛，且通常局限于切口瘢痕周围。疼痛可能放射到背部、肩部或其他胸壁位置[1]。
- 疼痛也可能表现为：
  - 偶发或持续的电击样或压榨样疼痛，或反复的痉挛、切割样或针刺样痛感[3]。
  - 触诱发痛、酸痛、撕裂样痛和感觉异常[1]。
- 触碰手术瘢痕会加剧疼痛[3]。
- 焦虑、抑郁、疲劳和呼吸困难会加剧 PTPS 的疼痛[3]。
- 体格检查。
  - 触诊手术区域。
    - 检查皮肤敏感性，从瘢痕或沿肋间神经走行区域的麻木到刺痛。
  - 移动患侧手臂。
    - 患侧手臂做侧向和旋转运动，同时检查不适和疼痛。
  - 手臂和胸部的屈曲与伸展。
- 行胸部 CT 和 MRI 检查排除局部感染、骨质疏松、肿瘤复发或椎体压缩性骨折[1]。
- 特异性的多态性检测可能与术后慢性疼痛的风险相关[1]。
- 其他临床相关因素[3]。
  - 高血压占 66%。
  - 冠状动脉疾病占 26%。

- ○ 肥胖占 26%。
- ○ 糖尿病占 13%。

治疗

改进外科手术技术预防 PTPS 的发生发展[1]

- 目标是在手术过程中尽量减少神经损伤[1]。
- 采用闭合胸腔镜手术、非牵开器暴露胸腔、避免缝合神经血管等方法能有效降低胸腔手术后长达 6 个月的疼痛和镇痛药物的使用[5]。

麻醉镇痛技术

- 长期 PTPS 的关键预测因素是重度术后急性疼痛的持续发展。因此，已经制定了许多策略来减少术后急性疼痛的发生发展，主要包括以下方面[1]：
  - ○ 胸部硬膜外镇痛。
  - ○ 静脉/全身应用阿片类药物。
  - ○ 神经调节药物。
  - ○ 抗抑郁药物。
  - ○ 肋间神经阻滞（连续性和单次）。
  - ○ 超声引导下的神经阻滞。
    - ■ 椎旁阻滞、竖脊肌阻滞、前锯肌平面阻滞。
    - ■ 超声引导下可选择性阻滞手术侧神经，并减少交感神经切除的风险，因而普及率逐渐增加。
- 对于胸腔手术后急性疼痛的控制，超声引导的前锯肌平面阻滞（SAPB）与胸部硬膜外镇痛（TEA）的镇痛效果相当[1,6]。
- 竖脊肌平面阻滞（ESPB）是 TEA 的有效且安全的替代方案。对于后外侧入路的胸腔手术，其镇痛效果优于 SAPB[1,7]。
- SAPB 是胸腔手术后有效的镇痛替代方案。术后给予 1 周的 SAPB 可能会减少 PTPS 的发生率,并降低患者的疼痛治疗需求[8]。

药物治疗

- 钙通道阻滞剂。
  - 加巴喷丁和普瑞巴林是慢性神经病理性疼痛的一线治疗药物。已有研究表明,围手术期使用这些药物可降低术后 3 个月 PTPS 的发生率[1,9,10]。
- NMDA 受体拮抗剂。
  - 氯胺酮和其他 NMDA 受体拮抗剂可用于治疗 PTPS。然而,研究显示术后早期应用有益,对于 2 个月后的慢性疼痛并不是特别有效[1,11,12]。

介入治疗

- 对于难治性 PTPS,可以在诊断性阻滞成功后进行肋间神经的射频热凝消融[1,13,14]。
- 神经调节/神经刺激。
  - 周围神经刺激可以缓解胸腔手术后疼痛,并减少口服药物的使用[1,15,16]。
  - 对于持续性 PTPS,脊髓电刺激有较好的应用前景[1,17,18]。
  - 背根神经节刺激(DRG-S)治疗降低了 PTPS 的疼痛评分,且在 90 天和 12 个月随访时间点上仍然有效。在 DRG-S 前行胸椎旁阻滞效果更佳[1,19]。

结论

- IASP 将 PTPS 定义为一类肌肉骨骼性疼痛，指在胸腔手术后至少 2 个月沿胸腔切口持续存在或复发的疼痛，且排除肿瘤转移或其他治疗因素[1,3]。
- PTPS 的患病率/发病率差异较大,为 33%~91%。

- PTPS 的确切病理机制尚不清楚，目前认为是躯体、内脏和神经性疼痛成分的复杂组合，常常伴有中枢敏化[1,4]。
- 详细的病史采集是诊断的基础，包括病情变化的时间节点和临床表现。
- 治疗方法包括改进手术方式来预防 PTPS 的发生发展、麻醉镇痛技术（如 SAPB、TEA）、药物治疗（如加巴喷丁、普瑞巴林和 NMDA 受体拮抗剂）、介入治疗（如射频热凝消融术和神经调节/神经刺激术）。

（李双双 译）

参考文献

1. Maloney J, Wie C, Pew S et al. Post-thoracotomy pain syndrome. *Curr Pain Headache Rep*. 2022;**26**(9):677–681. https://doi.org/10.1007/s11916-022-01069-z.
2. Khelemsky Y, Noto CJ. Preventing post-thoracotomy pain syndrome. *Mt Sinai J Med*. 2012;**79**(1):133–139. https://doi.org/10.1002/MSJ.21286.
3. Hopkins KG, Rosenzweig M. Post-thoracotomy pain syndrome: Assessment and intervention. *Clin J Oncol Nurs*. 2012;**16**(4):365–370. https://doi.org/10.1188/12.CJON.365-370.
4. Arends S, Böhmer AB, Poels M et al. Post-thoracotomy pain syndrome: Seldom severe, often neuropathic, treated unspecific, and insufficient. *Pain Rep*. 2020;**5**(2):e810. https://doi.org/10.1097/PR9.0000000000000810.
5. El-Hag-Aly MA, Hagag MG, Allam HK. If post-thoracotomy pain is the target, integrated thoracotomy is the choice. *Gen Thorac Cardiovasc Surg*. 2019;**67**(11):955–961. https://doi.org/10.1007/S11748-019-01126-2/TABLES/4.
6. Khalil AE, Abdallah NM, Bashandy GM, Kaddah TAH. Ultrasound-guided serratus anterior plane block versus thoracic epidural analgesia for thoracotomy pain. *J Cardiothorac Vasc Anesth*. 2017;**31**(1):152–158. https://doi.org/10.1053/J.JVCA.2016.08.023.
7. Elsabeeny WY, Ibrahim MA, Shehab NN, Mohamed A, Wadod MA. Serratus anterior plane block and erector spinae plane block versus thoracic epidural analgesia for perioperative thoracotomy pain control: A randomized controlled study. *J Cardiothorac Vasc Anesth*. 2021;**35**(10):2928–2936. https://doi.org/10.1053/J.JVCA.2020.12.047.
8. Reyad RM, Shaker EH, Ghobrial HZ et al. The impact of ultrasound-guided continuous serratus anterior plane block versus intravenous patient-controlled analgesia on the incidence and severity of post-thoracotomy pain syndrome: A randomized, controlled study. *Eur J Pain*. 2020;**24**(1):159–170. https://doi.org/10.1002/EJP.1473.

9. Gaber S, Saleh E, Elshaikh S et al. Role of perioperative pregabalin in the management of acute and chronic post-thoracotomy pain. *Open Access Maced J Med Sci*. 2019;**7**(12):1974–1978. https://doi.org/10.3889/OAMJMS.2019.556.

10. Fawzi HM, El-Tohamy SA. Effect of perioperative oral pregabalin on the incidence of post-thoracotomy pain syndrome. *Ain-Shams J Anaesthesiology*. 2014;**7**(2):143. https://doi.org/10.4103/1687-7934.133350.

11. Mendola C, Cammarota G, Netto R et al. S(+)-ketamine for control of perioperative pain and prevention of post thoracotomy pain syndrome: A randomized, double-blind study. *Minerva Anestesiol*. 2012;**78**(7):757–766. https://pubmed.ncbi.nlm.nih.gov/22441361/.

12. Israel JE, St Pierre S, Ellis E et al. Ketamine for the treatment of chronic pain: A comprehensive review. *Health Psychol Res*. 2021;**9**(1):1–12. https://doi.org/10.52965/001C.25535.

13. Abd-Elsayed A, Lee S, Jackson M. Radiofrequency ablation for treating resistant intercostal neuralgia. *Ochsner J*. 2018;**18**(1):91–93. https://doi.org/10.1043/TOJ-17-0043.

14. Engel AJ. Utility of intercostal nerve conventional thermal radiofrequency ablations in the injured worker after blunt trauma. *Pain Physician*. 2012;**15**: E711–E718. https://pubmed.ncbi.nlm.nih.gov/22996865/.

15. Theodosiadis P, Grosomanidis V, Samoladas E, Chalidis BE. Subcutaneous targeted neuromodulation technique for the treatment of intractable chronic postthoracotomy pain. *J Clin Anesth*. 2010;**22**(8):638–641. https://doi.org/10.1016/J.JCLINANE.2009.10.018.

16. McJunkin TL, Berardoni N, Lynch PJ, Amrani J. An innovative case report detailing the successful treatment of post-thoracotomy syndrome with peripheral nerve field stimulation. *Neuromodulation Technol Neural Interface*. 2010;**13**(4):311–314. https://doi.org/10.1111/J.1525-1403.2010.00277.X.

17. Grayhill J, Conermann T, Kabazie AJ, Chandy S. Spinal cord stimulation for treatment of pain in a patient with post thoracotomy pain syndrome. *Pain Physician*. 2011;**14**(5):441–445. https://pubmed.ncbi.nlm.nih.gov/21927048/.

18. Wininger KL, Bester ML, Deshpande KK. Spinal cord stimulation to treat postthoracotomy neuralgia: Non-small-cell lung cancer: A case report. *Pain Manag Nurs*. 2012;**13**(1):52–59. https://doi.org/10.1016/J.PMN.2011.11.001.

19. lo Bianco G, Papa A, Gazzerro G et al. Dorsal root ganglion stimulation for chronic postoperative pain following thoracic surgery: A pilot study. *Neuromodulation*. 2021;**24**(4):774–778. https://doi.org/10.1111/NER.13265.

第31章 多发性硬化症疼痛

Salomon Poliwoda, Alan D. Kaye

病理生理学

- 多发性硬化症(MS)是一种中枢神经系统的自身免疫性疾病,炎症反应伴随少突胶质细胞死亡和髓鞘破坏[1]。

临床表现与诊断

- MS 的典型症状包括疲劳、肢体感觉异常、运动功能障碍、认知功能障碍、视觉障碍(由于视神经炎)、痉挛、抑郁、步态异常及疼痛[2]。
- 多发性硬化症的正规诊断标准是 2017 年的 McDonald 标准[1]。
- MS 的疼痛。
  - MS 中的疼痛可表现为头痛、肢体痛、背痛、神经病理性疼痛,甚至更为具体如三叉神经痛[3]。
  - MS 中的疼痛可能非常严重且持续,导致残疾和生活质量下降[4]。
- 三叉神经痛与 MS。
  - 普通人群中三叉神经痛的患病率<1%,而在 MS 患者中,患病率高达 10%[5]。
  - 单纯的三叉神经痛患者,其一线治疗药物为卡马西平。然而,在 MS 伴三叉神经痛的患者中,由于病理生理机制不同,目前尚没有经典的药物治疗方案[6]。
  - 对于同时有 MS 和三叉神经痛的患者,推荐早期进行手术治疗[6]。

- 立体定向放射外科手术治疗能改善 88%的患者症状并维持 14 个月[7]。
- 尽管对于伴有 MS 的三叉神经痛患者，推荐早期进行手术治疗，但当这种疾病不与 MS 相关联时，手术治疗的效果更好[7]。

• 头痛。
  - 与非 MS 的患者相比，MS 患者的头痛发生率高出 50%[8]。
  - 根据疾病的呈现类型，MS 患者中存在两种常见的头痛类型。在缓解型 MS 中，无先兆偏头痛占主导；而在进展型 MS 中，紧张型头痛占主导[9]。
  - MS 患者与非 MS 患者的头痛治疗方式无差异[9]。

• 神经病理性疼痛。
  - MS 中神经病理性疼痛的患病率可高达 86%，表现为背痛、头痛、三叉神经痛或肢体疼痛[10]。
  - 当出现神经病理性疼痛时，可能提示重度 MS，致残程度更高[11]。
  - 早期治疗疼痛可致 MS 疾病的预后更好[11]。
  - 传统治疗疼痛的方法仅能改善患者 50%的症状[12]。
  - 一些非常规治疗方式包括抗抑郁药、抗惊厥药、大麻素、低剂量纳曲酮和脊髓电刺激，可能更有益于患者[10]。

治疗方法的改进

• 医用大麻。
  - 大麻二酚（CBD）具有抗氧化、抗炎、止吐、抗精神病和神经保护作用[13]。
  - MS 患者的疼痛通常伴随痉挛，证据表明大麻素对此类症状有效[14]。
  - 已有证据表明，大麻素与其他药物联合使用时比单独使用更有效[14]。
  - 大麻素可能带来的不良反应包括头痛、嗜睡、恶心、干咳、精神病、记忆力及认知能力下降、大麻素剧吐综合征、欣快感和妄想[15]。

- 物理治疗和运动康复训练。
  - 物理治疗和运动康复训练不仅能缓解 MS 患者的疼痛，还能达到抗炎治疗效果[16]。
  - 除了对疼痛症状有益外，物理治疗和运动康复训练也会降低 MS 的发作频率并减缓疾病进程[16]。
  - 一项研究显示，MS 患者进行为期 6 个月的瑜伽锻炼后，生活质量显著提高，疲劳、抑郁和运动方面的症状均有改善[17]。
  - 由于缺乏教育，参与这两种治疗方式的患者很少[16]。
- 神经调控。
  - 神经调控包括靶控电或化学刺激或抑制；如鞘内巴氯芬泵、深部脑刺激、脊髓电刺激和经颅磁刺激[18,19]。
  - 鞘内巴氯芬泵结合脊髓电刺激有益于广泛性疼痛和痉挛的患者[18]。
  - 深部脑刺激能改善与 MS 相关的震颤及三叉神经痛[18]。
  - 脊髓电刺激有助于减少与 MS 相关的整体疼痛感，也能改善 MS 相关的膀胱功能障碍[18]。
  - 经颅磁刺激可能有助于减轻症状并促进神经康复，但在这一领域还需要更多的研究[18]。

（李双双 译）

参考文献

1. Ghasemi N, Razavi S, Nikzad E. Multiple sclerosis: Pathogenesis, symptoms, diagnoses and cell-based therapy. *Cell J.* 2017;**19**(1):1–10. https://doi.org/10.22074/cellj.2016.4867.
2. Monteleone F, Nicoletti CG, Stampanoni Bassi M et al. Nerve growth factor is elevated in the CSF of patients with multiple sclerosis and central neuropathic pain. *J Neuroimmunol.* 2018;**314**:89–93. https://doi.org/10.1016/j.jneuroim.2017.11.012.
3. Kalia LV, O'Connor PW. Severity of chronic pain and its relationship to quality of life in multiple sclerosis. *Mult Scler.* 2005;**11**(3):322–327. https://

doi.org/10.1191/1352458505ms1168oa.

4. Young J, Amatya B, Galea MP, Khan F. Chronic pain in multiple sclerosis: A 10-year longitudinal study. *Scand J Pain*. 2017;**16**:198–203. https://doi.org/10.1016/j.sjpain.2017.04.070.

5. Fallata A, Salter A, Tyry T, Cutter GR, Marrie RA. Trigeminal neuralgia commonly precedes the diagnosis of multiple sclerosis. *Int J MS Care*. 2017;**19**(5):240–246. https://doi.org/10.7224/1537-2073.2016-065.

6. Zakrzewska JM, Wu J, Brathwaite TSL. A systematic review of the management of trigeminal neuralgia in patients with multiple sclerosis. *World Neurosurg*. 2018;**111**:291–306. https://doi.org/10.1016/j.wneu.2017.12.147.

7. Xu Z, Mathieu D, Heroux F et al. Stereotactic radiosurgery for trigeminal neuralgia in patients with multiple sclerosis: A multicenter study. *Neurosurgery*. 2019;**84**(2):499–505. https://doi.org/10.1093/neuros/nyy142.

8. La Mantia L, Prone V. Headache in multiple sclerosis and autoimmune disorders. *Neurol Sci*. 2015;**36**(Suppl 1):75–78. https://doi.org/10.1007/s10072-015-2146-9.

9. Husain F, Pardo G, Rabadi M. Headache and its management in patients with multiple sclerosis. *Curr Treat Options Neurol*. 2018;**20**(4):10. https://doi.org/10.1007/s11940-018-0495-4.

10. Murphy KL, Bethea JR, Fischer R. Neuropathic pain in multiple sclerosis: Current therapeutic intervention and future treatment perspectives. In: Zagon IS, McLaughlin PJ, eds. *Multiple Sclerosis: Perspectives in Treatment and Pathogenesis*. Brisbane: Codon Publications. 2017.

11. Solaro C, Cella M, Signori A et al. Identifying neuropathic pain in patients with multiple sclerosis: A cross-sectional multicenter study using highly specific criteria. *J Neurol*. 2018;**265**(4):828–835. https://doi.org/10.1007/s00415-018-8758-2.

12. Heitmann H, Biberacher V, Tiemann L et al. Prevalence of neuropathic pain in early multiple sclerosis. *Mult Scler*. 2016;**22**(9):1224–1230. https://doi.org/10.1177/1352458515613643.

13. Rice J, Cameron M. Cannabinoids for treatment of MS symptoms: State of the evidence. *Curr Neurol Neurosci Rep*. 2018;**18**(8):50. https://doi.org/10.1007/s11910-018-0859-x.

14. Landa L, Jurica J, Sliva J, Pechackova M, Demlova R. Medical cannabis in the treatment of cancer pain and spastic conditions and options of drug delivery in clinical practice. *Biomed Pap Med Fac Univ Palacky Olomouc Czech Repub*. 2018;**162**(1):18–25. https://doi.org/10.5507/bp.2018.007.

15. Jitpakdee T, Mandee S. Strategies for preventing side effects of systemic opioid in postoperative pediatric patients. *Paediatr Anaesth*. 2014;**24**(6):561–568. https://doi.org/10.1111/pan.12420.

16. Demaneuf T, Aitken Z, Karahalios A et al. Effectiveness of exercise interventions for pain reduction in people with multiple sclerosis: A systematic review and meta-analysis of randomized controlled trials. *Arch Phys Med*

Rehabil. 2019;**100**(1):128–139. https://doi.org/10.1016/j.apmr.2018.08.178.

17. Kahraman T, Ozdogar AT, Yigit P et al. Feasibility of a 6-month yoga program to improve the physical and psychosocial status of persons with multiple sclerosis and their family members. *Explore (NY)*. 2018;**14**(1):36–43. https://doi.org/10.1016/j.explore.2017.07.006.
18. Abboud H, Hill E, Siddiqui J, Serra A, Walter B. Neuromodulation in multiple sclerosis. *Mult Scler*. 2017;**23**(13):1663–1676. https://doi.org/10.1177/1352458517736150.
19. Urits I, Adamian L, Fiocchi J et al. Advances in the understanding and management of chronic pain in multiple sclerosis: A comprehensive review. *Curr Pain Headache Rep*. 2019;**23**(8):59. https://doi.org/10.1007/s11916-019-0800-2.

第32章 脑瘫

Norris Talbot, Hisham Kassem

- 神经和身体功能障碍或孤立的步态、认知、生长或感觉异常[1]。
- 主要见于生长发育期的儿童。
  - 起源于基因因素[2]。
  - 妊娠期或出生后两年内遭受创伤[2]。
- 运动和姿势发育障碍导致活动受限，归因于发育中的胎儿或婴儿大脑受到异常干扰[3]。
- 运动和协调能力受损是重要标志。
  - 运动能力总体较差。
- 从运动角度来评价，其降低了患者的生活质量。
- 同时也降低了父母及监护人的生活质量[4]。

流行病学和危险因素

- 在美国每 1000 名儿童中有 2~3 例患儿[1,5]。
- 估计全球有 1700 万病例[3]。
- 有很大比例的脑瘫患儿能够存活到成年。
- 脑瘫是儿童中最常见的躯体残疾之一。
  - 主要在 2 岁后确诊[6]。
- 80%的脑瘫儿童会出现痉挛症状[7]。
- 92%的病例可追溯到围生期的创伤[7]。
- 危险因素包括：

  - ○ 脑瘫发生的根本原因仍处于探索阶段。
    - ■ 绒毛膜羊膜炎、母体尿路感染、神经营养病毒感染和巨细胞病毒感染是脑瘫的高危险因素[8-13]。
    - ■ 若双胞胎中一个胎儿死亡，幸存者罹患脑瘫的风险更高[8,14]。
    - ■ 一项来自 5 个群体的大规模研究表明，多胎妊娠的脑瘫风险增加[8,15]。
    - ■ 宫内生长偏差[8,16,17]。
    - ■ 并未发现脑瘫与遗传基因有显著相关性[8]。
    - ■ 围生期窒息创伤[18]。
    - ■ 其他的创伤或大脑畸形[1,8]。

病理生理学

- 主要源于受损的和破坏性的发展机制[19]。
- 缺血和缺氧等环境因素。
- 单侧痉挛性脑瘫与大脑中动脉梗死、半脑萎缩、大脑畸形及脑室周围病变相关[19]。
- 产程中的缺血-缺氧性损伤导致中度至重度新生儿脑病，进而引发脑瘫[20]。
  - ○ 分娩时胎儿代谢性酸中毒[20]。
  - ○ 妊娠 34 周或以上出生的婴儿中，早期出现中重度新生儿脑瘫[20]。
  - ○ 痉挛性四肢瘫痪或运动障碍型脑性瘫痪[20]。
  - ○ 排除其他可识别的病因，如创伤、凝血障碍、感染状况或遗传疾病[20]。
- 头部损伤或创伤同样会导致脑瘫[7]。
- 现有的方法和诊断并不适用于 80%的病例[7]。
  - ○ 大多数病理生理机制仍在探索中。

诊断

- 典型特征。
  - 肌肉僵硬(痉挛)[7]。
  - 不受控制的运动(运动障碍)[7]。
  - 运动协调能力差(共济失调)[7]。
  - 其他/复合症状。
    - 最常见的症状是痉挛。
- 最早在6月龄时即可做出诊断[7]。
- 辅助诊断。
  - 通过病史和体格检查,识别儿童的永久性、非进行性的运动功能障碍[7]。

治疗:针对疼痛和痉挛的介入性治疗

- A型肉毒杆菌毒素。
  - 梭状芽孢杆菌属细菌产生的锌内肽酶蛋白[21]。
  - 毒素通过血液系统进入外周胆碱能神经肌肉接头。
  - 干扰胆碱能神经递质向神经肌肉接头的释放。
    - 导致肌肉松弛性麻痹。
  - 应用后2~8周及12~16周的随访结果显示,患者的步态、关节活动范围和满意度较治疗前改善,但相关证据有限且存在出入[21]。
  - 不良反应与安慰剂相似[21]。
  - 小剂量和大剂量之间无明显差异[21]。
  - 显著降低患者家庭经济负担,并有助于降低手术风险、缩短住院时间[21]。
  - 改善脑瘫患者痉挛症状的有效治疗选择。
    - 限制:药物作用时间和效果持续时间尚不明确[21]。

    - 与其他针对脑瘫患者痉挛和疼痛的治疗方法相比，使用安全方面无显著差异[21]。
    - 上肢和下肢痉挛的有效治疗方法[22]。
    - 尚无高质量证据对其所有治疗效果提供支持。
- 鞘内巴氯芬。
    - 巴氯芬是一种 GABA 激动剂,通常用于口服,来治疗各种骨骼肌痉挛症状[21]。
    - 针对脑瘫的治疗有一定的短期疗效,但证据有限[21]。
    - 鞘内巴氯芬伴随脊髓损伤和导管输注相关并发症[21]。
    - 应用之前要对治疗费用、生活质量影响等方面进行评估。
    - 对于反复大剂量使用的患者,必须缓慢减少药物剂量,否则会有脑卒中、幻觉、发热、精神状态改变的风险,罕见情况下,还可能发生横纹肌溶解和多器官系统功能衰竭[23]。
    - 鞘内巴氯芬治疗疗效的证据有限。
- 背根神经切断术。
    - 神经外科施行的不可逆的脊髓相关手术可以永久性降低肌肉张力[21]。
        - 适用于大运动功能障碍Ⅱ型或Ⅲ型的患儿[21]。
            - 对于症状更严重的Ⅳ型和Ⅴ型患儿，施行此类手术可以缓解患儿痉挛,减少照护压力[21]。
    - 改善痉挛症状和生活质量方面效果明显。
        - 由于缺乏背根神经切断术和鞘内巴氯芬两种治疗方法之间的对照研究,难以判断两者的优劣[21]。
    - 必须结合一般外科并发症及手术相关风险来评估该治疗的风险。
- 丹曲林。
    - 一种针对骨骼肌产生细胞内抗痉挛效应的肌肉松弛剂[23]。
    - 主要用于恶性高热的治疗。
        - 现在也用于肌肉痉挛和创伤性脑损伤的治疗[23]。

 - ○ 与其他治疗方法相比，镇静不良反应较小[23]。
 - ○ 具有肝脏毒性。
   - ■ 必须监测肝功能[23]。
 - ○ 使用剂量从每日 1 次开始，逐渐增加到每日 4 次，药物的使用方法导致患者依从性较差[23]。
 - ○ 需要更多最新的、更大规模的研究来明确治疗的风险、消除使用顾虑。
- • 地西泮。
 - ○ 苯二氮䓬类药物[23]。
 - ○ 与 BNZ1 和 BNZ2 受体结合，增加 GABA 与受体的亲和力。
   - ■ 抑制神经元放电的累积效应增加[23]。
 - ○ 可通过静脉注射、肌内注射、口服、直肠给药或非肠道途径给药[23]。
 - ○ 用于治疗骨骼肌痉挛、上运动神经元疾病引起的痉挛、惊厥发作，以及焦虑等精神类疾病[23]。
 - ○ 对症状最严重的脑瘫患者益处最大。
 - ○ 药物滥用有肝脏损伤的风险，可能导致免疫缺陷[23]。
- • 盐酸环苯扎林。
 - ○ 中枢作用的肌肉松弛剂[23]。
 - ○ 作用时间长，药物半衰期长达 18 小时[23]。
 - ○ 停药时需逐渐减少剂量以防戒断症状。
   - ■ 也会伴随口干和嗜睡。
 - ○ 对于中枢性肌肉痉挛没有明确的应用指征，尚需更多的研究进一步佐证[23]。
- • 替扎尼定。
 - ○ α_2 肾上腺素能激动剂[24]。
 - ○ 效果优于安慰剂，但与地西泮和巴氯芬相当[23]。
 - ○ 与氟喹诺酮类药物合用时可能存在肝毒性[23]。

- ◦ 因其肾脏排泄特性，也可能导致肾功能损害[23]。
- ◦ 停药时出现显著的戒断症状[24]。

结论

- 脑瘫是严重影响运动并导致肌肉痉挛的一种神经性疾病。
- 显著降低患者的生活质量。
- 病因不清，妊娠期并发症及妊娠期间的创伤会增加患病风险。
- 建议妊娠女性在妊娠期间不要过度劳累，并定期进行健康检查以排除致病因素。
- 目前，降低痉挛和其他症状的治疗方法包括A型肉毒杆菌毒素、鞘内巴氯芬、背根神经切断术、丹曲林、地西泮、盐酸环苯扎林和替扎尼定。
  - ◦ 每种治疗方法都能提供一定程度的缓解，但都伴随着各自的风险和不良反应。
  - ◦ 患者必须权衡风险与潜在收益后做出治疗的选择。

（李双双 译）

参考文献

1. Krigger KW. Cerebral palsy: An overview. *Am Fam Physician*. 2006;**73**(1):91–100. www.aafp.org/pubs/afp/issues/2006/0101/p91.html.
2. Bonellie S, Currie D, Chalmers J. Comparison of risk factors for cerebral palsy in twins and singletons. *Dev Med Child Neurol*. 2022;**47**(9):587–591. https://doi.org/10.1111/J.1469-8749.2005.TB01208.X.
3. Graham HK, Rosenbaum P, Paneth N et al. Cerebral palsy. *Nat Rev Dis Primers*. 2016;**2**(1):1–25. https://doi.org/10.1038/nrdp.2015.82.
4. Guillamón N, Nieto R, Pousada M et al. Quality of life and mental health among parents of children with cerebral palsy: The influence of self-efficacy and coping strategies. *J Clin Nurs*. 2013;**22**(11–12):1579–1590. https://doi.org/10.1111/JOCN.12124.
5. Wimalasundera N, Stevenson VL. Cerebral palsy. *Pract Neurol*. 2016;**16**(3):184–194. https://doi.org/10.1136/PRACTNEUROL-2015-001184.

6. Byrne R, Noritz G, Maitre NL. Implementation of early diagnosis and intervention guidelines for cerebral palsy in a high-risk infant follow-up clinic. *Pediatr Neurol.* 2017;**76**:66–71. https://doi.org/10.1016/J.PEDIATRNEUROL.2017.08.002.

7. Vitrikas K, Dalton H, Breish D. Cerebral palsy: An overview. *Am Fam Physician.* 2020;**101**(4):213–220. https://doi.org/10.4274/hamidiyemedj.galenos.2021.72792.

8. Himmelmann K, Ahlin K, Jacobsson B, Cans C, Thorsen P. Risk factors for cerebral palsy in children born at term. *Acta Obstet Gynecol Scand.* 2011;**90**(10):1070–1081 https://doi.org/10.1111/j.1600-0412.2011.01217.x.

9. Bax M, Tydeman C, Flodmark O. Clinical and MRI correlates of cerebral palsy: The European cerebral palsy study. *JAMA.* 2006;**296**(13):1602–1608. https://doi.org/10.1001/JAMA.296.13.1602.

10. Pass RF, Fowler KB, Boppana SB, Britt WJ, Stagno S. Congenital cytomegalovirus infection following first trimester maternal infection: Symptoms at birth and outcome. *J Clin Virol.* 2006;**35**(2):216–220. https://doi.org/10.1016/J.JCV.2005.09.015.

11. Neufeld MD, Frigon C, Graham AS, Mueller BA. Maternal infection and risk of cerebral palsy in term and preterm infants. *J Perinatol.* 2005;**25**(2):108–113. https://doi.org/10.1038/SJ.JP.7211219.

12. Wu YW, Escobar GJ, Grether JK et al. Chorioamnionitis and cerebral palsy in term and near-term infants. *JAMA.* 2003;**290**(20):2677–2684. https://doi.org/10.1001/JAMA.290.20.2677.

13. Gibson CS, MacLennan AH, Goldwater PN et al. Neurotropic viruses and cerebral palsy: Population based case-control study. *BMJ.* 2006;**332**(7533):76–79. https://doi.org/10.1136/BMJ.38668.616806.3A.

14. Pharoah POD. Cerebral palsy in the surviving twin associated with infant death of the co-twin. *Arch Dis Child Fetal Neonatal Ed.* 2001;**84**(2):F111–F116. https://doi.org/10.1136/FN.84.2.F111.

15. Scher AI, Petterson B, Blair E et al. The risk of mortality or cerebral palsy in twins: A collaborative population-based study. *Pediatr Res.* 2002;**52**(5):671–681. https://doi.org/10.1203/00006450-200211000-00011.

16. Glinianaia SV, Jarvis S, Topp M et al. Intrauterine growth and cerebral palsy in twins: A European multicenter study. *Twin Res Hum Genet.* 2006;**9**(3):460–466. https://doi.org/10.1375/183242706777591209.

17. Jarvis S, Glinianaia SV, Torrioli MG et al. Cerebral palsy and intrauterine growth in single births: European collaborative study. *Lancet.* 2003;**362**(9390):1106–1111. https://doi.org/10.1016/S0140-6736(03)14466-2.

18. Reddihough DS, Collins KJ. The epidemiology and causes of cerebral palsy. *Aust J Physiother.* 2003;**49**(1):7–12. https://doi.org/10.1016/S0004-9514(14)60183-5.

19. Upadhyay J, Tiwari N, Ansari MN. Cerebral palsy: Aetiology, pathophysiology and therapeutic interventions. *Clin Exp Pharmacol Physiol.*

2020;**47**(12):1891–1901. https://doi.org/10.1111/1440-1681.13379.

20. Hankins GDV, Speer M. Defining the pathogenesis and pathophysiology of neonatal encephalopathy and cerebral palsy. *Obstet Gynaecol.* 2003;**102**(3):628–636. https://doi.org/10.1016/S0029-7844(03)00574-X.

21. Jacquelin Peck B, Urits I, Kassem H et al. Interventional approaches to pain and spasticity related to cerebral palsy. *Psychopharmacol Bull.* 2020;**50**(4 Suppl 1):108–120.

22. Delgado MR, Hirtz FD, Aisen FM et al. Practice parameter: Pharmacologic treatment of spasticity in children and adolescents with cerebral palsy (an evidence-based review). *Neurology.* 2010;**74**(4):336–343.

23. Jacki Peck B, Urits I, Crane J et al. Oral muscle relaxants for the treatment of chronic pain associated with cerebral palsy. *Psychopharmacol Bull.* 2020;**50**(4 Suppl 1):142–162.

24. Sinatra R, Jahr J, Watkins-Pitchford J (Eds.). In *The essence of analgesia and analgesics.* Cambridge: Cambridge University Press. Published online January 1, 2022. pp. 375–378. https://doi.org/10.1017/CBO9780511841378.094.

第 33 章 肌筋膜疼痛综合征

Cyrus Yazdi

肌筋膜疼痛综合征(MPS)

- 一种肌肉骨骼性疼痛。
- 局部激痛点触发疼痛。
  - 包括骨骼肌和筋膜的局部紧张[1]。
- 伴有牵涉性疼痛的患者亦存在神经病理性改变。
- 高度依赖于患者的自我感知。
- 通常描述为钝痛、酸痛、钻心样痛和烧灼样痛[2]。
- 可能急性起病,但临床上更常见的是慢性疾病表现。
- 极大影响患者的生活质量,增加医疗成本。
  - 机体功能、社会功能、情绪健康和精力等方面均会受影响[9]。

流行病学和危险因素

- 受累人群占总数的 85%。
  - 男女发病率存在明显差异[3-5]。
- MPS 常见高危因素。
  - 肌肉过度负荷。
  - 长期固定姿势造成的劳损。
  - 心理压力大。
  - 系统性疾病。

  - 脊柱相关疾病[4]。
- MPS 相关的临床问题。
  - 失眠[6]、维生素 D 缺乏[7]。
  - 患有创伤后应激障碍和抑郁症的克罗地亚战争退伍军人的 MPS 患病率较高[8]。

病理生理学

- 具有典型的肌筋膜激痛点(MTrP)。
  - 按压 MTrP 可再现患者的疼痛[10]。
  - 快速按压或针刺可引发局部抽搐(LTR),即高张力区域周围的肌肉纤维快速收缩。
- 原发性的 MTrP 指原发的肌肉受损。
  - 可以触摸到浅层肌肉条索状的紧张带。
  - 肌肉紧张带的形成可能是由创伤或肌肉张力过大导致的细胞内钙释放增加,引起肌肉局部收缩,导致氧气和营养成分缺少[20,21]。
- 继发性的 MTrP。
  - 包含协同肌群和拮抗肌群。
- 卫星 MTrP。
  - 位于原发性和继发性 MTrP 区域之间。
- 自发性的 MTrP。
  - 自发地引起疼痛,并伴随特定的牵涉痛。
- 潜在的 MTrP。
  - 仅在按压时才会触发局部疼痛[10,11]。
- 针灸和注射(如生理盐水、利多卡因)等治疗有效即支持 MTrP 的存在[12]。
- 机械和电生理研究进一步阐明了 MTrP 疼痛产生的机制[13]。
  - MTrP 由一个活跃点和一个感觉点组成。
  - 沿着胞外纤维的电位传播及通过肉毒杆菌毒素治疗减轻疼痛,表明病变定位在运动终板区[14–17]。

- 自发性电活动(SEA)源自 MTrP,而不是非 MTrP 区域[18]。
  - 将电极插入条索状紧张带并引发 LTR 时可以观察到肌电图活动[19]。
  - 原发肌肉位点的持续伤害性刺激导致局部和牵涉性疼痛。
  - MTrP 可能由于中枢敏化出现自我蔓延。
    - 由于脊髓背角的神经元可塑性。
    - 可能是牵涉痛和卫星 MTrP 形成的机制[11]。

诊断

- 需要详细的病史和肌肉触诊检查。
- 触诊 MTrP 产生疼痛、牵涉痛是 MPS 的病理特征[11]。
- 紧绷的 MTrP 更常见于躯干,包括斜方肌和颈部,而不是四肢。
  - 肌肉无力和运动范围减少通常与这些紧绷的结节相关。
- 更为重要的是,要排除其他病因,如头痛、创伤、纤维肌痛、久坐生活方式及其他形式的神经病理性疼痛[22]。
- 血液检测和影像学检查可能不会有明显的异常。
- 试验数据。
  - 经颅磁刺激(TMS)结果显示 MPS 患者的皮层去抑制[23]。
    - 基于中枢敏化的假说,即慢性疼痛可以使中枢神经系统神经元过度兴奋。
    - 运动皮层区的改变,特别是皮层内促进(ICF)和皮层内抑制(ICI)与慢性疼痛相关,并作为诊断标志物。
  - 磁共振弹性成像(MRE)可以客观量化肌肉紧张带的物理特性。
    - 患者的紧张带硬度参数与凝胶复制品的预测结果吻合良好[24]。
    - 与医务人员手指的主观触摸相比,MRE 提供了 MTrP 可以被定量表达的客观证据。
- MPS 也普遍见于其他类型疼痛障碍的患者[25]。

- 盆腔肌筋膜疼痛(MFPP)与 MPS 相似,但触发点位于盆底肌肉[26]。
- 偏头痛或紧张型头痛(TTH)患者中,MTrP 的患病率增加[27]。
  - 与中枢敏化相关的 MTrP 的高敏感性，可能是 TTH 患者头颅周围肌肉疼痛阈值降低的一个因素[28]。
- 骨关节炎(OA)是最常见的肌肉骨骼疼痛,可能也与 MTrP 有关[29]。
  - 膝关节炎与下肢肌群(如股外侧肌、股直肌、缝匠肌)的 MTrP 相关[30,31]。
- 颞下颌关节(TMJ)区域的 MPS 在有 TMJ 创伤史的患者中很常见,有时会被误诊为难治性 TMJ 紊乱[32]。
- MPS 更常见于脊柱病变患者,包括挥鞭伤、腰椎间盘突出、特发性颈痛和颈椎根性病变[33]。
- 纤维肌痛表现为广泛性疼痛和双侧对称性压痛点(TP),借助这两点与 MPS 鉴别诊断[34]。

非药物治疗手段

筋膜放松疗法

- 筋膜放松疗法(MFR)对 MPS 的治疗可能有益。
- 可以采用直接或间接两种方法施行 MFR。
  - 直接 MFR 是直接对肌肉紧张区域施加缓慢、持续的压力[35,36]。
    - 几千克的压力可能直接施加于病变区域，目标是施加足够的力量来拉伸筋膜。
  - 间接 MFR 是用手轻轻拉伸筋膜,沿着筋膜受限的方向施加几克的力量,让受限的筋膜自行松解开[37]。
  - 这两种技术都可以消除病理性的筋膜粘连,减少肌肉僵硬[38]。
  - 优点是操作技术简单且为非侵入性。
    - 患者可以自行实施治疗。

- 支持 MFR 用于 MPS 临床治疗的数据信服力不高。
  - 8 项研究中仅有 3 项在短期随访(最多 2 个月)中显示出显著的效果[36]。
  - MFR 干预后可能会立即增加关节活动范围(ROM),但这种效果可能仅持续几分钟[39]。

干针治疗

- 干针治疗(DN)是一种微创技术,是将一根细长的无孔针插入肌筋膜触发点,不添加溶液或局部药物[40,41]。
- 将针插入肌筋膜引起局部抽搐反应后拔出。
- DN 的机制可能通过疼痛的闸门控制理论来解释。
  - 一种感觉输入(如触发点引起的疼痛)可能在中枢神经系统中被另一种感觉输入(即针刺)所抑制[42-44]。
  - 与其他治疗方式(如假干针、针灸)相比,DN 在缓解疼痛和改善功能方面效果更显著[40]。
  - 其他替代治疗,如利多卡因和皮质类固醇注射,可能提供更好的疗效[42]。
  - DN 可能使肌筋膜触发点从活跃状态(自发性疼痛)转变为潜伏状态(仅在按压时疼痛)[45]。
    - 如果患者在第一次治疗后有镇痛效果,后续治疗将会持续获益,因此,患者更适合 DN。

针灸

- 针灸(AcP)源于古代中医技术。
- AcP 是在身体特定穴位刺入针并对针进行旋捻等操作[46]。
- 针通常会留置一段时间,并可能轻轻提插或旋捻[47]。
- 现代西方医学认为其作用机制与干针的闸门控制理论相似[48,49]。
  - 甚至有人认为 DN 和 AcP 是相似的[50]。

  - ◦ DN 作用于肌筋膜触发点,而 AcP 则是沿着人体特定的经络进行针刺。
- 对 MPS 激痛点进行 AcP，可能仅一次治疗就能显著缓解疼痛并降低易激惹性[46]。
  - ◦ 仅考虑应用传统方法 AcP 穴位时,没有观察到镇痛效果。

经皮神经电刺激

- 经皮神经电刺激(TENS)是指将粘贴式电极贴附于皮肤,并随后对疼痛区域进行电刺激[51]。
  - ◦ 可以将不同强度和频率的电刺激组合,但通常高频配低强度,反之亦然。
- 尽管没有具体的指南建议这些变量的何种组合最有效，但普遍认为强度是最重要的因素,TENS 时应该让患者产生强烈但不痛苦的感觉,以达到最佳效果[52]。
- TENS 的作用机制可能是多方面的,有研究显示 TENS 引起的肌肉收缩可能会使运动终板处的乙酰胆碱浓度正常化，这有助于让紧绷的条索状肌肉放松[53]。
- 关于 TENS 在 MPS 中的效用研究显示其具有一定的效果，鉴于其良好的安全性,对于此项治疗有效的患者,可以考虑继续使用。
  - ◦ 相比接受假治疗的患者,TENS 治疗后患者的痛阈显著升高，主动 ROM 明显改善。
  - ◦ TENS 增加了斜方肌为触发点的 MPS 患者的疼痛阈值和 ROM,尽管在临床上效果可能并不明显[53,54]。

干扰电流疗法

- 干扰电流疗法(IFC)是通过使用两个不同频率的电流在皮肤表面相互干涉,产生一个更低频率的电流,能够更深地穿透组织,以达到缓解疼痛和促进愈合的目的。
  - ◦ IFC 增加血液循环,缓解疼痛[55,56]。

- IFC 生成了一种调幅频率(AMF),使其比 TENS 更深地穿透组织,因而比 TENS 更有优势。
    - 然而,TENS 和 IFC 的疗效可能是相似的[57]。
- 几项小型研究表明 IFC 可能对 MPS 的治疗有益,但尚需更多研究来确定其疗效[58]。

生物反馈治疗

- 生物反馈治疗允许患者实时接收心率和肌肉张力等生物学反馈信息,患者通过解读这些信息,实时调整自己的行为[59]。
- 信息通常通过视觉、听觉或振动的形式呈现给患者。
- 肌电图生物反馈可以提供肌肉收缩相关的信息，以确保患者进行适度的拉伸和锻炼等活动[60]。
- 生物反馈治疗需要患者的积极参与，同时能改善应对疼痛的技巧和心理反应[61]。
- MPS 中具体应用的研究很少,因此,对其疗效知之甚少。

药物治疗手段

NSAID

- NSAID 常用于止痛;然而,由于不良反应,其在慢性疼痛的治疗中受到限制。
    - 不良反应包括但不限于消化不良、胃肠道溃疡和出血、周围水肿和器官衰竭[62-64]。
- NSAID 通过抑制 COX,抑制前列腺素合成,减少了周围伤害感受器的敏感性和兴奋性,进而缓解疼痛[65]。
- 关于口服 NSAID 在 MPS 治疗中疗效的文献有限。
- 有些研究报道了局部给药的益处[66]。
    - 相较于薄荷贴剂对照组，局部双氯芬酸钠贴剂缓解了上斜方肌

MPS 患者的疼痛，并改善其功能[66]。

三环类抗抑郁药

- 用于治疗 MPS 的阿米替林的常用剂量为每日 20~100mg[68]。
- 三环类抗抑郁药通过抑制下行脊髓疼痛通路中的血清素和去甲肾上腺素再摄取发挥镇痛作用。其还作用于钠通道和组胺受体[69,70]。
- 研究显示，三环类抗抑郁药在 MPS 中的疗效是积极的[67,71-75]。
- 阿米替林和去甲替林在减少 MPS 患者的疼痛方面均有效。
  - 去甲替林可能具有更高的效力，但尚需进一步的研究证实[73]。
- 阿米替林在慢性紧张型头痛和颞下颌功能障碍相关的慢性疼痛患者中均有效[67,71]。

肌肉松弛剂

- 环苯扎林通过抑制蓝斑中的去甲肾上腺素再摄取和脊髓中的下行 5-羟色胺能通路发挥镇痛作用[68]。
- 氯硝西泮和其他苯二氮䓬类药物作用于氯离子通道，增强 GABA-A 受体功能，导致脊髓突触前和突触后的抑制[68,76,78-82]。
- 肌肉松弛剂通过降低骨骼肌张力，从而缓解 MPS 患者中增加的肌肉活动[77]。
  - 两项关于环苯扎林治疗 MPS 的综述显示，与对照组相比，环苯扎林没有显示出治疗益处。
- 不良反应可能包括嗜睡、头晕、抑郁、抗胆碱能效应和共济失调。
  - 由于潜在的滥用风险和镇静作用，氯硝西泮不建议用于慢性疼痛的长期治疗，但可用于短期缓解[83]。
- 环苯扎林和氯硝西泮在降低颞下颌功能障碍患者的疼痛强度方面均有效[79,80,82]。
- 尽管有文章指出肌肉松弛剂在 MPS 中的益处，但也有一些文章并不支持肌肉松弛剂的任何治疗益处[84]。

替扎尼定

- 替扎尼定是一种 α_2 肾上腺素能激动剂，通过减少中枢神经系统中兴奋性神经递质的释放发挥肌肉松弛作用[85]。
  - 有证据支持替扎尼定用于治疗多种痉挛障碍性疾病，包括 MPS[86-90]。
    - 89%使用替扎尼定的 MPS 患者会有受益。
- 口服剂量通常从 2mg 开始，每 6~8 小时重复一次。剂量可以每隔 1~4 天缓慢增加 2~4mg[86]。
- 虽然患者普遍耐受性良好，但替扎尼定可能导致嗜睡、头晕、低血压、便秘、心动过缓、尿频、运动障碍、口干和视力模糊等不良反应[68,86]。
- 与巴氯芬和地西泮相比，用于治疗痉挛时，3 种治疗方案的效果相当[89]。

介入治疗手段

局部注射治疗

- 常用的局部注射药物包括肉毒杆菌毒素、利多卡因、皮质类固醇和生理盐水[91]。
- 利多卡因作为一种非特异性钠通道阻断剂，通过稳定神经细胞膜，抑制神经冲动的启动和传导来发挥作用[68,69]。
  - 利多卡因注射剂的可能不良反应包括过敏反应、中枢神经系统抑制、癫痫发作和心律失常[68]。
  - 利多卡因注射疗法在治疗 6 个月后显著降低了患者的颈部疼痛程度和频率[92]。
  - 与安慰剂相比，5%利多卡因贴剂缓解了疼痛[93]。
  - 利多卡因注射剂与利多卡因贴剂两者在缓解 MPS 方面同样有效[94]。
  - 注射利多卡因与局部使用尼美舒利凝胶治疗颈椎肌筋膜综合征，两组治疗之间的疗效没有差异[95]。

- 肉毒杆菌毒素通过阻止神经肌肉接头处的乙酰胆碱释放，并阻止初级感觉神经元处疼痛神经递质的释放，以改善肌肉过度活动和痉挛[76,96]。
  - 肉毒杆菌毒素的可能不良反应包括过度或不必要的肌肉无力、高敏感性反应、过敏反应、自主神经反射异常、呼吸功能受损、尿潴留、重症肌无力和面部瘫痪[1,68]。
  - 关于肉毒杆菌毒素在颞下颌功能障碍患者中应用的疗效的报道结果存在矛盾[97–99]。
  - 已有研究证实肉毒杆菌毒素在 MPS 中的疗效显著[99–102]。
    - 肉毒杆菌毒素结合肌筋膜放松的物理治疗可有效缓解盆腔肌筋膜疼痛[102]。
    - 与安慰剂相比，肉毒杆菌毒素在治疗 MPS 方面疗效显著[100]。

结论

- MPS 的特点是骨骼肌和筋膜的局部区域紧张，即为激痛点，这是一种日益普遍的临床病症[1]。
- 有证据支持可用于 MPS 的药物治疗手段包括肌肉松弛剂（如苯二氮䓬类、替扎尼定和环苯扎林）、三环类抗抑郁药、局部制剂（如双氯芬酸凝胶和利多卡因贴剂），以及肉毒杆菌毒素或利多卡因的注射治疗。
- 有证据支持的其他治疗手段包括针灸、DN 和 TENS 治疗。

（李双双 译）

参考文献

1. Wheeler AH, Carolina N. Myofascial pain disorders: Theory to therapy. *Drugs*. 2004;**64**(1):45–62.

2. Harden RN, Bruehl SP, Gass S, Niemiec C, Barbick B. Signs and symptoms of the myofascial pain syndrome: A national survey of pain management providers. *Clin J Pain*. 2000;**16**(1):64–72.

3. Fleckenstein J, Zaps D, Rüger LJ et al. Discrepancy between prevalence and perceived effectiveness of treatment methods in myofascial pain syndrome: Results of a cross-sectional, nationwide survey. *BMC Musculoskelet Disord.* 2010;**11**:32. doi: 10.1186/1471-2474-11-32.

4. Gerwin RD. Classification, epidemiology, and natural history of myofascial pain syndrome. *Curr Pain Headache Rep.* 2001;**5**(5):412–420.

5. Vázquez-Delgado E, Cascos-Romero J, Gay-Escoda C. Myofascial pain syndrome associated with trigger points: A literature review. (I): Epidemiology, clinical treatment and etiopathogeny. *Med Oral Patol Oral Cir Bucal.* 2009;**14**(10):e494–e498.

6. Lin WC, Shen CC, Tsai SJ, Yang AC. Increased risk of myofascial pain syndrome among patients with insomnia. *Pain Med (United States).* 2017;**18**(8):1557–1565.

7. Bartley J, Reid D, Morton RP. Prevalence of vitamin D deficiency among patients attending a general otolaryngology clinic in South Auckland. *Ann Otol Rhinol Laryngol.* 2009;**118**(5):326–328.

8. Vidaković B, Uljanić I, Perić B, Grgurević J, Sonicki Z. Myofascial pain of the head and neck among Croatian war veterans treated for depression and posttraumatic stress disorder. *Psychiatr Danub.* 2016;**28**(1):73–76.

9. Brodsky M, Spritzer K, Hays RD, Hui KK. Change in health-related quality-of-life at group and individual levels over time in patients treated for chronic myofascial neck pain. *J Evidence-Based Complement Altern Med.* 2017;**22**(3):365–368.

10. Celik D, Mutlu EK. Clinical implication of latent myofascial trigger point topical collection on myofascial pain. *Curr Pain Headache Rep.* 2013;**17**(8):353. doi: 10.1007/s11916-013-0353-8. PMID: 23801006.

11. Money S. Pathophysiology of trigger points in myofascial pain syndrome. *J Pain Palliat Care Pharmacother.* 2017;**31**(2):158–159.

12. Baldry P. Management of myofascial trigger point pain. *Acupunct Med.* 2002;**20**(1):2–10.

13. Hong CZ, Simons DG. Pathophysiologic and electrophysiologic mechanisms of myofascial trigger points. *Arch Phys Med Rehabil.* 1998;**79**(7):863–872.

14. Simons DG. Clinical and etiological update of myofascial pain from trigger points. *J Musculoskelet Pain.* 1996;**4**(1–2):93–122.

15. Juan FJ. Use of botulinum toxin-A for musculoskeletal pain in patients with whiplash associated disorders [ISRCTN68653575]. *BMC Musculoskelet Disord.* 2004;**5**(1):5. doi: 10.1186/1471-2474-5-5. PMID: 15018625; PMCID: PMC356919.

16. Acquadro MA, Borodic GE. Treatment of myofascial pain with botulinum A toxin. *Anesthesiology.* 1994;**80**(3):705–706.

17. Zhou JY, Wang D. An update on botulinum toxin A injections of trigger

points for myofascial pain. *Curr Pain Headache Rep*. 2014;**18**(1):386. doi: 10.1007/s11916-013-0386-z. PMID: 24338700.

18. Ge H-Y, Fernández-de-Las-Peñas C, Yue S-W. Myofascial trigger points: Spontaneous electrical activity and its consequences for pain induction and propagation. *Chin Med*. 2011;**6**:13. doi: 10.1186/1749-8546-6-13. PMID: 21439050; PMCID: PMC3070691.

19. Simons DG, Dexter JR. Comparison of local twitch responses elicited by palpitation and needling of myofascial trigger points. *J Musculoskelet Pain*. 1995;**3**(1):49–61.

20. Bengtsson A, Henriksson KG, Larsson J. Reduced high-energy phosphate levels in the painful muscles of patients with primary fibromyalgia. *Arthritis Rheum*. 1986;**29**(7):817–821.

21. Jafri MS. Mechanisms of myofascial pain. *Int Sch Res Not*. 2014;**2014**:523924. oi: 10.1155/2014/523924. PMID: 25574501; PMCID: PMC4285362.

22. Graff-Radford SB. Myofascial pain: Diagnosis and management. *Curr Pain Headache Rep*. 2004;**8**(6):463–467.

23. Thibaut A, Zeng D, Caumo W, Liu J, Fregni F. Corticospinal excitability as a biomarker of myofascial pain syndrome. *PAIN Rep*. 2017;**2**(3):e594. doi: 10.1097/PR9.0000000000000594. PMID: 29392210; PMCID: PMC5741300.

24. Chen Q, Basford J, An K-N. Ability of magnetic resonance elastography to assess taut bands. *Clin Biomech (Bristol, Avon)*. 2008;**23**(5):623–629.

25. Fricton J. Myofascial pain. *Oral Maxillofac Surg Clin North Am*. 2016;**28**(3):289–311.

26. Bonder JH, Chi M, Rispoli L. Myofascial pelvic pain and related disorders. *Phys Med Rehabil Clin North Am*. 2017;**28**(3):501–515.

27. Do TP, Heldarskard GF, Kolding LT, Hvedstrup J, Schytz HW. Myofascial trigger points in migraine and tension-type headache. *J Headache Pain*. 2018;**19**(1):84. doi: 10.1186/s10194-018-0913-8. PMID: 30203398; PMCID: PMC6134706.

28. Palacios-Ceña M, Wang K, Castaldo M et al. Trigger points are associated with widespread pressure pain sensitivity in people with tension-type headache. *Cephalalgia*. 2018;**38**(2):237–245.

29. Cambron J. A new era for the Journal of Bodywork and Movement Therapies. *J Bodyw Mov Ther*. 2019;**23**(1):1–2.

30. Bajaj P, Bajaj P, Graven-Nielsen T, Arendt-Nielsen L. Trigger points in patients with lower limb osteoarthritis. *J Musculoskelet Pain*. 2001;**9**(3):17–33.

31. Henry R, Cahill CM, Wood G et al. Myofascial pain in patients waitlisted for total knee arthroplasty. *Pain Res Manag*. 2012; **17**(5):321–327.

32. Peral-Cagigal B, Pérez-Villar Á, Redondo-González L-M et al. Temporal headache and jaw claudication may be the key for the diagnosis of giant cell

arteritis. *Med Oral Patol Oral Cir Bucal.* 2018;**23**(3):e290–e294.

33. Chiarotto A, Clijsen R, Fernandez-De-Las-Penas C, Barbero M. Prevalence of myofascial trigger points in spinal disorders: A systematic review and meta-analysis. Presented as an abstract and poster to the World Confederation of Physical Therapy Congress, May 1–4, 2015, Singapore. *Arch Phys Med Rehabil.* 2016;**97**(2):316–337.

34. Bourgaize S, Newton G, Kumbhare D, Srbely J. A comparison of the clinical manifestation and pathophysiology of myofascial pain syndrome and fibromyalgia: Implications for differential diagnosis and management. *J Can Chiropr Assoc.* 2018;**62**(1):26–41.

35. Ajimsha MS, Al-mudahka NR. Effectiveness of myofascial release: Systematic review of randomized controlled trials. *J Bodyw Mov Ther.* 2015;**19**(1):102–112.

36. Laimi K, Mäkilä A, Bärlund E et al. Effectiveness of myofascial release in treatment of chronic musculoskeletal pain: A systematic review. *Clin Rehabil.* 2018;**32**(4):440–450.

37. Ajimsha MS, Daniel B, Chithra S. Effectiveness of myofascial release in the management of chronic low back pain in nursing professionals. *J Bodyw Mov Ther.* 2014;**18**(2):273–281.

38. Kalichman L, Ben David C. Effect of self-myofascial release on myofascial pain, muscle flexibility, and strength: A narrative review. *J Bodyw Mov Ther.* 2017;**21**(2):446–451.

39. Beardsley C, Škarabot J. Effects of self-myofascial release: A systematic review. *J Bodyw Mov Ther.* 2015;**19**(4):747–758.

40. Liu L, Huang QM, Liu QG et al. Evidence for dry needling in the management of myofascial trigger points associated with low back pain: A systematic review and meta-analysis. *Arch Phys Med Rehabil.* 2018;**99**(1):144–152.

41. Espejo-Antúnez L, Tejeda JFH, Albornoz-Cabello M et al. Dry needling in the management of myofascial trigger points: A systematic review of randomized controlled trials. *Complement Ther Med.* 2017;**33**:46–57.

42. Rodríguez-Mansilla J, Gonzalez-Sanchez B. Effectiveness of dry needling on reducing pain intensity in patients with myofascial pain syndrome: A meta-analysis. *J Tradit Chinese Med.* 2016;**36**(1):1–13. doi: 10.1016/s0254-6272(16)30001-2. PMID: 26946612.

43. Furlan AD, van Tulder M, Cherkin D et al. Acupuncture and dry-needling for low back pain: An updated systematic review within the framework of the cochrane collaboration. *Spine.* 2005;**30**(8):944–963. doi: 10.1097/01.brs.0000158941.21571.01. PMID: 15834340.

44. Abbaszadeh-Amirdehi M, Nakhostin Ansari N, Naghdi S, Olyaei G. Neurophysiological and clinical effects of dry needling in patients with upper trapezius myofascial trigger points. *J Bodyw Mov Ther.* 2017;**21**(1):48–52.

45. Gerber LH, Sikdar S, Aredo JV et al. Beneficial effects of dry needling for treatment of chronic myofascial pain persist for 6 weeks after treatment completion. *PM&R*. 2017;**9**(2):105–112.

46. Wang R, Li X, Zhou S et al. Manual acupuncture for myofascial pain syndrome: A systematic review and meta-analysis. *Acupunct Med*. 2017;**35**(4):241–250.

47. Mayo Clinic. *Acupuncture*. 2019. pp. 2–5.

48. Chou LW, Hsieh YL, Chen HS et al. Remote therapeutic effectiveness of acupuncture in treating myofascial trigger point of the upper trapezius muscle. *Am J Phys Med Rehabil*. 2011;**90**(12):1036–1049.

49. Hsieh Y, Hong C, Liu S, Chou L. Acupuncture at distant myofascial trigger spots enhances endogenous opioids in rabbits: A possible mechanism for managing myofascial pain. *Acupunct Med*. 2016;**34**(4):302–309.

50. Fan A, He H. Dry needling is acupuncture. *Acupunct Med*. 2016;**34**(3):241. doi: 10.1136/acupmed-2015-011010. Epub 2015 Dec 15. PMID: 26672062.

51. Gibson W, Bm W, Meads C, Mj C, Ne OC. Transcutaneous electrical nerve stimulation (TENS) for chronic pain: An overview of cochrane reviews (Review). *Cochrane Database Syst Rev*. 2019;2(2):CD011890. doi: 10.1002/14651858.CD011890.pub2.

52. Sluka KA, Bjordal JM, Marchand S, Rakel BA. What makes transcutaneous electrical nerve stimulation work? Making sense of the mixed results in the clinical literature. *Phys Ther*. 2013;**93**(10):1397–1402.

53. Rodríguez-Fernández ÁL, Garrido-Santofimi V, Güeita-Rodríguez J, Fernández-de-las-Peñas C. Effects of burst-type transcutaneous electrical nerve stimulation on cervical range of motion and latent myofascial trigger point pain sensitivity. *Arch Phys Med Rehabil*. 2011;**92**(9):1353–1358.

54. Gemmell H, Hilland A. Immediate effect of electric point stimulation (TENS) in treating latent upper trapezius trigger points: A double blind randomised. *J Bodyw Mov Ther*. 2011;**15**(3):348–354.

55. Fuentes JP, Olivo SA, Magee DJ, Gross DP. Effectiveness of interferential current therapy in the management of musculoskeletal pain: A systematic review and meta-analysis. *Phys Ther*. 2010;**90**(9):1219–1238.

56. Albornoz-Cabello M, Maya-Martín J, Domínguez-Maldonado G, Espejo-Antúnez L, Heredia-rizo AM. Effect of interferential current therapy on pain perception and disability level in subjects with chronic low back pain: A randomized controlled trial. 2017;**31**(2):242–249. doi: 10.1177/0269215516639653. Epub 2016 Jul 10. PMID: 26975312.

57. Cadena de Almeida C, Maldaner de Silva VZ, Cipriano Junior G, Eloin Liebano R, Joao Luiz QD. Transcutaneous electrical nerve stimulation and interferential current demonstrate similar effects in relieving acute and chronic pain: A systematic review with meta-analysis. *Brazilian J Phys Ther*. 2018;**22**(5):347–354.

58. Dissanayaka T, Pallegama R, Suraweera H, Johnson MI, Kariyawasam AP. Comparison of the effectiveness of transcutaneous electrical nerve stimulation and interferential therapy on the upper trapezius in myofascial pain syndrome. *Am J Phys Med Rehabil.* 2016;**95**(9):663–672.

59. Giggins OM, Persson UM, Caulfield B. Biofeedback in rehabilitation. *J Neuroeng Rehabil.* 2013;**10**(1):60. doi: 10.1186/1743-0003-10-60. PMID: 23777436; PMCID: PMC3687555.

60. Srinivasan AK, Kaye JD, Moldwin R. Myofascial dysfunction associated with chronic pelvic floor pain: Management strategies. *Curr Pain Headache Rep.* 2007;**11**(5):359–364. doi: 10.1007/s11916-007-0218-0. PMID: 17894926.

61. Nestoriuc Y, Martin A, Rief W, Andrasik F. Biofeedback treatment for headache disorders: A comprehensive efficacy review. *Appl Psychophysiol Biofeedback.* 2008;**33**(3):125–140.

62. Whelton A. Renal and related cardiovascular effects of conventional and COX-2-specific NSAIDs and non-NSAID analgesics. *Am J Ther.* 2000;**7**(2):63–74.

63. Laine L. Gastrointestinal effects of NSAIDs and coxibs. *J Pain Symptom Manage.* 2003;**25**(2):32–40.

64. Rainsford K. Profile and mechanisms of gastrointestinal and other side effects of nonsteroidal anti-inflammatory drugs (NSAIDs). *Am J Med.* 1999;**107**(6):27–35.

65. Cashman JN. The mechanisms of action of NSAIDs in analgesia. *Drugs.* 1996;**52**(Suppl 5):13–23.

66. Hsieh L-F, Hong C-Z, Chern S-H, Chen C-C. Efficacy and side effects of diclofenac patch in treatment of patients with myofascial pain syndrome of the upper trapezius. *J Pain Symptom Manage.* 2010;**39**(1):116–125.

67. Plesh O, Curtis D, Levine J, McCall WD. Amitriptyline treatment of chronic pain in patients with temporomandibular disorders. *J Oral Rehabil.* 2000;**27**(10):834–841.

68. Huang-Lionnet JH, Hameed H, Cohen SP. Pharmacologic management of myofascial pain. In *Essentials of pain medicine.* 4th ed. 2018. pp. 475–484. doi: 10.1016/B978-0-323-40196-8.00053-X.

69. Gallagher RM. Management of neuropathic pain: Translating mechanistic advances and evidence-based research into clinical practice. *Clin J Pain.* 2006;**22**(Suppl 1):S2–S8.

70. Obata H. Analgesic mechanisms of antidepressants for neuropathic pain. *Int J Mol Sci.* 2017;**18**(11): 2483. doi: 10.3390/ijms18112483.

71. Bendtsen L, Jensen R. Amitriptyline reduces myofascial tenderness in patients with chronic tension-type headache. *Cephalalgia.* 2000;**20**(6):603–610.

72. Haviv Y, Rettman A, Aframian D, Sharav Y, Benoliel R. Myofascial pain: An open study on the pharmacotherapeutic response to stepped treatment with

tricyclic antidepressants and gabapentin. *J Oral Facial Pain Headache.* 2015;**29**(2):144–151.

73. Haviv Y, Zini A, Sharav Y, Almoznino G, Benoliel R. Nortriptyline compared to amitriptyline for the treatment of persistent masticatory myofascial pain. *J Oral Facial Pain Headache.* 2018;**33**(1):7–13. doi: 10.11607/ofph.1886.

74. Czarnetzki C, Elia N, Lysakowski C et al. Dexamethasone and risk of nausea and vomiting and postoperative bleeding after tonsillectomy in children. *JAMA.* 2008;**300**(22):2621–2630. doi: 10.1001/jama.2008.794. PMID: 19066382.

75. Annaswamy TM, De Luigi AJ, O'Neill BJ, Keole N, Berbrayer D. Emerging concepts in the treatment of myofascial pain: A review of medications, modalities, and needle-based interventions. *PM&R.* 2011;**3**(10):940–961.

76. Heir GM. The efficacy of pharmacologic treatment of temporomandibular disorders. *Oral Maxillofac Surg Clin North Am.* 2018;**30**(3):279–285.

77. McNeill C. Management of temporomandibular disorders: concepts and controversies. *J Prosthet Dent.* 1997;77(5):510–522. doi: 10.1016/s0022-3913(97)70145-8. PMID: 9151272.

78. Loveless MS, Fry AL. Pharmacologic therapies in musculoskeletal conditions. *Med Clin North Am.* 2016;**100**(4):869–890.

79. Häggman-Henrikson B, Alstergren P, Davidson T et al. Pharmacological treatment of oro-facial pain: Health technology assessment including a systematic review with network meta-analysis. *J Oral Rehabil.* 2017;**44**(10):800–826.

80. Herman CR, Schiffman EL, Look JO, Rindal DB. The effectiveness of adding pharmacologic treatment with clonazepam or cyclobenzaprine to patient education and self-care for the treatment of jaw pain upon awakening: A randomized clinical trial. *J Orofac Pain.* 2002;**16**(1):64–70.

81. Fishbain DA, Cutler RB, Rosomoff HL, Rosomoff RS. Clonazepam open clinical treatment trial for myofascial syndrome associated chronic pain. *Pain Med.* 2000;**1**(4):332–339.

82. Harkins S, Linford J, Cohen J, Kramer T, Cueva L. Administration of clonazepam in the treatment of TMD and associated myofascial pain: A double-blind pilot study. *J Craniomandib Disord.* 1991;**5**(3):179–186.

83. Hersh EV, Balasubramaniam R, Pinto A. Pharmacologic management of temporomandibular disorders. *Oral Maxillofac Surg Clin North Am.* 2008;**20**(2):197–210.

84. Leite FM, Atallah ÁN, El Dib R et al. Cyclobenzaprine for the treatment of myofascial pain in adults. *Cochrane Database Syst Rev.* 2009;(3):CD006830. doi: 10.1002/14651858.CD006830.

85. Beebe FA, Barkin RL, Barkin S. A clinical and pharmacologic review of skeletal muscle relaxants for musculoskeletal conditions. *Am J Ther.* 2005;**12**(2):151–171.

86. Ghanavatian S, Derian A. *Tizanidine*. StatPearls; 2018.

87. Shakespeare D, Boggild M, Young CA. Anti-spasticity agents for multiple sclerosis. *Cochrane Database Syst Rev*. 2003;(4):CD001332. doi: 10.1002/14651858.CD006830.

88. Malanga GA, Gwynn MW, Smith R, Miller D. Tizanidine is effective in the treatment of myofascial pain syndrome. *Pain Physician*. 2002;**5**(4):422–432.

89. Groves L, Shellenberger MK, Davis CS. Tizanidine treatment of spasticity: A meta-analysis of controlled, double-blind, comparative studies with baclofen and diazepam. *Adv Ther*. 1998;**15**(4):241–251.

90. Malanga G, Reiter RD, Garay E. Update on tizanidine for muscle spasticity and emerging indications. *Expert Opin Pharmacother*. 2008;**9**(12):2209–2215.

91. Jaiswal M, Sanyal RP, Goswami S. Revalidation of trigger point injection in myofascial pain syndrome, assessed by pain disability score. *Int J Sci Study*. 2017;**172**.

92. Xie P, Qin B, Yang F et al. Lidocaine injection in the intramuscular innervation zone can effectively treat chronic neck pain caused by MTrPs in the trapezius muscle. *Pain Physician*. 2015;**18**(5):E815–E826.

93. Firmani M, Miralles R, Casassus R. Effect of lidocaine patches on upper trapezius EMG activity and pain intensity in patients with myofascial trigger points: A randomized clinical study. *Acta Odontol Scand*. 2015;**73**(3):210–218.

94. Affaitati G, Fabrizio A, Savini A et al. A randomized, controlled study comparing a lidocaine patch, a placebo patch, and anesthetic injection for treatment of trigger points in patients with myofascial pain syndrome: Evaluation of pain and somatic pain thresholds. *Clin Ther*. 2009;**31**(4):705–720.

95. Affaitati G, Costantini R, Tana C et al. Effects of topical vs. injection treatment of cervical myofascial trigger points on headache symptoms in migraine patients: A retrospective analysis. *J Headache Pain*. 2018;**19**(1):104. doi: 10.1186/s10194-018-0934-3.

96. Borg-Stein J, Simons DG. Myofascial pain. *Arch Phys Med Rehabil*. 2002;**83**:S40–S47.

97. Awan KH, Patil S, Alamir AWH et al. Botulinum toxin in the management of myofascial pain associated with temporomandibular dysfunction. *J Oral Pathol Med*. 2019;**48**(3):192–200. doi: 10.1111/jop.12822.

98. Machado E, Machado P, Wandscher VF et al. A systematic review of different substance injection and dry needling for treatment of temporomandibular myofascial pain. *Int J Oral Maxillofac Surg*. 2018;**47**(11):1420–1432.

99. Baker JS, Nolan PJ. Effectiveness of botulinum toxin type A for the treatment of chronic masticatory myofascial pain: A case series. *J Am Dent Assoc*. 2017;**148**(1):33–39.

100. Khalifeh M, Mehta K, Varguise N, Suarez-Durall P, Enciso R. Botulinum toxin type A for the treatment of head and neck chronic myofascial pain syndrome. *J Am Dent Assoc*. 2016;**147**(12):959–973.

101. Kwanchuay P, Petchnumsin T, Yiemsiri P et al. Efficacy and safety of single botulinum toxin type A (Botox®) injection for relief of upper trapezius myofascial trigger point: A randomized, double-blind, placebo-controlled study. *J Med Assoc Thai*. 2015;**98**(12):1231–1236.

102. Halder GE, Scott L, Wyman A et al. Botox combined with myofascial release physical therapy as a treatment for myofascial pelvic pain. *Investig Clin Urol*. 2017;**58**(2):134–139. doi: 10.4111/icu.2017.58.2.134.

第34章 脑卒中后疼痛

Alan D. Kaye, Norris Talbot, Vijay Kurup

Dejerine Roussy 综合征

- 脑卒中后中枢性疼痛(CPSP)[1]。
- 脑卒中影响区域出现典型的偏侧肌张力障碍[1]。
- 受损脑区相对应的身体特定部位出现疼痛和感觉异常[2]。
- 感觉异常的表现多样[3]。
- 与轻度运动症状相关的关节位置觉和振动觉相对较少[3]。
- 主要分为3种情况。
  - 自发性、持续性疼痛,表现为烧灼样、刀割样、针刺样、跳动样和压榨样疼痛[1]。
  - 自发性、间歇性疼痛占15%,持续数秒到数分钟,疼痛剧烈,表现为枪击样痛和撕裂样痛[1]。
  - 66%的患者有痛觉过敏、感觉超敏和(或)触诱发痛[1]。

流行病学和危险因素

- 脑卒中后疼痛的发生率可能被低估,通常被误诊误治[4]。
- 患病率为8%~46%[1,3]。
  - 患病率的跨度广泛归因于调查对象病变的异质性、研究设计和脑卒中的发生时间[3]。
- 有研究表明,脑卒中位置在延髓背外侧的患者(Wallenberg 综合征)

患病率较高[1]。

- Wallenberg 综合征——小脑后下动脉区域梗死的临床表现[5]。

- Dejerine Roussy 综合征与肩痛、疼痛性肩部痉挛、紧张型头痛等原发性头痛或影响膝关节和髋部的各种肌骨疼痛的症状相似，有时很难确诊[1]。
- 疼痛可能在脑卒中后 3~6 个月出现[6]。
  - 也有可能在 1 个月内发生[7]。
- 危险因素。
  - 目前年龄是否为危险因素尚不确定[1]。
  - 一些研究认为女性患者患病率更高[8]。
  - Dejerine Roussy 综合征通常在脑血管意外之后出现[2]。
    - 因此，任何增加脑卒中风险的因素也会增加 Dejerine Roussy 综合征的患病风险。

病理生理学

- 中枢神经系统任一部分的病变均可导致脑卒中后疼痛[9]。
- 脊髓丘脑束在神经系统通路上的任何病变，都可能导致 CPSP[10]。
- CPSP 通常继发于脊髓丘脑束和扣带回丘脑通路的损伤[9]。
- 疼痛位于中枢病变的对侧，上肢受累最为常见[9]。
- 中枢感觉异常（伤害感受和热感觉异常）可能是由正常工作的背内侧丘脑通路与受损的脊髓丘脑束在多突触的脊髓丘脑通路内异常整合所致[1,11]。
- 中枢去抑制病因理论——外侧丘脑区域的脑卒中通过丘脑核的去传入导致中央去抑制，进而激活皮层区域产生疼痛[1]。
  - 神经纤维恢复缓慢是疼痛发作的原因。
- 中枢敏化是指传入神经元的突触效能增加，导致自发性疼痛或在非疼痛刺激下的触诱发痛[1]。

- ○ 有证据表明，中枢敏化时 NMDA 受体激活导致中枢神经元的损伤。

诊断

- CPSP 的疼痛通常表现为烧灼样、寒冷感、压榨样、重压感、电击样、针刺样和撕裂样疼痛[12–14]。
  - ○ 症状可能在病程中会发生变化，因此，持续随访患者了解症状非常重要。
- 可以通过 CT 或 MRI 将脑部梗死区域可视化[2]。
- 脑卒中病史和脑卒中后的疼痛发作病史，以及中枢病变相对应的外周疼痛，通过影像学确认中枢病变，同时排除其他导致伤害性/神经性疼痛的原因[2]。
  - ○ 缺乏炎症和局部组织损伤的体征。
  - ○ 触碰或寒冷引起的异位性疼痛或感觉异常。
- 由于患者表现差异较大，很难通过症状确诊。
- 更令人困惑的是 CPSP（Dejerine Roussy 综合征）并不特指脊髓丘脑束的病变[1]。
  - ○ 尽管相似，脊髓丘脑束的病变被认为是伪丘脑痛，两者在治疗方法上有显著差异[1]。
- 鉴别诊断包括多发性硬化症（MS）、脊髓空洞症、转换障碍、颈椎间盘突出症等[15]。
  - ○ MS 的病变不太可能以 CPSP 的形式表现出来，且起病时间线不同。
  - ○ 脊髓空洞症可以通过脊髓成像进行诊断。
  - ○ 颈椎间盘突出症与脑卒中后疼痛的外周症状相似，因此两者难以区分。

治疗与管理

- 微创治疗。

  - 即使增加药物剂量，仅能缓解 30%~40%的疼痛[16]。
  - 抗抑郁药和抗惊厥药不能选择性地作用于受损神经或影响神经的高敏状态，因此会产生不良反应[16]。
  - 不良反应和其他药物相关问题已促使开发新的疼痛治疗方法[17]。
- 肉毒素注射。
  - 用于治疗包括脑卒中、MS、脑瘫和脊髓损伤在内的痉挛状态[18]。
  - 一项研究显示，治疗后 1~4 周的疼痛评分显著降低[16]。
  - 总体而言，在疾病不同阶段，肉毒素治疗均缓解了疼痛[16]。
- 深部脑刺激(DBS)。
  - 该技术始于 1950 年，机制不清[19]。
  - DBS 的靶点包括腹后内侧/腹后外侧丘脑核、左侧中央丘脑核、内囊后肢、导水管周围/室管膜周围灰质及前扣带回皮层[16]。
    - 双侧 DBS 优于单侧 DBS[16]。
    - 11 例患者接受了双侧前扣带回皮层的 DBS，其生活质量提高、疼痛缓解[16]。
  - DBS 是针对神经网络的治疗，因此，其是一种多方面的疼痛管理手段[16]。
- 经颅刺激。
  - 通过硬膜外植入电极进行刺激，可以对 CPSP 患者产生镇痛效果[20]。
    - 侵入性手术和电极的长期使用均存在相应的问题。
- 经颅磁刺激(TMS)。
  - 利用磁场调节局部脑区神经细胞活动的一种无创技术[20]。
  - 高频 TMS 可以调节患者皮层神经元的兴奋性，并减少神经病理性疼痛，尤其是针对 CPSP 患者[20]。
  - 多种 TMS 模式可能是治疗神经病理性疼痛的工具[16]。
  - 治疗效果与运动皮层刺激(MCS)相似[20]。
    - MCS 是目前唯一获得 FDA 批准用于 CPSP 的手术方法[16]。

    - 可能通过促进受损区域的血液流动而产生镇痛效果[16]。
        - 没有持续的证据表明治疗 3 个月后仍有镇痛效果[16]。
- 经颅直流电刺激(tDCS)。
    - 类似于 TMS,是一种安全、可行的无创脑刺激方法[16]。
    - 刺激受损脑半球的运动皮层和疼痛部位对侧的脑半球[21]。
    - 结合虚拟现实的 tDCS 有助于改善脑瘫患儿和脑卒中后疼痛患者的步态、疼痛管理和自主神经反应[16]。
    - tDCS 的正向刺激有助于改善 CPSP 患者的感官分化变异性[16]。
    - tDCS 治疗的可能机制包括抑制丘脑核上行疼痛传导、上调运动皮层活化、调节皮层丘脑纤维[22]。
    - 梗死后大脑中的电流和脑脊液流入可能影响不同的治疗。
        - TMS 和 tDCS 的聚焦性均较低,因此,在定位的敏感性方面要弱于硬膜外脑刺激(EBS)[16]。
            - 这可能解释了为什么 TMS 和 tDCS 对 CPSP 患者的治疗效果更加一致。
- 神经调节。
    - 有助于神经病理性疼痛、周围神经病变和复杂区域疼痛综合征的治疗,但并没有明确推荐用于 CPSP[23]。
    - 脊髓刺激疗法在 8 例测试患者中有 6 例表现出积极的治疗效果[23]。
    - 当前正在进行药物治疗和脊髓刺激疗法治疗效率相关性的研究[16]。
        - 例如,那些对氯胺酮敏感的疼痛患者在 SCS 治疗后疼痛缓解更明显[16]。
- 治疗进展。
    - 研究证实运动皮层刺激对 CPSP 和其他类型的神经性疼痛(如非典型面痛、幻肢痛、复杂区域疼痛综合征)有一定的疗效[16]。
        - 对于治疗抵抗性的自发性烧灼样表皮疼痛的患者,效果明显[16]。
    - 镜像疗法。

        - 在一个 50 岁女性的案例中,一年后的随访显示疼痛感缓解[16]。
    - 弥散张量束造影术。
        - 脊髓丘脑束的可视化[16]。
        - 使 CPSP 的诊断更加直接。
            - 可以与之前的影像学研究直接比较脊髓丘脑束的大小和完整性[16]。
    - 应用热量前庭刺激减轻疼痛和躯体神经异常[24]。
        - 将冷水注入患者的耳道[16]。
        - 最近的一项病例研究显示,其与受损患者运动功能、疼痛和躯体妄想的显著改善相关[16]。
            - 在健康志愿者中,冷水注射诱发了水平眼震和眩晕[16]。
    - 星状神经节阻滞。
        - 一种选择性交感神经阻滞[16]。
        - 一例右基底节/左丘脑卒中后出现右侧面部和手部重度顽固性刺痛的女性患者[25]。
            - 因侵入性拒绝了 DBS 治疗,转而使用星状神经节阻滞[25]。
            - 治疗后 3 天内疼痛完全缓解,随后一段时间疼痛减轻[25]。
            - 再次注射 2 次后,半年内疼痛完全缓解[25]。
        - 星状神经节阻滞有益于患者症状的短期缓解,但需要更多的证据来证明这一点[16]。

结论

- CPSP(Dejerine Roussy 综合征)通常是由缺血性脑卒中引起的一种特定的损伤。
- 目前,该病的诊断和直接作用机制仍然需要进一步地探究。
- 由于个体间的症状表现差异较大,该综合征与其他类似疾病之间的鉴别也较为困难。

- 仍在探索不同的治疗和管理方案，旨在找到一种有效且安全的方法来减轻 CPSP 患者的疼痛。
- 现有治疗手段包括侵入性和非侵入性治疗。
  - 经颅刺激属于侵入性技术。
    - 可能导致手术过程中的多种并发症。
  - 其他非侵入性方法也被证实可以减轻疼痛。
- 许多 CPSP 的治疗和管理方法仍然需要更多的证据来完全阐明其作用机制和治疗效果的一致性。
- 各种方法似乎都显示出有益的一面，未来的研究有助于进一步阐明真相。

（李双双 译）

参考文献

1. Jahngir MU, Qureshi AI. Dejerine Roussy syndrome. *StatPearls*. Published online July 4, 2022. www.ncbi.nlm.nih.gov/books/NBK519047/.
2. Klit H, Finnerup NB, Jensen TS. Central post-stroke pain: Clinical characteristics, pathophysiology, and management. *Lancet Neurol*. 2009;**8**(9):857–868. https://doi.org/10.1016/S1474-4422(09)70176-0.
3. Kumar B, Kalita J, Kumar G, Misra UK. Central poststroke pain: A review of pathophysiology and treatment. *Anesth Analg*. 2009;**108**(5):1645–1657. https://doi.org/10.1213/ANE.0B013E31819D644C.
4. Delpont B, Blanc C, Osseby GV et al. Pain after stroke: A review. *Rev Neurol (Paris)*. 2018;**174**(10):671–674. https://doi.org/10.1016/J.NEUROL.2017.11.011.
5. Gasca-González OO, Pérez-Cruz JC, Baldoncini M, Macías-Duvignau MA, Delgado-Reyes L. Neuroanatomical basis of Wallenberg syndrome. *Cir Cir*. 2020;**88**(3):376–382. https://doi.org/10.24875/CIRU.19000801.
6. Canavero S, Bonicalzi V. Central pain of brain origin. *Central Pain Syndrome*. Published online December 24, 2007:9–112. https://doi.org/10.1017/CBO9780511585692.003.
7. Leijon G, Boivie J, Johansson I. Central post-stroke pain: Neurological symptoms and pain characteristics. *Pain*. 1989;**36**(1):13–25. https://doi.org/10.1016/0304-3959(89)90107-3.

8. Hansen AP, Marcussen NS, Klit H et al. Pain following stroke: A prospective study. *Eur J Pain*. 2012;**16**(8):1128–1136. https://doi.org/10.1002/J.1532-2149.2012.00123.X.

9. Akyuz G, Kuru P. Systematic review of central post stroke pain. *Am J Phys Med Rehabil*. 2016;**95**(8):618–627. https://doi.org/10.1097/PHM.0000000000000542.

10 Zheng Y, Xu L, Dong N, Li F. NLRP3 inflammasome: The rising star in cardiovascular diseases. *Front Cardiovasc Med*. 2022;**9**:927061. doi: 10.3389/fcvm.2022.927061. PMID: 36204568; PMCID: PMC9530053.

11. Whiting BB, Whiting AC, Whiting DM. Thalamic deep brain stimulation. *Prog Neurol Surg*. 2018;**33**:198–206. https://doi.org/10.1159/000481104.

12. Kumar A, Bhoi SK, Kalita J, Misra UK. Central poststroke pain can occur with normal sensation. *Clin J Pain*. 2016;**32**(11):955–960. https://doi.org/10.1097/AJP.0000000000000344.

13. Şahin-Onat Ş, Ünsal-Delialioğlu S, Kulaklı F, Özel S. The effects of central post-stroke pain on quality of life and depression in patients with stroke. *J Phys Ther Sci*. 2016;**28**(1):96–101. https://doi.org/10.1589/JPTS.28.96.

14. Paolucci S, Iosa M, Toni D et al. Prevalence and time course of post-stroke pain: A multicenter prospective hospital-based study. *Pain Med (United States)*. 2016;**17**(5):924–930. https://doi.org/10.1093/PM/PNV019.

15. Lim TH, Choi SI, Yoo JI et al. Thalamic pain misdiagnosed as cervical disc herniation. *Korean J Pain*. 2016;**29**(2):119–122. https://doi.org/10.3344/KJP.2016.29.2.119.

16. Urits I, Gress K, Charipova K et al. Diagnosis, treatment, and management of Dejerine-Roussy syndrome: A comprehensive review. *Curr Pain Headache Rep*. 2020;**24**(9):48. https://doi.org/10.1007/S11916-020-00887-3.

17. Chen CC, Chuang YF, Huang ACW, Chen CK, Chang YJ. The antalgic effects of non-invasive physical modalities on central post-stroke pain: A systematic review. *J Phys Ther Sci*. 2016;**28**(4):1368–1373. https://doi.org/10.1589/JPTS.28.1368.

18. Park JH, Park HJ. Botulinum toxin for the treatment of neuropathic pain. *Toxins (Basel)*. 2017;**9**(9):260. https://doi.org/10.3390/TOXINS9090260.

19. Ward M, Mammis A. Deep brain stimulation for the treatment of Dejerine-Roussy syndrome. *Stereotact Funct Neurosurg*. 2017;**95**(5):298–306. https://doi.org/10.1159/000479526.

20. Jin Y, Xing G, Li G et al. High frequency repetitive transcranial magnetic stimulation therapy for chronic neuropathic pain: A meta-analysis. *Pain Physician*. 2015;**18**(6):E1029–E1046. https://doi.org/10.36076/ppj.2015/18/e1029.

21. Morishita T, Hyakutake K, Saita K et al. Pain reduction associated with improved functional interhemispheric balance following transcranial direct current stimulation for post-stroke central pain: A case study. *J Neurol Sci*. 2015;**358**(1–2):484–485. https://doi.org/10.1016/J.JNS.2015.08.1551.

22. Bae SH, Kim GD, Kim KY. Analgesic effect of transcranial direct current stimulation on central post-stroke pain. *Tohoku J Exp Med*. 2014;**234**(3):189–195. https://doi.org/10.1620/TJEM.234.189.

23. Yamamoto T, Watanabe M, Obuchi T et al. Importance of pharmacological evaluation in the treatment of poststroke pain by spinal cord stimulation. *Neuromodulation*. 2016;**19**(7):744–751. https://doi.org/10.1111/NER.12408.

24. Spitoni GF, Pireddu G, Galati G et al. Caloric vestibular stimulation reduces pain and somatoparaphrenia in a severe chronic central post-stroke pain patient: A case study. *PLoS One*. 2016;**11**(3):e0151213. https://doi.org/10.1371/JOURNAL.PONE.0151213.

25. Liao C, Yang M, Liu P, Zhong W, Zhang W. Thalamic pain alleviated by stellate ganglion block: A case report. *Medicine*. 2017;**96**(5):e6058. https://doi.org/10.1097/MD.0000000000006058.

第35章 慢性腹痛

Alan D. Kaye, Zahaan Eswani

- 国际疼痛学会(IASP)对于疼痛的定义是“疼痛是一种与实际或潜在的组织损伤相关的不愉快的感受和情绪体验”[1]。
- 慢性腹痛(CAP)是指持续或反复出现,持续时间超过 3 个月的腹部疼痛[1,2]。
- 腹痛是消化系统的常见症状,可能与腹腔内脏疾病或腹外疾病有关。疼痛可能在腹腔不同部位发生,强度和传播方式各异,并常伴随其他症状[2]。

流行病学和危险因素

- 腹痛是最常见的消化系统症状，也是患者住院和门诊就诊的主要原因之一[1]。
- 国际上腹痛的患病率为 22%~25%,女性患者的比例高于男性(24% 对 17%)[1]。
- 腹痛是仅次于背痛的第二大常见疼痛类型。中东地区慢性腹痛的患病率约为 19%[3]。
- 中低收入国家老年群体中 CAP 的患病率为 17%[4,5]。
- 慢性疼痛与女性、高龄、多部位疼痛、情绪、心身疾病具有相关性,并能预测医疗成本[4,5]。
- 大约 1/3 的 CAP 病例发生在 20 岁以下的人群中，随着年龄的增长，患病率逐渐下降[1]。

- 肠易激综合征(IBS)的全球患病率为1%~4%。
- 功能性消化不良(FD)的全球患病率为2%~7%。
- 功能性便秘的全球患病率为7%~11%。
- 非特异性肠道疾病的全球患病率为0%~11%。
- 慢性腹壁疼痛(CAWP)常常被忽视,占CAP病例的2%~3%。在没有明确器质性原因的情况下,CAWP的患病率可高达30%,并且在30~50岁的女性中更为常见,其患病率为男性的4倍。
- CAWP最常见原因是腹壁皮神经卡压综合征,占CAP病例的10%~30%[1,6]。

病理生理学

- 许多疾病都可能导致CAP,包括但不限于以下几种[1,2]。
  - 胃食管反流病(GERD)。
  - 慢性胃炎。
  - 胃和十二指肠溃疡。
  - 克罗恩病。
  - 中枢介导的腹痛综合征(CAPS)。
  - 慢性胰腺炎(CP)。
  - 功能性胃肠疾病(FGID)[1]。
    - IBS。
    - FD。
    - 功能性便秘。
    - 非特异性肠道疾病。
- CAP既可源自胃肠道疾病,也可能因生殖泌尿系统、腹壁、胸腔和脊柱等胃肠外病变,均可伴随功能障碍和生活质量下降[1]。
- 根据IASP分类系统,CAP划分为腹壁疼痛、内脏起源的腹痛、全身性疾病引起的腹痛综合征和FGID[1,7]。

- CAP包括内脏痛、躯体痛和功能性疼痛。内脏痛指的是深层的、内部腹腔结构的疼痛;躯体痛则是浅表组织(如皮肤)或肌肉骨骼系统的伤害感受器感受的疼痛;而功能性疼痛主要与内脏或中枢敏感性增加有关[1,8]。
- 老年患者的CAP通常源于消化道溃疡、胆绞痛、憩室病、慢性肠系膜缺血和结肠癌等疾病[1]。
- 内脏痛通过迷走神经、胸腰段和腰骶段传入神经传递到大脑[9,10]。
- 非牵涉性内脏痛的特点为弥散的钝痛,由于腹部的传入神经系统由双侧内脏神经支配,疼痛多位于中腹部或上腹部[9,11]。
- 牵涉性疼痛可表现为体表的疼痛,伴有皮肤痛觉过敏和腹壁肌肉张力增加。牵涉性疼痛出现在与受累内脏器官对应的脊髓水平的皮节分布区域[9]。

诊断

- 诊断前需要详细的病史采集。
- 上腹部疼痛通常源于胆道、胰腺、胃和十二指肠疾病。中腹部疼痛可能由小肠疾病引起。下腹部疼痛则可能源于结肠、膀胱或生殖器官的病变[1]。
- 腹部体格检查[1]。
    - 视诊。
        - 注意是否有手术瘢痕。
    - 听诊。
        - 注意是否有肠鸣音异常,可能提示慢性肠系膜缺血。
    - 触诊。
        - 轻触/深触可以帮助定位疼痛在腹部所处的具体象限,明确是否存在肿块、腹水、疝气和腹内脏器增大。
    - 直肠指检。

  - 注意是否有活动性出血、肿块、便秘、盆底功能障碍、肛门静息张力增高等。
- 实验室检查包括全血细胞计数(CBC)及分类、肝肾功能测试(CMP)、脂肪酶检测、尿液分析[9]。
- 影像学检查包括腹部超声、CT、MRI 等[9]。

治疗

麻醉镇痛技术

腹腔神经丛是最大的自主神经丛,位于腹膜后方,包绕腹腔干和肠系膜上动脉(SMA)的根部。它由成对的腹腔神经节和肠系膜上神经节及肾动脉神经节组成,后者是交感神经内脏分支(T5~T12)的节前神经纤维[12]。

- 腹腔神经丛神经溶解术。
  - 应用乙醇和苯酚等神经溶解剂永久性破坏腹腔神经丛的神经。这通常用于恶性疾病,如胰腺癌的治疗[13]。
  - 大多数情况下注射 50%~100%的乙醇或(较少见)3%~20%的苯酚[12]。
  - 乙醇浓度超过 50%时会导致不可逆的神经损伤。由于乙醇可能引起暂时性的剧烈疼痛,建议加入长效麻醉药,如布比卡因。最常用的药物配比为 95%~100%的乙醇:布比卡因:碘剂=6:3:1[12,14,15]。
- 腹腔神经丛阻滞。
  - 局部麻醉药(如布比卡因、利多卡因)常与皮质类固醇和乙醇配合使用[13]。

药物治疗[9]

- 解痉药物。
- 抗抑郁药和心理治疗。
- 阿片类药物。

- $5-HT_3$ 受体拮抗剂。
- 胆酸螯合剂。
- 抗生素。
- 肠道促分泌剂。
- γ-氨基丁酸的衍生物。

介入治疗

- 脊髓电刺激。
  - 可能有益于重度内脏疼痛患者的治疗[16]。

调节生活方式

- 运动。
  - 有助于改善整体胃肠道症状和焦虑[9,10]。
  - 瑜伽有益于缓解疼痛、减轻 IBS 的症状[9,17]。
  - 每日 20~60 分钟的运动，显著改善 12 周内 IBS 症状和心理状况。一项中位随访时间为 5.2 年的研究也确认了运动的治疗效果。有研究表明，体力活动减少可能与儿童慢性疼痛的疼痛强度有相关性[9,18]。
- 饮食调整。
  - 有益于 IBS 患者的治疗。
  - 肠道微生物群改变、对胃肠反流的敏感性变化、粗纤维增加及食物中的抗原成分变化等导致肠上皮屏障的改变[9,10,19]。

结论

- CAP 是一种持续或反复出现、持续时间超过 3 个月的腹部疼痛[1,2]。
- 腹痛是最常见的胃肠道症状，也是患者住院和门诊就诊的主要原因之一。国际上报道的患病率为 22%~25%，女性高于男性（24%对 17%）[1]。
- 许多疾病都可能伴随 CAP[1,2]。

• 治疗方法包括腹腔神经丛溶解术、腹腔神经丛阻滞术、药物治疗、脊髓电刺激及生活方式调整[9]。

（李双双 译）

参考文献

1. Sabo CM, Grad S, Dumitrascu DL. Chronic abdominal pain in general practice. *Dig Dis.* 2021;**39**(6):606–614. https://doi.org/10.1159/000515433.
2. Lukic S, Mijac D, Filipovic B et al. Chronic abdominal pain: Gastroenterologist approach. *Dig Dis.* 2022;**40**(2):181–186. https://doi.org/10.1159/000516977.
3. El-Metwally A, Shaikh Q, Aldiab A et al. The prevalence of chronic pain and its associated factors among Saudi Al-Kharj population; a cross sectional study. *BMC Musculoskelet Disord.* 2019;**20**(1):177. https://doi.org/10.1186/S12891-019-2555-7.
4. Jackson T, Thomas S, Stabile V et al. Chronic pain without clear etiology in low- and middle-income countries: A narrative review. *Anesth Analg.* 2016;**122**(6):2028–2039. https://doi.org/10.1213/ANE.0000000000001287.
5. Jackson T, Thomas S, Stabile V et al. A systematic review and meta-analysis of the global burden of chronic pain without clear etiology in low- and middle-income countries: Trends in heterogeneous data and a proposal for new assessment methods. *Anesth Analg.* 2016;**123**(3):739–748. https://doi.org/10.1213/ANE.0000000000001389.
6. Koop H, Koprdova S, Schürmann C. Chronic Abdominal Wall Pain: A Poorly Recognized Clinical Problem. *Dtsch Arztebl Int.* 2016;**113**:51–57. www.aerzteblatt.de/int/archive/article/173620/Chronic-abdominal-wall-pain-a-poorly-recognized-clinical-problem.
7. Aziz Q, Giamberardino MA, Barke A et al. The IASP classification of chronic pain for ICD-11: Chronic secondary visceral pain. *Pain.* 2019;**160**(1):69–76. https://doi.org/10.1097/J.PAIN.0000000000001362.
8. Wilson PR. Chronic abdominal pain: An evidence-based, comprehensive guide to clinical management. *Pain Med.* 2015;**16**(12):2412–2413. https://doi.org/10.1111/PME.12849.
9. Stemboroski L, Schey R. Treating chronic abdominal pain in patients with chronic abdominal pain and/or irritable bowel syndrome. *Gastroenterol Clin North Am.* 2020;**49**(3):607–621. https://doi.org/10.1016/J.GTC.2020.05.001.
10. Camilleri M. Management options for irritable bowel syndrome. *Mayo Clin Proc.* 2018;**93**(12):1858–1872. https://doi.org/10.1016/J.MAYOCP.2018.04.032.

11. Pichetshote N, Pimentel M. An approach to the patient with chronic undiagnosed abdominal pain. *Am J Gastroenterol.* 2019;**114**(5):726–732. https://doi.org/10.14309/AJG.0000000000000130.

12. Cornman-Homonoff J, Holzwanger DJ, Lee KS, Madoff DC, Li D. Celiac plexus block and neurolysis in the management of chronic upper abdominal pain. *Semin Intervent Radiol.* 2017;**34**(4):376–386. https://doi.org/10.1055/S-0037-1608861.

13. Urits I, Jones MR, Orhurhu V et al. A comprehensive review of the celiac plexus block for the management of chronic abdominal pain. *Curr Pain Headache Rep.* 2020;**24**(8):42. https://doi.org/10.1007/S11916-020-00878-4.

14. Bahn BM, Erdek MA. Celiac plexus block and neurolysis for pancreatic cancer. *Curr Pain Headache Rep.* 2013;**17**(2):310. https://doi.org/10.1007/S11916-012-0310-Y.

15. Dolly A, Singh S, Prakash R et al. Comparative evaluation of different volumes of 70% alcohol in celiac plexus block for upper abdominal malignsancies. *South Asian J Cancer.* 2016;**5**(4):204–209. https://doi.org/10.4103/2278-330X.195346.

16. Kapural L, Nagem H, Tlucek H, Sessler DI. Spinal cord stimulation for chronic visceral abdominal pain. *Pain Med.* 2010;**11**(3):347–355. https://doi.org/10.1111/J.1526-4637.2009.00785.X.

17. Johannesson E, Simrén M, Strid H, Bajor A, Sadik R. Physical activity improves symptoms in irritable bowel syndrome: A randomized controlled trial. *Am J Gastroenterol.* 2011;**106**(5):915–922. https://doi.org/10.1038/AJG.2010.480.

18. Kichline T, Cushing CC, Ortega A, Friesen C, Schurman JV. Associations between physical activity and chronic pain severity in youth with chronic abdominal pain. *Clin J Pain.* 2019;**35**(7):618–624. https://doi.org/10.1097/AJP.0000000000000716.

19. Drossman DA. Functional gastrointestinal disorders: History, pathophysiology, clinical features and Rome IV. *Gastroenterology.* 2016;**150**(6):1262–1279. https://doi.org/10.1053/J.GASTRO.2016.02.032.

第 36 章 慢性盆腔痛

Taylor Witten, Nazir Noor, Corey Moss

引言及流行病学

- 泌尿系统慢性盆腔疼痛综合征是在排除其他导致功能障碍的原因后，盆腔区域疼痛持续超过 3 个月[1]。
  - 慢性盆腔疼痛及其相关因素对患者的生活质量有严重影响[1,4]。
  - 慢性盆腔疼痛综合征的患者通常面临巨大的经济负担，估计有医疗保险患者的医疗费用每年为 3017 美元，无医疗保险患者的医疗费用每年为 6534 美元[4]。
- 这种综合征涵盖了 3 种慢性盆腔疾病。
  - 间质性膀胱炎，也称为膀胱疼痛综合征，男女均可见[1,2]。
  - 诱发性女性阴道前庭痛[1,2]。
  - 男性慢性前列腺炎[1,2]。
    - 慢性盆腔疼痛综合征是泌尿科和妇科的多种疾病共有症状之一[1,3]。
- 美国国立卫生研究院(NIH)将前列腺炎具体分为 4 类。
  - Ⅰ类和Ⅱ类分别是急性和慢性细菌性前列腺炎，占所有病例的 5%~10%[12]。
    - 这些类别明显与细菌感染有关。
  - Ⅲ类是最常见的、能够涵盖慢性盆腔疼痛综合征症状的前列腺炎[12]。
  - Ⅳ类是无症状炎症性前列腺炎，通常在不育症诊疗时偶然发现[12]。
- 慢性盆腔疼痛综合征所致的年就诊量大约在 200 万次[4]。

 - ○ 这种综合征总体上在女性中更为常见[3]。
 - ○ 导致盆腔疼痛综合征的男性慢性前列腺炎是仅次于良性前列腺增生和前列腺癌的第三大泌尿生殖系统疾病[4]。

- MAPP 研究系统的结果表明，盆腔以下区域疼痛通常比盆腔区域疼痛的症状更严重,发作更频繁[2]。
- 慢性盆腔疼痛综合征的常见症状包括泌尿生殖系统疼痛、尿道症状、性功能障碍和心理社会因素[4,7]。
- 具体表述为：
  - ○ 膀胱疼痛综合征的症状特征为尿频、尿急和盆腔疼痛[2]。
  - ○ 诱发性阴道前庭痛的症状表现为性交困难和前庭区域疼痛[1]。
  - ○ 慢性前列腺炎通常表现为会阴部、阴茎、睾丸和耻骨上区的疼痛[2]。
- 泌尿生殖系统疼痛往往是患者首发的症状[4]。
- 性功能障碍可以表现为多种形式,包括勃起功能障碍、射精功能障碍和性欲减退[5]。
- 上述症状的患者常伴随焦虑和抑郁,相比于其他患者群体,精神健康状况更差[4,6]。

病理生理学

- 既往研究表明病因复杂,涉及感染、神经、生理、免疫和内分泌各个方面[4]。
- 感染方面。
  - ○ 慢性盆腔疼痛综合征是基于排除感染后做出的诊断。
  - ○ 尽管如此,有些研究表明感染可能是潜在原因,但证据有限,且有多项研究反驳了这一发现[8,9]。
  - ○ 虽然感染尚未被证实为直接病因,但有研究表明,如果男性曾有过前列腺炎或尿道炎等感染，他们被诊断为慢性盆腔疼痛综合征的可能性更大[10]。

- 免疫方面。
  - 免疫反应失调可能是慢性盆腔疼痛综合征的潜在原因，感染、创伤或排尿功能障碍可能是免疫反应失调的诱发因素[4]。
  - 细胞因子失衡，表现为促炎细胞因子 IFN-α、IL-6 和 IL-8 水平升高，而抗炎细胞因子 IL-10 水平下降[12]。
  - 针对前列腺特异性抗原和其他精液蛋白的自身反应性 T 细胞的免疫反应[11]。
- 神经方面。
  - 盆腔的炎症刺激导致神经生长因子（NGF）的释放。
    - NGF 是肥大细胞释放的一种神经肽物质，可以敏化外周神经纤维末梢[12,13]。
    - 神经生长因子的数量与患者感受到的疼痛严重程度相关，甚至可能在中枢神经系统敏化中发挥作用[13,14]。
  - 盆腔区域的炎症可以导致大脑和脊髓的微结构变化和重组[12,15]。
- 盆底功能障碍。
  - 表现为盆底肌肉的无力、触痛或痉挛[16]。
  - 尚不清楚盆底功能障碍是慢性盆腔疼痛的原因，还是疼痛[17]。
- 内分泌方面。
  - 有证据表明局部炎症导致类固醇激素生成减少[12]。
  - 在前列腺炎的大鼠模型中，炎症抑制 5α 还原酶活性，降低双氢睾酮水平，从而实际上提高了睾酮水平[18,19]。
    - 重要的是，升高的睾酮水平能够阻断雌二醇及其产生促炎标志物的能力[19]。

临床表现和诊断

- 由于慢性盆腔疼痛综合征的病因复杂，且可以以多种方式呈现，因此，其临床表现和诊断同样复杂[4]。

- 这通常是一个排除性诊断,需要排除其他可能导致疼痛的原因,包括恶性肿瘤、外伤和感染[4]。
- 体格检查应包括腹部检查、直肠指检和盆底评估[4]。
- 慢性盆腔疼痛综合征患者的体征/症状多样,包括:
  - 会阴部、耻骨上区、睾丸、阴茎、下背部、腹部、腹股沟和直肠的疼痛[4,7]。
  - 腹腔和盆腔的肌肉酸痛[7]。
  - 肠道功能性症状(如 IBS)[7]。
  - 尿道症状,如尿流变细、排尿困难、尿急、夜尿增多[4,7]。
  - 性欲减退和射精功能障碍[7]。
  - 焦虑、抑郁和生活质量下降,导致患者活动受限[7]。
- 1999 年,美国国家卫生研究院开发了一种慢性前列腺炎症状指数,用于评估男性患者的疼痛严重程度、尿路症状和生活质量[20]。
- 一种新的慢性盆腔疼痛综合征分类方法是 UPOINT 系统,该系统将患者按症状导向的表型进行分类[21]。
  - 该系统涉及 7 个领域,包括尿路症状、心理社会功能障碍、器官特异性发现、感染、肌肉酸痛、性功能障碍和神经系统症状[21]。
- 诱发性阴道前庭痛是慢性盆腔疼痛综合征的一个亚群,其特征为外阴不适、性交痛和前庭触痛[16]。
  - 通常通过病史和棉签试验进行诊断[16]。
- 痛性膀胱综合征/间质性膀胱炎表现为频繁的尿意、尿急、睡眠中断、焦虑,甚至性交困难[1]。
  - 这种病症的诊断流程是首先行盆腔指检以确定僵硬或敏感的部位,随后进行尿常规和尿培养[1,7]。
- 通过尿常规和尿液、精液及宫颈分泌物的培养可以排除感染性病因[7]。
  - 包括性传播的感染性疾病[7]。
- 盆底超声检查可以排除盆底功能障碍[17]。

治疗和管理

- 确定患者的症状类型对于指导治疗非常重要[7]。
- 与其他病因复杂、病因不明的慢性疼痛综合征类似,治疗也是多样化的[1]。
- 当初诊科室治疗失败时,患者应转至疼痛科[7]。
- 如果怀疑感染是慢性盆腔疼痛综合征的来源，虽然有研究表明抗生素治疗相对无效,但仍可作为一线治疗药物[1,7]。
    - 当抗菌药物无效时,应考虑使用抗炎药物进行替代治疗[1]。
- 针对内分泌相关因素,可以使用 5α 还原酶抑制剂非那雄胺来增加体内的睾酮水平并降低炎症[12,23]。
- 研究证明,α-肾上腺素受体拮抗剂如坦索罗辛和特拉唑嗪可以减轻疼痛和尿路症状[22]。
    - 这些药物应作为下尿路症状患者的首选治疗药物[22]。
    - 如果治疗 4~6 周后疼痛没有缓解,应考虑其他治疗方法[7]。
- 疼痛治疗药物包括抗炎药、抗抑郁药、神经调节剂和免疫类药物。
    - 必须要考虑到失调的免疫反应可能是致病因素之一[24]。
    - 塞来昔布等 NSAID 药物因为有不良反应,仅用于短期治疗。
        - 这些药物能够明显改善盆腔疼痛，但是其疗效受限于治疗持续时间[24]。
    - 避免使用阿片类药物,防止出现药物依赖。
    - 考虑使用 GABA 类似物、三环类抗抑郁药或选择性血清素-去甲肾上腺素再摄取抑制剂来治疗神经性疼痛[1,7,25]。
- 对药物治疗无反应的患者可优先考虑盆底物理治疗和肌筋膜触发点按摩[26]。
    - 包括一系列旨在加强盆底肌肉的拉伸和练习[27]。
    - 除了治疗疼痛,它还能改善性功能障碍[27]。

- 手术治疗是传统治疗失败后的最后手段[1]。

（李双双 译）

参考文献

1. Grinberg K, Sela Y, Nissanholtz-Gannot R. New insights about chronic pelvic pain syndrome (CPPS). *Int J Environ Res Public Health*. 2020;**17**(9):3005. https://doi.org/10.3390/ijerph17093005.
2. Clemens JQ, Mullins C, Ackerman AL et al. Urologic chronic pelvic pain syndrome: Insights from the MAPP research network. *Nat Rev Urol*. 2019;**16**(3):187–200. https://doi.org/10.1038/s41585-018-0135-5.
3. Ahangari A. Prevalence of chronic pelvic pain among women: An updated review. *Pain Physician*. 2014;**17**:141–147.
4. Pena VN, Engel N, Gabrielson AT, Rabinowitz MJ, Herati AS. Diagnostic and management strategies for patients with chronic prostatitis and chronic pelvic pain syndrome. *Drugs Aging*. 2021;**38**(10):845–886. https://doi.org/10.1007/s40266-021-00890-2.
5. Lee SWH, Liong ML, Yuen KH et al. Adverse impact of sexual dysfunction in chronic prostatitis/chronic pelvic pain syndrome. *Urology*. 2008;**71**(1):79–84.
6. Collins MM, Pontari MA, O'Leary MP et al. Quality of life is impaired in men with chronic prostatitis: The chronic prostatitis collaborative research network. *J Gen Intern Med*. 2001;**16**(10):656–662.
7. Rees J, Abrahams M, Doble A, Cooper A, Prostatitis Expert Reference Group (PERG). Diagnosis and treatment of chronic bacterial prostatitis and chronic prostatitis/chronic pelvic pain syndrome: A consensus guideline. *BJU Int*. 2015;**116**(4):509–525. https://doi.org/10.1111/bju.13101.
8. Hou DS, Long WM, Shen J et al. Characterisation of the bacterial community in expressed prostatic secretions from patients with chronic prostatitis/chronic pelvic pain syndrome and infertile men: A preliminary investigation. *Asian J Androl*. 2012;**14**(4):566–573. https://doi.org/10.1038/aja.2012.30.
9. Weidner W, Schiefer HG, Krauss H et al. Chronic prostatitis: A thorough search for etiologically involved microorganisms in 1,461 patients. *Infection*. 1991;**19**(Suppl 3):S119–S125. https://doi.org/10.1007/BF01643680.
10. Pontari MA, McNaughton-Collins M, O'Leary MP et al. A case-control study of risk factors in men with chronic pelvic pain syndrome. *BJU Int*. 2005;**96**(4):559–565.
11. Alexander RB, Brady F, Ponniah S. Autoimmune prostatitis: Evidence of T cell reactivity with normal prostatic proteins. *Urology*. 1997;**50**(6):893–899. https://doi.org/10.1016/S0090-4295(97)00456-1.

12. Pontari MA, Ruggieri MR. Mechanisms in prostatitis/chronic pelvic pain syndrome. *J Urol.* 2004;**172**(3):839–845. https://doi.org/10.1097/01.ju.0000136002.76898.04.

13. Ishigooka M, Zermann D, Doggweiler R, Schmidt RA. Similarity of distributions of spinal c-fos and plasma extravasation after acute chemical irritation of the bladder and the prostate. *J Urol.* 2000;**164**(5):1751–1756.

14. Miller LJ, Fischer KA, Goralnick SJ et al. Nerve growth factor and chronic prostatitis/chronic pelvic pain syndrome. *Urology.* 2002;**59**(4):603–608.

15. Woodworth D, Mayer E, Leu K et al. Unique microstructural changes in the brain associated with urological chronic pelvic pain syndrome (UCPPS) revealed by diffusion tensor MRI, super-resolution track density imaging, and statistical parameter mapping: A MAPP network neuroimaging study. *PLoS One.* 2015;**10**(10): e0140250.

16. Næss I, Bø K. Pelvic floor muscle function in women with provoked vestibulodynia and asymptomatic controls. *Int Urogynecol J.* 2015;**26**(10):1467–1473. https://doi.org/10.1007/s00192-015-2660-6.

17. Davis SN, Morin M, Binik YM, Khalife S, Carrier S. Use of pelvic floor ultrasound to assess pelvic floor muscle function in urological chronic pelvic pain syndrome in men. *J Sex Med.* 2011;**8**(11):3173–3180.

18. Diserio GP, Carrizo AE, Pacheco-Rupil B, Nowotny E. Effect of male accessory glands autoaggression on androgenic cytosolic and nuclear receptors of rat prostate. *Cell Mol Biol.* 1992;**38**:201–207.

19. Naslund MJ, Strandberg JD, Coffey DS. The role of androgens and estrogens in the pathogenesis of experimental nonbacterial prostatitis. *J Urol.* 1988;**140**(5):1049–1053.

20. Litwin MS, McNaughton-Collins M, Fowler FJ et al. The National Institutes of Health chronic prostatitis symptom index: Development and validation of a new outcome measure. *J Urol.* 1999;**162**(2):369–375.

21. Shoskes DA, Nickel JC, Rackley RR, Pontari MA. Clinical phenotyping in chronic prostatitis/chronic pelvic pain syndrome and interstitial cystitis: A management strategy for urologic chronic pelvic pain syndromes. *Prostate Cancer Prostatic Dis.* 2009;**12**(2):177–183.

22. Evliyaoğlu Y, Burgut R. Lower urinary tract symptoms, pain and quality of life assessment in chronic non-bacterial prostatitis patients treated with alpha-blocking agent doxazosin; versus placebo. *Int Urol Nephrol.* 2002;**34**(3):351–356. https://doi.org/10.1023/a:1024487604631.

23. Leskinen M, Lukkarinen O, Marttila T. Effects of finasteride in patients with inflammatory chronic pelvic pain syndrome: A double-blind, placebo-controlled, pilot study. *Urology.* 1999;**53**(3):502–505. https://doi.org/10.1016/s0090-4295(98)00540-8.

24. Zhao WP, Zhang ZG, Li XD et al. Celecoxib reduces symptoms in men with difficult chronic pelvic pain syndrome (Category IIIA). *Braz J Med Biol Res.* 2009;**42**(10):963–967. https://doi.org/10.1590/s0100-879x2009005000021.

25. Pontari MA, Krieger JN, Litwin MS et al. Pregabalin for the treatment of men with chronic prostatitis/chronic pelvic pain syndrome: A randomized controlled trial. *Arch Intern Med.* 2010;**170**(17):1586–1593. https://doi.org/10.1001/archinternmed.2010.319.

26. Anderson RU, Wise D, Sawyer T, Chan C. Integration of myofascial trigger point release and paradoxical relaxation training treatment of chronic pelvic pain in men. *J Urol.* 2005;**174**(1):155–160.

27. Anderson RU, Wise D, Sawyer T, Chan CA. Sexual dysfunction in men with chronic prostatitis/chronic pelvic pain syndrome: Improvement after trigger point release and paradoxical relaxation training. *J Urol.* 2006;**176**(4 Pt 1):1534–1539. https://doi.org/10.1016/j.juro.2006.06.010.

第 37 章 术后神经卡压

Zohal Sarwary

- 神经卡压是由慢性神经压迫导致的压力性神经病变。
- 通常被诊断不足和治疗不足[1]。
- 导致发病率增加、经济负担加重、功能障碍、劳动力丧失，并增加药物依赖的风险[2,3]。

流行病学

- 术后皮肤神经卡压发生率并不低（高达 30%）[1]。
- 与疝修补术和 Pfannenstiel 切口的手术显著相关[4]。
- 最常涉及的神经包括髂腹上神经、髂腹股沟神经和生殖股神经[1]。
- 腹腔镜手术的术后疼痛发生率显著高于开放手术[4]。
- 在成人和儿童中都很普遍，尤其是在女性青少年患者中，疼痛最常出现在右下腹部[5]。

病理生理学

- 手术中切割神经会导致神经瘤形成，在缝合过程中神经被包埋，或是由粘连造成挛缩。
- 切口延长会增加神经卡压的风险[6]。

临床表现

- 疼痛通常是体位性的，持续存在并间歇性加剧，呈局部或弥漫性，可能伴有放射痛。

- 在相对偏轻的慢性疼痛背景下出现剧烈的锐痛[7]。
- 触诊时的疼痛提示可能存在神经瘤,而不仅仅是神经卡压[8]。
- 女性在月经前几天因炎症加剧疼痛。
- 可能在手术后不久或数年后出现疼痛。

诊断

- 详细的病史和体格检查可以缩小鉴别诊断范围。
  - 腹部触诊时 Carnett 征阳性提示腹前侧皮神经卡压综合征(ACNES)[9]。
  - "弓身和扭转"动作(站立、过度伸展和旋转躯干)可重现疼痛[4]。
  - 沿神经分布的皮肤感觉障碍。
- 排除其他诊断。
- 诊断性神经阻滞后暂时性地疼痛缓解[8]。
  - 疼痛缓解至少 50%。
  - 电刺激可能有助于辅助诊断[10]。

治疗

- 药物治疗。
  - 一线治疗:NSAID 和透皮局部麻醉药[10]。
  - 二线治疗:口服和透皮阿片类药物、抗癫痫药(加巴喷丁、普瑞巴林)、抗抑郁药(阿米替林)和抗焦虑药[9,10]。
  - 药物治疗通常无效。
- 物理治疗。
- 大多数病例需要进一步的干预才能完全缓解疼痛。
  - 注射局部麻醉药、皮质类固醇药物、乙醇或苯酚[11]。
    - 有效的。

  - ■ 侵入性较小。
  - ■ 给药时必须避开大血管，超声引导有助于准确定位靶点[5,12,13]。
  - ■ ACNES 最常见的阻滞方法。
    - ▶ 靶点注射。
    - ▶ TAP 阻滞。
    - ▶ 腹直肌鞘阻滞。
  - ■ 肉毒杆菌毒素注射和神经调节治疗[9]。
- ○ 神经毁损性治疗。
- ○ 低温镇痛消融。
- ○ 手术。
  - ■ 隔离、切断，将断端埋入周围肌肉以防止神经瘤形成[14,15]。
  - ■ 用细编织聚酯缝线结扎神经，并涂抹乙醇或 12%苯酚。
  - ■ 端对端神经吻合、神经外膜结扎和翻瓣[16,17]。
  - ■ 神经切除术有加重慢性神经病理性疼痛的风险[10]。
  - ■ 内镜后腹膜神经切除术（ERN）与传统的开放神经切除术一样有效[13]。

结论

- 神经卡压的识别方法简单而准确，然而，仍然存在误诊和治疗不力。
- 关注术后神经卡压将减少发病率，改善疾病预后，并降低医疗成本。
- 特别是在患者疼痛超过 2 个月仍持续存在时，应高度怀疑术后神经卡压[1]。
- 非手术治疗包括药物治疗、物理治疗和注射治疗。
- 应在超声引导下进行神经阻滞和注射治疗。
- 需要更多的研究进一步探索毁损性治疗和冷冻镇痛消融治疗方法。
- 药物治疗和非手术治疗无法解决的难治性神经性疼痛应进行神经外科手术。

（李双双 译）

参考文献

1. Charipova K, Gress K, Berger AA et al. A comprehensive review and update of post-surgical cutaneous nerve entrapment. *Curr Pain Headache Rep.* 2021; 25(2):11. Published online 1916. https://doi.org/10.1007/s11916-020-00924-1/Published.
2. Bay-Nielsen M, Perkins FM, Kehlet H. Pain and functional impairment 1 year after inguinal herniorrhaphy: A nationwide questionnaire study. *Ann Surg.* 2001;**233**(1):1–7. https://doi.org/10.1097/00000658-200101000-00001.
3. Poobalan AS, Bruce J, King PM et al. Chronic pain and quality of life following open inguinal hernia repair. *Br J Surg.* 2002;**88**(8):1122–1126. https://doi.org/10.1046/J.0007-1323.2001.01828.X.
4. Madura JA, Madura JA, Copper CM, Worth RM. Inguinal neurectomy for inguinal nerve entrapment: An experience with 100 patients. *Am J Surg.* 2005;**189**(3):283–287. https://doi.org/10.1016/j.amjsurg.2004.11.015.
5. Kifer T, Mišak Z, Jadrešin O, Hojsak I. Anterior cutaneous nerve entrapment syndrome in children: A prospective observational study. *Clin J Pain.* 2018;**34**(7):670–673. https://doi.org/10.1097/AJP.0000000000000573.
6. Luijendijk RW, Jeekel J, Storm RK et al. The low transverse Pfannenstiel incision and the prevalence of incisional hernia and nerve entrapment. *Ann Surg.* 1997;**225**(4):365–369. doi: 10.1097/00000658-199704000-00004.
7. Melville K, Schultz EA, Dougherty JM. Ilionguinal-iliohypogastric nerve entrapment. *Ann Emerg Med.* 1990;**19**(8):925–929. https://doi.org/10.1016/S0196-0644(05)81572-0.
8. Liszka T, Dellon A, Manson P. Iliohypogastric nerve entrapment following abdominoplasty. *Plast Reconstr Surg.* 1994;**93**(1):181–184. https://doi.org/10.1097/00006534-199401000-00030.
9. Chrona E, Kostopanagiotou G, Damigos D, Batistaki C. Anterior cutaneous nerve entrapment syndrome: Management challenges. *J Pain Res.* Published online 2017;**10**;145–156. https://doi.org/10.2147/JPR.S99337.
10. Fanelli RD, DiSiena MR, Lui FY, Gersin KS. Cryoanalgesic ablation for the treatment of chronic postherniorrhaphy neuropathic pain. *Surg Endosc.* 2003;**17**(2):196–200. https://doi.org/10.1007/S00464-002-8840-8.
11. Xu Z, Tu L, Zheng Y et al. Fine architecture of the fascial planes around the lateral femoral cutaneous nerve at its pelvic exit: An epoxy sheet plastination and confocal microscopy study. *Lab Invest J Neurosurg.* 2019;**131**:1860–1868. https://doi.org/10.3171/2018.7.JNS181596.
12. Kifer T, Mišak Z, Jadrešin O, Hojsak I. Anterior cutaneous nerve entrapment syndrome in children: A prospective observational study. *Clin J Pain.* 2018;**34**(7):670–673. https://doi.org/10.1097/AJP.0000000000000573.

13. Giger U, Wente MN, Büchler MW et al. Endoscopic retroperitoneal neurectomy for chronic pain after groin surgery. *Br J Surg.* 2009;**96**(9):1076–1081. https://doi.org/10.1002/BJS.6623.

14. Lee CH, Dellon AL. Surgical management of groin pain of neural origin. *J Am Coll Surg.* 2000;**191**(2):137–142. https://doi.org/10.1016/S1072-7515(00)00319-7.

15. Starling JR, Harms BA. Diagnosis and treatment of genitofemoral and ilioinguinal neuralgia. *World J Surg.* 1989;**13**(5):586–591. https://doi.org/10.1007/BF01658875.

16. Aszmann OC, Korak KJ, Rab M et al. Neuroma prevention by end-to-side neurorraphy: An experimental study in rats. *J Hand Surg.* 2003;**28**(6):1022–1028. https://doi.org/10.1016/S0363-5023(03)00379-4.

17. Yüksel F, Kişlaoğlu E, Durak N, Uçar C, Karacaoğlu E. Prevention of painful neuromas by epineural ligatures, flaps and grafts. *Br J Plast Surg.* 1997;**50**;182–185.

第 38 章 癌痛

Pranav Bhargava, Alan D. Kaye

概述

- 疼痛在癌症患者中十分常见，尤其是伴随转移的患者[1]。
- 癌痛的影响包括：
  - 降低生活质量。
  - 肿瘤进展的指标。
  - 精神心理影响，如焦虑和抑郁[2]。
- 癌痛分为急性疼痛和慢性疼痛[1]。
- 肿瘤学和疼痛学在各自领域都有一定的发展。将疼痛管理融入肿瘤的临床治疗中仍然是一项需要持续推进的工作[3]。
- 目前，很难在癌症患者中实施全面且一致的疼痛管理[4,5]。
- 疼痛管理的不足最常见于：
  - 儿童[6]。
  - 医疗服务欠缺的社区[7]。
  - 老年患者[8]。
  - 伴随肿瘤转移的疾病进展期的门诊患者[9]。
- 最常见的癌痛治疗不力的原因包括[10,11]：
  - 担心药物过量。
  - 缺乏充分的治疗概念。
  - 患者对服用阿片类药物有顾虑。

流行病学和危险因素

- 由于筛查和治疗手段的进步，癌症的患病率可能会增加[12-14]。
- 癌症伴随疼痛的发病率却知之甚少。
  - 因癌症类型和阶段的不同，疼痛发生率差异较大。
- 一项针对特定亚组癌症患者疼痛发生率的荟萃分析结果如下[15]。
  - 肿瘤治愈后患者的疼痛发生率为 33%。
  - 正在接受治疗的患者疼痛发生率为 59%。
  - 肿瘤进展期患者疼痛发生率为 64%。
  - 肿瘤各阶段的所有患者总体疼痛发生率为 53%。
- 头颈部癌症患者的疼痛发生率最高，达到 70%[15]。

病理生理学

- 癌痛取决于肿瘤类型和位置[16]。
- 癌痛机制包括[17]：
  - 继发于肿瘤的疼痛。
  - 继发于治疗的疼痛。
- 肿瘤是产生疼痛的根本原因。
  - 肿瘤本身可以分泌促进血管再生和外周敏感的介质[16]。
  - 原发性和继发性骨肿瘤可以通过以下方式引起疼痛[18]。
    - 骨结构破坏。
      - 骨膜、骨髓和皮质的破坏会导致疼痛。
    - 肿瘤直接转移到骨[19]。
    - 炎症介质释放。
    - 破骨细胞活性改变。
  - 肿瘤治疗相关的疼痛[20]。
    - 继发于手术的疼痛。

- ▶可能会出现持续性术后疼痛(PPSP),指的是手术后2个月仍然存在的疼痛,癌症患者中常有报道[21]。
  - ◆PPSP是由病理性的神经可塑性所致,并局限于手术损伤区域[17,22,23]。
  - ◆PPSP在胸科手术、乳房手术和截肢手术的患者中最常见[17]。
- ■继发于化疗的疼痛。
  - ▶化疗影响长感觉神经产生化疗诱导的周围神经病变(CIPN)。主要与铂类化合物、长春新碱和紫杉醇等化疗药物的输注有关[17,24]。
- ■继发于放疗的疼痛。
  - ▶可能是对非肿瘤组织的损伤引起的疼痛[25]。
    - ◆早期疼痛发生在细胞更新率高的组织,如黏膜。
    - ◆晚期疼痛通常发生在神经和肌肉组织。
- ■减少肿瘤治疗对非肿瘤组织的影响可能是降低肿瘤治疗相关疼痛的未来方向。

诊断

临床表现

- 病史和体格检查是癌痛诊断的基础[26]。
  - ○疼痛的描述应包括如下几点:
    - ■部位。
    - ■强度。
    - ■性质。
    - ■放射性。
    - ■持续时间。
    - ■时效特点。

        - 诱发/缓解因素。
    - 癌痛可能涉及不同的解剖组织[26]。
        - 因此，内脏、骨骼和神经组织等不同的解剖结构均应进行疼痛的评估[26]。
- 癌痛通常不采用急性或慢性疼痛进行分类[26]。疼痛通常被描述为持续性的疼痛（“背景疼痛”）或间歇性的疼痛[27]。
    - 还可能是“暴发性疼痛”，即在“背景疼痛”基础上的疼痛强度突然增加[28]。
    - 50%的癌症患者会经历“暴发性疼痛”[28]。
- 根据体征和症状的分类可将部分癌痛归为特定的疼痛综合征。将患者归为不同的疼痛综合征可以帮助选择治疗方案。
    - 例如，国际疼痛研究协会（IASP）工作组发布了一种由实体瘤引起的疼痛综合征分类[29]。对于血液系统恶性肿瘤患者也描述了其疼痛综合征[30,31]。
- 尽管目前还没有一个普遍接受的癌痛分级系统，一些初步的分级系统可供参考[32-34]。
    - 埃德蒙顿癌症疼痛分类系统就是这样一种涉及 5 个方面来准确识别/诊断疼痛的系统。只是在临床医学中未广泛使用[35]。
        - 5 大方面主要包括：
            - 疼痛机制。
            - 继发性疼痛。
            - 精神压力。
            - 成瘾行为。
            - 认知功能。

评估

- 准确的评估更有益于癌痛患者的长期管理。Likert 疼痛强度评估系统并没有考虑到癌痛的复杂社会心理特性[36,37]。

- 有些评估量表不仅仅关注表面现象，如简短疼痛量表（BPI）和麦吉尔疼痛问卷（MPQ）[38,39]。
  - MPQ 注重疼痛强度、视觉模拟评分（VAS）和疼痛描述[40]。MPQ-SF 是 MPQ 的简化版本，更侧重于神经病理性疼痛的评估。
  - BPI 既注重对疼痛严重程度的评估，又涉及患者的疼痛感受[41]。
- 评估工具的应用可以指导制订治疗方案[42]。

鉴别诊断

- 并非所有的疼痛都是由恶性肿瘤引起的[43]。
  - 17%的疼痛可能继发于抗肿瘤治疗。
  - 10%的疼痛可能是与癌症无关的因素所致。

预后

- 癌症疼痛预后量表（CPPS）可以预测中度到重度癌痛患者是否能在疼痛治疗后缓解。该量表得分为 0~17 分。分数越高，表明达到疼痛缓解的可能性越大[44]。
  - CPPS 采用的公式包含以下因素：
    - 疼痛严重程度。
    - 情绪健康状况。
    - 每日阿片类药物需求量。

治疗方法

- 药物治疗和非药物治疗综合纳入癌痛的标准治疗方案[45]。

非药物干预手段

- 介入治疗。
  - 即使大剂量药物治疗仍无法缓解疼痛的情况下使用[46]。
  - 包括神经毁损、软组织注射和椎管内镇痛[47,48]。

- 物理治疗。
- 康复训练治疗。
- 行为医学治疗。
  - 综合考量诸如焦虑、灾难化和躯体化障碍的心理和社会因素[49]。
  - 治疗方法包括行为认知疗法(CBT)、压力管理和冥想[49]。
- 其他治疗方法包括针灸、按摩等[50]。

WHO 疼痛阶梯疗法

- 疼痛阶梯疗法是用于癌痛治疗的一种逐步提供适当镇痛方案的方法[51]。
  - 根据阶梯原则，非阿片类药物是一阶梯用药，弱阿片类药物是二阶梯用药，强阿片类药物是三阶梯用药[51]。
  - 半合成阿片类药物如羟考酮和二氢可待因酮已经逐渐取代吗啡，成为治疗癌痛的金标准[52]。
- 除了阿片类药物之外，非甾体抗炎药可以缓解骨转移引起的成骨性疼痛，而抗惊厥药和抗抑郁药可以用于治疗神经病理性疼痛[45]。
- 对于“暴发性疼痛”可以应用快速起效的阿片类药物进行治疗[53,54]。

患者教育

- 患者教育对于保证治疗效果至关重要。适当的患者教育可以改善治疗依从性差和疼痛管理不足的问题[49,55]。

结论

- 癌痛覆盖了肿瘤进展的大部分病程。肿瘤转移往往会伴随更严重的疼痛。
- 疼痛可能来源于肿瘤本身或其治疗。
- 癌痛评估和治疗的标准化尚需更多的工作来推进。另外，如何充分考量每种癌症伴随疼痛的独特情况任重道远。

（李双双　译）

参考文献

1. Cherny NI. The management of cancer pain. *CA Cancer J Clin*. 2000;**50**(2):20–70.

2. Li X-M, Xiao W-H, Yang P, Zhao H-X. Psychological distress and cancer pain: Results from a controlled cross-sectional survey in China. *Sci Rep*. 2017;**7**(1):39397. https://doi.org/10.1038/srep39397.

3. Breivik H, Cherny N, Collett B et al. Cancer-related pain: A pan-European survey of prevalence, treatment, and patient attitudes. *Ann Oncol Off J Eur Soc Med Oncol*. 2009;**20**(8):1420–1433.

4. World Health Organization. *Cancer pain relief: With a guide to opioid availability*. 2nd ed. World Health Organization; 1996. p. ita reproduced in Quaderni di Sanità Pubblica, Anno 21, febbraio 1998.

5. World Health Organization. *Cancer pain relief*. World Health Organization; 1986. p. 74.

6. Wolfe J, Grier HE, Klar N et al. Symptoms and suffering at the end of life in children with cancer. *N Engl J Med*. 2000;**342**(5):326–333. https://doi.org/10.1056/NEJM200002033420506.

7. Cleeland CS, Gonin R, Baez L, Loehrer P, Pandya KJ. Pain and treatment of pain in minority patients with cancer. The Eastern Cooperative Oncology Group Minority Outpatient Pain Study. *Ann Intern Med*. 1997;**127**(9):813–816.

8. Bernabei R, Gambassi G, Lapane K et al. Management of pain in elderly patients with cancer. SAGE Study Group. Systematic Assessment of Geriatric Drug Use via Epidemiology. *JAMA*. 1998;**279**(23):1877–1882.

9. Cleeland CS, Gonin R, Hatfield AK et al. Pain and its treatment in outpatients with metastatic cancer. *N Engl J Med*. 1994;**330**(9):592–596. https://doi.org/10.1056/NEJM199403033300902.

10. Klepstad P, Kaasa S, Cherny N, Hanks G, de Conno F. Pain and pain treatments in European palliative care units: A cross sectional survey from the European Association for Palliative Care Research Network. *Palliat Med*. 2005;**19**(6):477–484.

11. Weiss SC, Emanuel LL, Fairclough DL, Emanuel EJ. Understanding the experience of pain in terminally ill patients. *Lancet (London, England)*. 2001;**357**(9265):1311–1315.

12. Stewart BW, Wild CP. *World cancer report 2014*. World Health Organization; 2014.

13. Glaser AW, Fraser LK, Corner J et al. Patient-reported outcomes of cancer survivors in England 1–5 years after diagnosis: A cross-sectional survey. *BMJ Open*. 2013;**3**(4):e002317. doi: 10.1136/bmjopen-2012-002317. PMID: 23578682; PMCID: PMC3641492.

14. Elliott J, Fallows A, Staetsky L et al. The health and well-being of cancer survivors in the UK: Findings from a population-based survey. *Br J Cancer.* 2011;**105**(Suppl 1):S11–S20.

15. van den Beuken-van Everdingen MHJ, de Rijke JM, Kessels AG et al. Prevalence of pain in patients with cancer: A systematic review of the past 40 years. *Ann Oncol Off J Eur Soc Med Oncol.* 2007;**18**(9):1437–1449.

16. Le Bitoux M-A, Stamenkovic I. Tumor-host interactions: The role of inflammation. *Histochem Cell Biol.* 2008;**130**(6):1079–1090.

17. Magee D, Bachtold S, Brown M, Farquhar-Smith P. Cancer pain: Where are we now? *Pain Manag.* 2019;**9**(1):63–79.

18. Blair JM, Zhou H, Seibel MJ, Dunstan CR. Mechanisms of disease: Roles of OPG, RANKL and RANK in the pathophysiology of skeletal metastasis. *Nat Clin Pract Oncol.* 2006;**3**(1):41–49.

19. Reis-Pina P, Lawlor PG, Barbosa A. Cancer-related pain management and the optimal use of opioids. *Acta Med Port.* 2015;**28**(3):376–381.

20. Jost LM. ESMO minimum clinical recommendations for the management of cancer pain. *Ann Oncol Off J Eur Soc Med Oncol.* 2005;**16**(Suppl 1):i83–i85.

21. Hucker T, Winter N, Chou J. Challenges and advances in pain management for the cancer patient. *Curr Anesthesiol Rep.* 2015;**5**. doi: 10.1007/s40140-015-0120-y.

22. Humble SR, Dalton AJ, Li L. A systematic review of therapeutic interventions to reduce acute and chronic post-surgical pain after amputation, thoracotomy or mastectomy. *Eur J Pain.* 2015;**19**(4):451–465.

23. Andreae MH, Andreae DA. Regional anaesthesia to prevent chronic pain after surgery: A cochrane systematic review and meta-analysis. *Br J Anaesth.* 2013;**111**(5):711–720.

24. Seretny M, Currie GL, Sena ES et al. Incidence, prevalence, and predictors of chemotherapy-induced peripheral neuropathy: A systematic review and meta-analysis. *Pain.* 2014;**155**(12):2461–2470.

25. Marín A, Martín M, Liñán O et al. Bystander effects and radiotherapy. *Rep Pract Oncol Radiother J Gt Cancer Cent Pozn Polish Soc Radiat Oncol.* 2015;**20**(1):12–21.

26. Caraceni A, Shkodra M. Cancer pain assessment and classification. *Cancers (Basel).* 2019;**11**(4):510. doi: 10.3390/cancers11040510. PMID: 30974857.

27. Portenoy RK, Hagen NA. Breakthrough pain: Definition, prevalence and characteristics. *Pain.* 1990;**41**(3):273–281.

28. Deandrea S, Corli O, Consonni D et al. Prevalence of breakthrough cancer pain: A systematic review and a pooled analysis of published literature. *J Pain Symptom Manage.* 2014;**47**(1):57–76.

29. Portenoy RK, Ahmed E. Cancer pain syndromes. *Hematol Oncol Clin North Am.* 2018;**32**(3):371–386.

30. Niscola P, Tendas A, Scaramucci L et al. Pain in malignant hematology. *Expert Rev Hematol.* 2011;**4**(1):81–93.

31. Niscola P, Cartoni C, Romani C et al. Epidemiology, features and outcome of pain in patients with advanced hematological malignancies followed in a home care program: An Italian survey. *Ann Hematol.* 2007;**86**(9):671–676.

32. Fainsinger RL, Nekolaichuk C, Lawlor P et al. An international multicentre validation study of a pain classification system for cancer patients. *Eur J Cancer.* 2010;**46**(16):2896–2904.

33. Knudsen AK, Brunelli C, Klepstad P et al. Which domains should be included in a cancer pain classification system? Analyses of longitudinal data. *Pain.* 2012;**153**(3):696–703.

34. Knudsen AK, Brunelli C, Kaasa S et al. Which variables are associated with pain intensity and treatment response in advanced cancer patients? Implications for a future classification system for cancer pain. *Eur J Pain.* 2011;**15**(3):320–327.

35. Fainsinger RL, Nekolaichuk CL. A "TNM" classification system for cancer pain: The edmonton classification system for cancer pain (ECS-CP). *Support Care Cancer Off J Multinatl Assoc Support Care Cancer.* 2008;**16**(6):547–555.

36. Capelli G, De Vincenzo RI, Addamo A et al. Which dimensions of health-related quality of life are altered in patients attending the different gynecologic oncology health care settings? *Cancer.* 2002;**95**(12):2500–2507.

37. Korfage IJ, Essink-Bot M-L, Mols F et al. Health-related quality of life in cervical cancer survivors: A population-based survey. *Int J Radiat Oncol Biol Phys.* 2009;**73**(5):1501–1509.

38. Kumar SP. Utilization of brief pain inventory as an assessment tool for pain in patients with cancer: A focused review. *Indian J Palliat Care.* 2011;**17**(2):108–115.

39. Ngamkham S, Vincent C, Finnegan L et al. The McGill Pain Questionnaire as a multidimensional measure in people with cancer: An integrative review. *Pain Manag Nurs Off J Am Soc Pain Manag Nurses.* 2012;**13**(1):27–51.

40. Dworkin RH, Turk DC, Revicki DA et al. Development and initial validation of an expanded and revised version of the short-form McGill Pain Questionnaire (SF-MPQ-2). *Pain.* 2009;**144**(1–2):35–42.

41. Cleeland CS, Ryan KM. Pain assessment: Global use of the brief pain inventory. *Ann Acad Med Singapore.* 1994;**23**(2):129–138.

42. de Wit R, van Dam F, Abu-Saad HH et al. Empirical comparison of commonly used measures to evaluate pain treatment in cancer patients with chronic pain. *J Clin Oncol Off J Am Soc Clin Oncol.* 1999;**17**(4):1280. doi: 10.1200/JCO.1999.17.4.1280. PMID: 10561190.

43. Grond S, Zech D, Diefenbach C, Radbruch L, Lehmann KA. Assessment of cancer pain: A prospective evaluation in 2266 cancer patients referred to a pain service. *Pain.* 1996;**64**(1):107–114.

44. Hwang SS, Chang VT, Fairclough DL, Kasimis B. Development of a cancer pain prognostic scale. *J Pain Symptom Manage.* 2002;**24**(4):366–378.

45. Portenoy RK. Treatment of cancer pain. *Lancet (London, England)*. 2011;**377**(9784):2236–2247.

46. Miguel R. Interventional treatment of cancer pain: The fourth step in the World Health Organization analgesic ladder? *Cancer Control*. 2000;7(2):149–156.

47. Vayne-Bossert P, Afsharimani B, Good P, Gray P, Hardy J. Interventional options for the management of refractory cancer pain: What is the evidence? *Support Care Cancer Off J Multinatl Assoc Support Care Cancer*. 2016;**24**(3):1429–1438.

48. Urits I, Jones MR, Orhurhu V et al. A comprehensive review of the celiac plexus block for the management of chronic abdominal pain. *Curr Pain Headache Rep*. 2020;**24**(8):42.

49. Liu WC, Zheng ZX, Tan KH, Meredith GJ. Multidimensional treatment of cancer pain. *Curr Oncol Rep*. 2017;**19**(2):10.

50. Hu C, Zhang H, Wu W et al. Acupuncture for pain management in cancer: A systematic review and meta-analysis. *Evid Based Complement Alternat Med*. 2016;**2016**:1720239.

51. Anekar AA, Cascella M. *WHO analgesic ladder*. World Health Organization; 2021.

52. Caraceni A, Hanks G, Kaasa S et al. Use of opioid analgesics in the treatment of cancer pain: Evidence-based recommendations from the EAPC. *Lancet Oncol*. 2012;**13**(2):e58–e68.

53. Caraceni A, Davies A, Poulain P et al. Guidelines for the management of breakthrough pain in patients with cancer. *J Natl Compr Canc Netw*. 2013;**11**(Suppl 1):S29–S36.

54. Fallon M, Giusti R, Aielli F et al. Management of cancer pain in adult patients: ESMO clinical practice guidelines. *Ann Oncol Off J Eur Soc Med Oncol*. 2018;**29**(Suppl 4):iv166–iv191.

55. Gunnarsdottir S, Donovan HS, Serlin RC, Voge C, Ward S. Patient-related barriers to pain management: The barriers questionnaire II (BQ-II). *Pain*. 2002;**99**(3):385–396.

第 7 部分

辅助治疗

第39章 神经调节

Nazir Noor, Jamal Hasoon

- 1965年，罗纳德·梅尔扎克和帕特里克·沃尔首次描述疼痛闸门控制理论，脊髓电刺激（SCS）和周围神经刺激（PNS）就是依据此理论而被提出的两种治疗方式[1-3]。
- 神经调节的分类[1,2]：
  - SCS。
  - 背根神经节刺激（DRG）。
  - PNS。
- 在慢性疼痛患者阿片类药物滥用及成瘾率上升的情况下，神经调节成为一个重要的治疗方式[2]。
- 诸如SCS等神经调节治疗的适应证包括腰背部手术失败综合征（FBSS）、复杂性区域疼痛综合征（CRPS）、神经病理性和缺血性疼痛如顽固性心绞痛（RAP）[2,4]。
- 心理评估也是患者行SCS治疗前的筛查指标[5]。
- 临时SCS测试的效果用于进一步确定哪些患者可以接受永久性SCS的植入[5]。
- 传统SCS的工作原理是通过向脊髓背侧柱上传递特定频率的电脉冲，产生异常感觉来覆盖现有疼痛的分布区，从而打乱疼痛的感知[5]。
  - 治疗是否成功取决于疼痛科医生能否完全覆盖患者疼痛分布的区域及患者是否愿意忍受可能由治疗引起的异常感觉[5]。
- 慢性疼痛患者应用SCS治疗时，为了实现最佳的个体化管理，需要考虑电极类型、麻醉方式及波形编程的因素[5]。

- 慢性疼痛治疗的长期成本效益分析显示 SCS 与传统治疗方式相比更具成本效益[5]。

适应证

- FDA 批准了几种 SCS 系统用于治疗慢性难治性躯干痛、上肢和下肢(单侧或双侧)痛、FBSS、腰腿痛、CRPS Ⅰ型和Ⅱ型、神经性病理性疼痛[5]。
- 目前,正在逐步形成 SCS 用于 RAP 治疗的证据[5]。
- FBSS 是指患者在脊柱手术后出现腰痛复发的情况[5]。
  - 10%~30%的患者会在手术后经历腰痛[6]。
  - 与再次手术治疗相比,SCS 可以成功治疗此类疼痛,且复发率较低[6]。
  - SCS 在疼痛缓解、改善生活质量和功能活动能力方面,比保守药物治疗更有效[7]。
  - SCS 的治疗效果还与刺激模式有关,与持续性刺激相比,暴发式刺激和高频(10kHz)治疗模式比持续性刺激疼痛缓解效果更好[8-10]。
- CRPS——通常源于外伤或手术后出现的单个肢体的一种慢性疼痛;布达佩斯标准用于辅助诊断(如感觉过敏、感觉超敏、温度不对称、皮肤颜色变化、水肿、活动范围减少、营养改变)[5,11]。
  - Ⅰ级证据支持联合 SCS 和物理治疗与单独物理治疗相比,在 6 个月和 2 年的随访期,SCS 明显缓解疼痛(VAS 评分降低超过 3 分)并改善生活质量[12,13]。
- RAP——通常由冠状动脉病变(CAD)所致、对抗心绞痛药物治疗无效的心绞痛;症状包括频繁发作的胸痛伴沉重感、压迫感[5]。
  - 最初的疑虑是 SCS 治疗可能会掩盖心肌缺血的症状,然而早期的研究表明,该治疗在缓解心绞痛的同时,并不会增加心肌缺血的风险。
  - 一项小样本量随机对照试验(n=17)显示,接受 SCS 治疗的患者心脏平板运动负荷试验结果有所改善,硝酸盐类药物的使用量降低;

后续的随机对照试验和病例系列报道验证了出上述结果[14-16]。
  - Mannheimer 等人进行了一项较大规模的随机对照试验(n=100),比较了 SCS 与冠状动脉旁路移植术(CABG)的治疗效果;CABG 患者在运动耐受性测试中的表现显著优于 SCS 组,但 SCS 组和 CABG 组的患者在症状缓解上没有显著差异[17]。
  - 周围血管缺血、重度肢体缺血和伤口愈合患者中应用 SCS 的证据并不一致[18,19]。

患者选择

- 患者必须是在其他治疗如药物、类固醇注射和(或)物理治疗效果不良后再进行 SCS 治疗[5,20]。
- SCS 治疗前,必须评估是否合并精神疾病,行脊柱 MRI 影像(如果 MRI 禁忌,则行 CT),术前手术风险评估,以及对临时 SCS 治疗的反应[5,20]。
- 禁忌证[5,20]。
  - 出血倾向。
  - 脓毒症。
  - 认知障碍。
  - 未治疗或治疗不佳的心理疾病(包括重大抑郁障碍、焦虑症、人格障碍、药物的依赖或滥用、创伤后应激障碍)。
  - 吸烟是一种相对禁忌证,可能导致 SCS 治疗失败。
- 应该向患者解释实际的效果,如完全缓解的可能性很小(多数缓解约 50%)[5,20]。

测试

- 与其他脊柱手术不同,永久性 SCS 植入前可以先植入临时 SCS 进行测试,临时植入的过程不需要手术切口,其间临床医生和患者可以充分评估永久植入的收益[5,21]。

- 测试期通常为 5~7 天，其间需相关人员参与密切随访患者表现，尝试找到最佳的模式设置，以实现最大程度地缓解疼痛[5,21]。
- 测试结束时，临床医生和患者认为疼痛缓解、生活质量或功能改善的程度至少达到 50%，才考虑进行永久性植入[5,21]。
  - 上述指标的评估工具包括[5,21]：
    - VAS 用于评估疼痛缓解情况。
    - 麦吉尔疼痛问卷。
    - 奥斯韦斯特里残疾指数。
- 测试期决定电极放置的最佳位置[5,21]。
  - 如果电极的“最佳点”位于电极尖端，则永久性植入电极的位置应放置的更高，使得“最佳点”位于中间位置。
  - 覆盖背部和腿部的导线位置因设备和波形的不同而有所变化。
  - 高频（10kHz）刺激的导线放置，应始终保持在 T9~T10 水平。
  - 对于手臂和颈部疼痛，可以通过以下方式在颈部放置电极：一是从枕骨到 C3 逆向放置浆状电极；另一种是根据患者症状，放置一个或两个电极，并以“盛开的花朵”配置方式放置到 C1~C2 的位置。
  - 对于 RAP，导线通常放置在 T4~T6 水平。

技术因素

- 在 SCS 测试成功后，必须对以下问题做出决定[5]：
  - 患者应接受经皮电极植入或浆状外科电极植入吗？
  - 是否有任何技术细节需要考虑？
  - 手术应该在麻醉下还是清醒状态下进行？
  - 应该使用哪种波形？
- 导线类型：经皮电极或者浆状电极。
  - 经皮电极。

        - 侵袭性外科操作较少[22]。
        - 术后并发症的发生率可能更低(发生率为 2.2%,浆状电极患者的发生率为 3.4%)[22]。
        - 更适用于有多种合并症的患者[23]。
    - 浆状电极。
        - 需通过半椎板切开术进行更具侵袭性的外科操作[23]。
        - 可能疼痛的缓解率和患者满意度更高[23]。
        - 经皮电极和浆状电极的移位发生率相似，但是浆状电极的极端移位发生率小[24]。
        - 浆状电极的所有接触点都面向硬膜外腔，以确保电刺激可以更有效地传递到目标区域[25]。
- 一些研究表明，患者在麻醉状态下放置永久性脊髓电刺激比清醒状态下放置具有相似或更优的效果[26-30]。
- SCS 的治疗目标是借助包括 SCS 在内的多模式镇痛方案将疼痛缓解50%[31]。
    - SCS 可以同时联合药物治疗优化镇痛效果[32,33]。
    - 研究证明,SCS 联合巴氯芬比单独使用 SCS 的效果更优[32,33]。
    - 在植入 SCS 时仍在使用阿片类药物的患者，在植入后以类似剂量继续使用阿片类药物的患者往往长期预后较差[34]。
- SCS 治疗令人担忧的并发症是耐受性,意味着患者对刺激的反应减弱[32,33]。
    - 通过改变脊髓电刺激的信号和焦点,产生不同的波形,可以减少耐受性[32,33]。

（张文娜 译）

参考文献

1. Moayedi M, Davis KD. Theories of pain: From specificity to gate control. *J Neurophysiol*. 2013;**109**(1):5–12. https://pubmed.ncbi.nlm.nih.gov/23034364/.
2. Viswanath O, Urits I, Bouley E et al. Evolving spinal cord stimulation technologies and clinical implications in chronic pain management. *Curr Pain Headache Rep*. 2019;**23**(6):39. https://doi.org/10.1007/s11916-019-0778-9.
3. Urits I, Schwartz R, Smoots D et al. Peripheral neuromodulation for the management of headache. *Anesthesiol Pain Med*. 2020;**10**(6):1–10. https://pubmed.ncbi.nlm.nih.gov/34150578/.
4. Börjesson M, Andréll P, Mannheimer C. Spinal cord stimulation for long-term treatment of severe angina pectoris: What does the evidence say? *Future Cardiol*. 2011;**7**(6):825–833. https://pubmed.ncbi.nlm.nih.gov/22050067/.
5. Rock AK, Truong H, Park YL, Pilitsis J. Spinal cord stimulation. *Neurosurg Clin North Am*. 2019;**30**(2):169–194.
6. North RB, Kidd DH, Farrokhi F, Piantadosi SA. Spinal cord stimulation versus repeated lumbosacral spine surgery for chronic pain: A randomized, controlled trial. *Neurosurgery*. 2005;**56**(1):98–106. https://pubmed.ncbi.nlm.nih.gov/15617591/.
7. Kumar K, Taylor RS, Jacques L et al. The effects of spinal cord stimulation in neuropathic pain are sustained: A 24-month follow-up of the prospective randomized controlled multicenter trial of the effectiveness of spinal cord stimulation. *Neurosurgery*. 2008;**63**(4):762–768. https://pubmed.ncbi.nlm.nih.gov/18981888/.
8. Deer T, Slavin KV, Amirdelfan K et al. Success using neuromodulation with BURST (SUNBURST) study: Results from a prospective, randomized controlled trial using a novel burst waveform. *Neuromodulation Technol Neural Interface*. 2018;**21**(1):56–66.
9. Kapural L, Yu C, Doust MW et al. Novel 10-kHz high-frequency therapy (HF10 therapy) is superior to traditional low-frequency spinal cord stimulation for the treatment of chronic back and leg pain: The SENZA-RCT randomized controlled trial. *Anesthesiology*. 2015;**123**(4):851–860. https://pubmed.ncbi.nlm.nih.gov/26218762/.
10. Kapural L, Yu C, Doust MW et al. Comparison of 10-kHz high-frequency and traditional low-frequency spinal cord stimulation for the treatment of chronic back and leg pain: 24-month results from a multicenter, randomized, controlled pivotal trial. *Neurosurgery*. 2016;**79**(5):667–676.
11. Harden RN, Bruehl S, Perez RSGM et al. Validation of proposed diagnostic criteria (the "Budapest Criteria") for complex regional pain syndrome. *Pain*. 2010;**150**(2):268–274. doi: 10.1016/j.pain.2010.04.030.

12. Barolat G, Schwartzman R, Woo R. Epidural spinal cord stimulation in the management of reflex sympathetic dystrophy. *Stereotact Funct Neurosurg.* 1989;**53**(1):29–39. https://pubmed.ncbi.nlm.nih.gov/2740656/.

13. Kemler MA, Barendse GAM, van Kleef M et al. Spinal cord stimulation in patients with chronic reflex sympathetic dystrophy. *N Engl J Med.* 2000;**343**(9):618–624. https://pubmed.ncbi.nlm.nih.gov/10965008/.

14. Mannheimer C, Eliasson T, Andersson B et al. Effects of spinal cord stimulation in angina pectoris induced by pacing and possible mechanisms of action. *BMJ.* 1993;**307**(6902):477–480. https://pubmed.ncbi.nlm.nih.gov/8400930/.

15. Eliasson T, Jern S, Augustinsson LE, Mannheimer C. Safety aspects of spinal cord stimulation in severe angina pectoris. *Coron Artery Dis.* 1994;**5**(10):845–850. https://pubmed.ncbi.nlm.nih.gov/7866604/.

16. Hautvast RWM, Dejongste MJL, Staal MJ, Van Gilst WH, Lie KI. Spinal cord stimulation in chronic intractable angina pectoris: A randomized, controlled efficacy study. *Am Heart J.* 1998;**136**(6):1114–1120. https://pubmed.ncbi.nlm.nih.gov/9842028/.

17. Mannheimer C, Eliasson T, Augustinsson LE et al. Electrical stimulation versus coronary artery bypass surgery in severe angina pectoris: The ESBY study. *Circulation.* 1998;**97**(12):1157–1163. https://pubmed.ncbi.nlm.nih.gov/9537342/.

18. Augustinsson L-E. Epidural spinal electrical stimulation in peripheral vascular disease. *Pacing Clin Electrophysiol.* 1987;**10**(1 Pt 2):205–206. https://pubmed.ncbi.nlm.nih.gov/2436178/.

19. Robaina FJ, Dominguez M, Diaz M, Rodriguez JL, De Vera JA. Spinal cord stimulation for relief of chronic pain in vasospastic disorders of the upper limbs. *Neurosurgery.* 1989;**24**(1):63–67. https://pubmed.ncbi.nlm.nih.gov/2784547/.

20. De La Cruz P, Fama C, Roth S et al. Predictors of spinal cord stimulation success. *Neuromodulation.* 2015;**18**(7):599–602. https://pubmed.ncbi.nlm.nih.gov/26119040/.

21. Haider S, Owusu-Sarpong S, Peris Celda M et al. A single center prospective observational study of outcomes with tonic cervical spinal cord stimulation. *Neuromodulation.* 2017;**20**(3):263–268. https://pubmed.ncbi.nlm.nih.gov/27491956/.

22. Babu R, Hazzard MA, Huang KT et al. Outcomes of percutaneous and paddle lead implantation for spinal cord stimulation: A comparative analysis of complications, reoperation rates, and health-care costs. *Neuromodulation.* 2013;**16**(5):418–427. https://pubmed.ncbi.nlm.nih.gov/23647789/.

23. North RB, Kidd DH, Petrucci L, Dorsi MJ. Spinal cord stimulation electrode design: A prospective, randomized, controlled trial comparing percutaneous with laminectomy electrodes: Part II-clinical outcomes. *Neurosurgery.* 2005;**57**(5):990–995. https://pubmed.ncbi.nlm.nih.gov/16284568/.

24. Veizi E, Hayek SM, North J et al. Spinal cord stimulation (SCS) with anatomically guided (3D) neural targeting shows superior chronic axial low back pain relief compared to traditional SCS-LUMINA study. *Pain Med.* 2017;**18**(8):1534–1548. https://pubmed.ncbi.nlm.nih.gov/28108641/.

25. North RB, Kidd DH, Olin JC, Sieracki JM. Spinal cord stimulation electrode design: Prospective, randomized, controlled trial comparing percutaneous and laminectomy electrodes-part I: Technical outcomes. *Neurosurgery.* 2002;**51**(2):381–389. https://pubmed.ncbi.nlm.nih.gov/12182776/.

26. Roth SG, Lange S, Haller J et al. A prospective study of the intra- and postoperative efficacy of intraoperative neuromonitoring in spinal cord stimulation. *Stereotact Funct Neurosurg.* 2015;**93**(5):348–354. https://pubmed.ncbi.nlm.nih.gov/26444517/.

27. Shils JL, Arle JE. Intraoperative neurophysiologic methods for spinal cord stimulator placement under general anesthesia. *Neuromodulation.* 2012;**15**(6):560–572. https://pubmed.ncbi.nlm.nih.gov/22672099/.

28. Falowski SM, Celii A, Sestokas AK et al. Awake vs. asleep placement of spinal cord stimulators: A cohort analysis of complications associated with placement. *Neuromodulation.* 2011;**14**(2):130–135. https://pubmed.ncbi.nlm.nih.gov/21992199/.

29. Tamkus AA, Scott AF, Khan FR. Neurophysiological monitoring during spinal cord stimulator placement surgery. *Neuromodulation.* 2015;**18**(6):460–464. https://pubmed.ncbi.nlm.nih.gov/25677059/.

30. Schoen N, Chieng LO, Madhavan K, Jermakowicz WJ, Vanni S. The use of intraoperative electromyogram during spinal cord stimulator placement surgery: A case series. *World Neurosurg.* 2017;**100**:74–84. https://pubmed.ncbi.nlm.nih.gov/28034811/.

31. Medical Advisory Secretariat. Spinal cord stimulation for neuropathic pain: An evidence-based analysis. *Ont Health Technol Assess Ser.* 2005;**5**(4):1–78. https://pubmed.ncbi.nlm.nih.gov/23074473/.

32. Lind G, Meyerson BA, Winter J, Linderoth B. Intrathecal baclofen as adjuvant therapy to enhance the effect of spinal cord stimulation in neuropathic pain: A pilot study. *Eur J Pain.* 2004;**8**(4):377–383. https://pubmed.ncbi.nlm.nih.gov/15207519/.

33. Schechtmann G, Lind G, Winter J, Meyerson BA, Linderoth B. Intrathecal clonidine and baclofen enhance the pain-relieving effect of spinal cord stimulation: A comparative placebo-controlled, randomized trial. *Neurosurgery.* 2010;**67**(1):173–181. https://pubmed.ncbi.nlm.nih.gov/20559103/.

34. Gee L, Smith HC, Ghulam-Jelani Z et al. Spinal cord stimulation for the treatment of chronic pain reduces opioid use and results in superior clinical outcomes when used without opioids. *Neurosurgery.* 2019;**84**(1):217–226. https://pubmed.ncbi.nlm.nih.gov/29538696/.

第 40 章 再生医学

Nazir Noor, Clay Gibb

椎间盘源性腰痛

- 涉及一个或多个椎间盘的慢性疼痛[1]。
- 因特定原因导致的最常见类型的腰痛[2]。
- 即使使用现代诊断和影像技术,也很难确定椎间盘退变的具体原因[3]。

流行病学和危险因素

- 椎间盘源性腰痛高发于 20~50 岁的成人[4]。
- 常见危险因素。
  - 衰老。
  - 遗传易感性。
  - 营养方面的影响因素,如肥胖。
  - 机械创伤。
  - 吸烟[3,5]。

病理生理学

- 病理生理学机制正在研究中[1]。
- 成人椎间盘没有血管,其自身修复能力较差。椎间盘依赖于邻近终板血管的被动扩张来获取营养[3]。
- 氧供减少、pH 值降低及对应激因素（如负荷或伤害）的反应能力减弱，都会削弱椎间盘组织[6]。

- 弱化的组织和细胞外基质的变化促使细胞向分解代谢转变[6]。
- 构成椎间盘强度的主要成分是中心的Ⅱ型胶原蛋白、富含蛋白聚糖的髓核和外围富含Ⅰ型胶原蛋白的纤维环。椎间盘的退变导致Ⅱ型胶原蛋白转变为Ⅰ型胶原蛋白，这降低了维持支撑所需的膨胀压力[7]。
- 促炎细胞因子和降解酶的增加导致椎间盘的微环境组成、生长因子和细胞组成的变化，最终导致椎间盘功能丧失[1]。

目前的治疗方法

- 对于椎间盘源性腰痛的治疗，有几种不同的方法，分为保守治疗和外科手术治疗。目前，对于哪种方法更优尚未形成共识。
- 手术和药物治疗都是对症处理措施[1]。
- 干细胞疗法和富含血小板的血浆治疗都是针对椎间盘退变的根本问题而进行的治疗[1,8]。

干细胞治疗

- 这种治疗方法相对较新，但已经获得了令人鼓舞的数据，从而推进了进一步更深入的研究[3]。
  - 细胞类型。
    - 干细胞有两种主要的类型：间充质干细胞（MSC）或胚胎干细胞（ESC），经皮注射的 MSC 是目前的主流治疗方法[1,7]。
    - 胚胎干细胞存在的问题主要涉及伦理问题、疾病、畸胎瘤或移植后的免疫排斥反应。
    - MSC 可能通过促进蛋白聚糖和Ⅱ型胶原蛋白的合成来逆转或阻止椎间盘退变过程[1]。
  - 干细胞的优势。
    - 由于椎间盘的解剖特点（软骨性和无血管性），当稳态环境受到干扰时，自然再生非常困难。干细胞疗法以最小的侵入性促进了身体的自然愈合[9]。

- 实现了治疗椎间盘病变的三个目标：缓解疼痛、改善椎间盘微环境和组织再生[9]。

○ 干细胞的劣势。

- 骨髓 MSC 的采集是一个繁琐的过程，涉及从髂骨后侧抽吸[9]。
- 大多数研究是基于动物模型进行的，但由于动物和人的椎间盘在大小和高度上存在差异，这些模型可能并不是人椎间盘的理想替代品[1,3]。

○ 给药途径。

- 当前的给药途径是通过影像辅助经皮注射到纤维环。需要选择最佳尺寸的针头和药物剂量，以确保安全性和效果的最大化[3]。
- 当前给药途径显示对纤维环有损伤、注射部位有细胞回流现象及植入的细胞存活率低，因此，提出了通过椎弓根注射的替代给药途径[3]。

○ 进一步研究。

- 干细胞疗法非常具有应用前景，但目前仍需要进一步研究工作的支持。预计未来将在有效性、分离、培养、输送和在人类模型中的实际应用方面不断改进[1,3]。

富血小板血浆(PRP)治疗

- 有限的小规模研究表明，PRP 可能是腰痛的另一种有效治疗方法。

○ 概述。

- 血小板含有高浓度的生长因子，在维持人体内环境稳定和伤口愈合方面非常重要。PRP 有益于软组织愈合、骨再生及移植组织的血管化[8]。
- 研究发现，理想的治疗用血小板浓度应为全血的 4~6 倍[8,10]。

- ○ PRP 的优势。
  - ■ PRP 释放的生长因子(PDGF 和 TGF-β)与细胞重塑和组织修复密切相关,研究证实可以增加细胞增殖、基质合成/修复和髓核细胞的存活[11]。
  - ■ 自体 PRP 疗法比生长因子注射更为经济,因此,该治疗方法能够更便捷地为有需要的患者提供帮助[8]。
- ○ PRP 的劣势。
  - ■ 现有的研究数量较少,而且在这些研究中样本量也较小[8]。
  - ■ PRP 的制备和应用缺乏标准化[12]。
- ○ 应用途径。
  - ■ PRP 的制备和应用是一个分步骤的过程。从抗凝剂的选择到血小板的激活方式,每个步骤都可能存在变异性[12]。
  - ■ 随后,将浓缩的血小板溶液直接注入受损或退化的身体组织中[8]。
- ○ 进一步研究。
  - ■ PRP 治疗研究开展的首要步骤是增加研究中的样本量。大规模研究的缺乏阻碍了 PRP 治疗的发展和普及[8]。
  - ■ 研究制备 PRP 注射液的最佳和最高效的方法,将有助于制备过程的标准化,进而促进可重复性和可测量性的研究。通过标准化,也能更好地追踪患者治疗中的疗效[12]。

（张文娜 译）

参考文献

1. Urits I, Capuco A, Sharma M et al. Stem cell therapies for treatment of discogenic low back pain: A comprehensive review. *Curr Pain Headache Rep*. 2019;**23**(9):1–12. https://doi.org/10.1007/S11916-019-0804-Y.

2. Zhang YG, Guo TM, Guo X, Wu SX. Clinical diagnosis for discogenic low back pain. *Int J Biol Sci*. 2009;**5**(7):647–658. https://doi.org/10.7150/IJBS.5.647.

3. Barakat AH, Elwell VA, Lam KS. Stem cell therapy in discogenic back pain. *J Spine Surg*. 2019;**5**(4):561–583. https://doi.org/10.21037/JSS.2019.09.22.

4. Fujii K, Yamazaki M, Kang JD et al. Discogenic back pain: Literature review of definition, diagnosis, and treatment. *JBMR Plus*. 2019;**3**(5):e10180. https://doi.org/10.1002/JBM4.10180.

5. Hong C, Lee CG, Song H. Characteristics of lumbar disc degeneration and risk factors for collapsed lumbar disc in Korean farmers and fishers. *Ann Occup Environ Med*. 2021;**33**(1):e16. https://doi.org/10.35371/AOEM.2021.33.E16.

6. Dowdell J, Erwin M, Choma T et al. Intervertebral disk degeneration and repair. *Clin Neurosurg*. 2017;**80**(3):S46–S54. https://doi.org/10.1093/NEUROS/NYW078.

7. Richardson SM, Kalamegam G, Pushparaj PN et al. Mesenchymal stem cells in regenerative medicine: Focus on articular cartilage and intervertebral disc regeneration. *Methods*. 2016;**99**:69–80. https://doi.org/10.1016/J.YMETH.2015.09.015.

8. Urits I, Viswanath O, Galasso AC et al. Platelet-rich plasma for the treatment of low back pain: A comprehensive review. *Curr Pain Headache Rep*. 2019;**23**(7):1–11. https://doi.org/10.1007/s11916-019-0797-6.

9. Zeckser J, Wolff M, Tucker J, Goodwin J. Multipotent mesenchymal stem cell treatment for discogenic low back pain and disc degeneration. *Stem Cells Int*. 2016;**2016**. https://doi.org/10.1155/2016/3908389.

10. Dhillon M, Behera P, Patel S, Shetty V. Orthobiologics and platelet rich plasma. *Indian J Orthop*. 2014;**48**(1):1–9. https://doi.org/10.4103/0019-5413.125477.

11. Wang S-z, Chang Q, Lu J, Wang C. Growth factors and platelet-rich plasma: Promising biological strategies for early intervertebral disc degeneration. *Int Orthop*. 2015;**39**(5):927–934. https://doi.org/10.1007/S00264-014-2664-8.

12. Pachito DV, Bagattini AM, de Almeida AM, Mendrone-Júnior A, Riera R. Technical procedures for preparation and administration of platelet-rich plasma and related products: A scoping review. *Front Cell Dev Biol*. 2020;**8**:598816. https://doi.org/10.3389/FCELL.2020.598816/FULL.

第41章 认知疗法

Clay Gibb, Elyse M. Cornett

- 慢性疼痛患者伴有的心理社会因素在其病情中发挥重要作用。通过心理策略,如认知行为疗法(CBT)和认知功能疗法(CFT)来应对这些因素可能会辅助疼痛的治疗[1]。

CBT

- 行为、思维模式和情境会导致精神功能障碍,进而加剧疼痛。CBT 旨在识别并改变不良行为、思维模式和情境,以阻止疼痛的进展。
- 主要用于治疗抑郁症、焦虑症和创伤后应激障碍等精神障碍[1]。
  - CBT 的目标。
    - 提高患者应对慢性疼痛对他们生活所带来的各种挑战的能力,包括:
      - 减少疼痛。
      - 改善功能。
      - 增强独立性。
      - 增强完成日常生活活动的能力。
    - 要求患者在治疗开始时即设定一个目标,大多数患者(占 75%)设定了与体力活动和功能状态改善相关的目标[2]。
  - 神经相关机制。
    - CBT 治疗与包括前额叶皮层在内的多个脑区的变化有关。前额叶皮层通常由急性疼痛激活,参与对疼痛刺激的反应过程[3]。

        - 在慢性疼痛患者中，前额叶皮层、边缘系统和基底神经节之间的连接增强。CBT 治疗后，这些异常连接的下调与更好的疼痛应对机制有关[4,5]。
        - CBT 治疗后，大脑背侧后扣带回皮层的活动减少，这与疼痛相关焦虑的改善和疼痛强度的减轻有相关性[1,6]。
    - 应用。
        - 如前所述，CBT 不仅用于传统的精神障碍，还用于辅助慢性疼痛的管理。CBT 可有效用于以下慢性疼痛的治疗：
            - 成人和儿童的偏头痛[7,8]。
            - 妇科疼痛[9,10]。
            - 纤维肌痛[11]。
            - 关节痛[12]。
            - 腹痛[1]。

CFT

- 该治疗分三个步骤，首先从认知训练开始，逐步过渡到功能运动训练并结合暴露控制，最终结束于身体活动和生活方式的改变[1]。
- 在物理治疗中融入基础的行为心理学和神经科学[13,14]。
- 生物心理社会因素是慢性疼痛患者康复的障碍，CFT 旨在针对这些障碍，以缓解患者的疼痛[13]。
    - 目标。
        - 改善疼痛的不同方面，如：
            - 导致疼痛的原因。
            - 与疼痛相关的困扰。
            - 残疾[13]。
        - 将诱发性动作常态化来消除疼痛的威胁感[1,13]。
    - 作用机制。

    - 需要帮助患者了解他们的疼痛。他们在何种情况下经历疼痛，以及如何改变生活方式（活动和运动）来应对疼痛和压力的循环[1]。
    - 练习身心放松技巧，帮助患者在通常会引起疼痛反应的行为中学会控制其交感神经和恐惧反应[13]。
    - 专注于身体控制和放松身心，帮助患者将注意力从疼痛上转移出来，并使他们的恐惧回避信念失效[13]。
    - 制订个性化的锻炼和力量计划，以帮助患者处理由于回避而产生的任何缺陷，并使这些动作正常化[1]。
  - 应用。
    - 慢性腰痛[13,14]。
    - 颈部疼痛。
    - 由疼痛引起的对运动的恐惧导致的残疾[1]。

治疗途径

- CBT 和 CFT 通常是面对面进行的，但随着互联网通信技术的发展，接受这些治疗的障碍越来越少。这一点很有前景，如治疗地点不受限、治疗成本更为经济，以及减少治疗师的时间投入[13]。

（张文娜 译）

参考文献

1. Urits I, Hubble A, Peterson E et al. An update on cognitive therapy for the management of chronic pain: A comprehensive review. *Curr Pain Headache Rep*. 2019;**23**(8):1–7. https://doi.org/10.1007/s11916-019-0794-9.
2. Heapy AA, Wandner L, Driscoll MA et al. Developing a typology of patient-generated behavioral goals for cognitive behavioral therapy for chronic pain (CBT-CP): Classification and predicting outcomes. *J Behav Med*. 2017;**41**(2):174–185. https://doi.org/10.1007/S10865-017-9885-4.
3. Nascimento SS, Oliveira LR, DeSantana JM. Correlations between brain

changes and pain management after cognitive and meditative therapies: A systematic review of neuroimaging studies. *Complement Ther Med.* 2018;**39**:137–145. https://doi.org/10.1016/J.CTIM.2018.06.006.

4. Shpaner M, Kelly C, Lieberman G et al. Unlearning chronic pain: A randomized controlled trial to investigate changes in intrinsic brain connectivity following cognitive behavioral therapy. *Neuroimage Clin.* 2014;**5**:365–376. https://doi.org/10.1016/J.NICL.2014.07.008.

5. Yuan M, Zhu H, Qiu C et al. Group cognitive behavioral therapy modulates the resting-state functional connectivity of amygdala-related network in patients with generalized social anxiety disorder. *BMC Psychiatry*. 2016;**16** (1):1–9. https://doi.org/10.1186/S12888-016-0904-8/TABLES/2.

6. Yoshino A, Okamoto Y, Okada G et al. Changes in resting-state brain networks after cognitive-behavioral therapy for chronic pain. *Psychol Med.* 2018;**48**(7):1148–1156. https://doi.org/10.1017/S0033291717002598.

7. Ng QX, Venkatanarayanan N, Kumar L. A systematic review and meta-analysis of the efficacy of cognitive behavioral therapy for the management of pediatric migraine. *Headache*. 2017;**57**(3):349–362. https://doi.org/10.1111/HEAD.13016.

8. Cousins S, Ridsdale L, Goldstein LH et al. A pilot study of cognitive behavioural therapy and relaxation for migraine headache: A randomised controlled trial. *J Neurol.* 2015;**262**(12):2764–2772. https://doi.org/10.1007/S00415-015-7916-Z.

9. Haugstad GK, Kirste U, Leganger S, Haakonsen E, Haugstad TS. Somatocognitive therapy in the management of chronic gynaecological pain: A review of the historical background and results of a current approach. *Scand J Pain.* 2011;**2**(3):124–129. https://doi.org/10.1016/J.SJPAIN.2011.02.005/MACHINEREADABLECITATION/RIS.

10. Haugstad GK, Haugstad TS, Kirste UM et al. Continuing improvement of chronic pelvic pain in women after short term Mensendieck somatocognitive therapy: Results of a 1-year follow-up study. *Am J Obstet Gynecol.* 2008;**199** (6):615.e1–615.e8. https://doi.org/10.1016/j.ajog.2008.06.019.

11. Menga G, Ing S, Khan O et al. Fibromyalgia: Can online cognitive behavioral therapy help? *Ochsner J.* 2014;**14**(3):343. /pmc/articles/PMC4171792/.

12. Ismail A, Moore C, Alshishani N, Yaseen K, Alshehri MA. Cognitive behavioural therapy and pain coping skills training for osteoarthritis knee pain management: A systematic review. *J Phys Ther Sci.* 2017;**29**(12):2228. https://doi.org/10.1589/JPTS.29.2228.

13. O'Sullivan PB, Caneiro JP, O'Keeffe M et al. Cognitive functional therapy: An integrated behavioral approach for the targeted management of disabling low back pain. *Phys Ther.* 2018;**98**(5):408–410. https://doi.org/10.1093/PTJ/PZY022.

14. O'Sullivan K, Dankaerts W, O'Sullivan L, O'Sullivan PB. Cognitive functional therapy for disabling nonspecific chronic low back pain: Multiple case-cohort study. *Phys Ther.* 2015;**95**(11):1478–1488. https://doi.org/10.2522/PTJ.20140406.

第 42 章 替代疗法

Ajay Kurup, Ruben Schwartz

替代疗法

- 约有 1200 万美国成人患有慢性疼痛[1]。
- 各种来源的慢性疼痛导致严重的情感和身体障碍，每年花费高达 6350 亿美元[2]。
- 非甾体抗炎药、对乙酰氨基酚、抗惊厥药及抗抑郁药在慢性疼痛管理中的效果有限[3]。
- 大约 6%的 15~64 岁的美国人曾滥用阿片类药物，每年约有 115 人因阿片类药物服用过量而死亡[4]。
- 对乙酰氨基酚/氢可酮是美国最常开具的十大药物之一[5]。
- 需要每日治疗的慢性疼痛的风险因素包括高龄、糖尿病、肥胖、心理健康问题等多种可改变和不可改变的因素[6]。
- 60%~90%的慢性肌肉骨骼疼痛患者使用并受益于辅助性的非药物治疗[7]。
- 针灸是一种常见的用于缓解疼痛的替代疗法。研究显示，针灸在缓解疼痛方面比安慰剂和对照组更有效，尽管其结果的一致性和显著性仍存在争议[8,9]。
- 太极结合了慢动作、冥想和呼吸练习，以达到缓解慢性疼痛的目的[10]。
- 整骨疗法（OMT）是由骨科医生实施的一种肌肉骨骼操作技术。这种疗法在某些人群和特定状况下显示出中等程度的疼痛控制效果[11]。

- 脊椎矫正疗法广泛用于缓解慢性肌肉骨骼疼痛，然而，这种疗法的有效性和科学性在医学界具有争议性[12]。

慢性疼痛的流行病学和危险因素

- 2016 年全球疾病负担研究结果显示，慢性疼痛及相关综合征是世界上致残的主要原因[13]。
  - 19 亿人受到反复发作的紧张性头痛的影响。
  - 颈部、背部及其他原因的肌肉骨骼疼痛一直是全球十大致残原因之一。
- 2022 年的研究显示，20.5%的美国成人被报道每周大部分或者每天都会经历疼痛[14]。
  - 最常见的疼痛部位是背部、髋部、膝关节和足部疼痛。
  - 慢性疼痛受访者平均每年缺勤 10.3 天，而没有慢性疼痛的受访者为 2.8 天。
- 尽管慢性疼痛的各种病因所关联的危险因素各不相同，但有几种倾向性是显著的高危因素[6]。
  - 高龄是显著的危险因素，一项系统性综述报道显示，在 75 岁及以上的受访者中，平均有 62%的人患有慢性疼痛，而 18~25 岁的受访者中，这一比例仅为 14.3%[15]。
  - 女性在慢性疼痛问题上寻求医疗帮助的比例更高，且她们对疼痛的主观感受更为强烈[16–18]。
  - 收入水平与慢性疼痛的患病率、疼痛强度和因疼痛导致的残疾呈负相关[19]。
  - 增加体力活动也与慢性疼痛的严重程度呈负相关，并与慢性疼痛患者的生活质量呈正相关[20]。
  - 既有的疼痛部位是未来在其他地方出现更严重慢性疼痛的一个强烈预警信号[21]。

  - 多达 50%的慢性疼痛患者伴随抑郁症状，而且慢性疼痛的严重程度与抑郁程度之间存在正相关[22–24]。
  - 随着 BMI 的增加，慢性疼痛的发生率也随之上升。具体而言，BMI 在 25~29kg/m² 的人群中，慢性疼痛的发生率相对增加了 20%；BMI在 30~35kg/m²，增加率达到 68%；BMI 在 36~40kg/m²，增加率达到 136%；而 BMI 超过 40kg/m² 的人群，慢性疼痛的增加率高达 254%[25]。

传统的替代疗法

- 针灸[26–29]。
  - 中医的传统从业者认为，"气" 是一种存在于人体内的生命维持能量，它沿着被称为"经络"的通道流动。如果"气"的流动受阻时，就可能导致疾病和疼痛。
  - 刺激全身的 400 多个浅表"腧穴"，可以调控经络的开放与闭合。
  - 对腧穴的操作可以通过多种技术实现：
    - 在腧穴的预期位置浅表插入 32~36 号针。
    - 在一根或多根已经插入的针上同时通电。
    - 在腧穴上利用非热激光照射。
    - 在腧穴上方的皮肤上烧灸"艾条"。
    - 在腧穴上方的皮肤上拔罐。
- 太极[30]。
  - 太极也源自传统中医，通过不断且有意识的运动结合深呼吸模式，以促进"气"在体内的正常流动。
  - 类似于针灸中操控气流路径的理念，太极的有目的和冥想性动作旨在规范气的流动，并帮助缓解疼痛及其他健康问题。
- OMT[31–33]。
  - 19 世纪的美国，人们发明了一种既用于诊断也用于治疗的方法，目的是为医生提供一种全面治疗身体、心灵和精神的方法。

  - 主要由整骨医生通过对手部操纵技巧的运用来治疗疾病，基于对身体解剖结构之间相互联系的理解，治疗包括慢性疼痛在内的多种疾病。
  - OMT 的四项主要原则是：
    - 人体是一个动态的功能单元。
    - 身体具备自我调节机制，具有自我愈合的特性。
    - 结构和功能在所有层面上是相互关联的。
    - 合理的治疗基于这些原则。
- 整脊疗法[12,34]。
  - 整脊疗法源自早期 OMT 的理论，认为脊椎小关节错位是许多慢性疼痛的根源。
  - 虽然许多脊椎矫正医生在其整体治疗实践中结合了其他主流的治疗方法，但脊椎矫正的基本手法依然是这一理念的基石。
    - 除此之外，营养学、运动疗法和应用运动学等其他疗法也是脊椎矫正医生们在实践中使用得最成功的疗法。

替代疗法的疗效

- 针灸。
  - 2020 年的一篇 Cochrane 综述回顾了 33 项试验，评估针灸与安慰剂治疗、未治疗及标准疗法在治疗非特异性腰痛方面的效果。研究结果显示，试验结果差异较大，提供的证据质量较低，并且大多数研究存在较高的偏倚风险[35]。
    - 在接受针灸治疗后的 1 周内，针灸治疗能够提高生活质量并缓解疼痛，效果比不进行任何治疗要好。
    - 在将针灸与安慰剂治疗或标准治疗进行比较的试验中没有发现显著的益处。
  - 2017 年的一篇系统综述回顾了 16 项试验，试验比较了针灸和电针治疗与标准干预措施（如物理疗法或止痛药物）在治疗颈部疼痛方面的效果。研究发现，在分配隐藏不明确的试验中，当在对照组的基础上额外加入针灸治疗时，试验结果显示疼痛得到缓解[36]。

- 在对照组治疗中补充电针治疗，相比于标准针灸提供了更好的疼痛缓解。
- 针灸治疗与单独的对照组相比，在疼痛缓解、生活质量或残疾方面没有显著的益处。

○ 2016 年的一篇系统综述中回顾了 7 项试验，试验比较针灸与安慰剂或标准药物治疗在男性慢性前列腺炎和慢性盆腔疼痛综合征中的效果。研究结果表明，与安慰剂相比，针灸能够减少总体疼痛和排尿时的疼痛，并且能够提高患者的生活质量[37]。

- 针灸与左氧氟沙星、布洛芬和坦索罗辛相比，并未显示出任何显著的益处，并且只有微弱的证据支持其可能具有相似的效果。

○ 2018 年的一篇系统性综述中回顾了 4 项试验，比较针灸与常规疗法在女性慢性盆腔疼痛治疗中的效果。结果显示，当针灸与常规疗法联合使用时，少量患者的疼痛显著缓解[38]。

- 最终，由于研究数量太少，并且方法上缺乏一致性，现有的研究不足以支持得出可靠的推荐。

○ 2015 年的一项 Cochrane 综述评估了各种替代疗法对妊娠相关疼痛的疗效，结果显示，针灸显著改善了妊娠相关的盆腔疼痛[39]。

- 2017 年的一项研究也显示，在分娩期间接受电针治疗的患者疼痛得到显著缓解[40]。

○ 2017 年的一篇系统性综述回顾了 17 项临床试验，评估针灸作为单独治疗或辅助治疗慢性膝关节痛的效果。结果显示，针灸显著降低了患者在视觉模拟评分量表（VAS）、西安大略大学和麦克马斯特大学骨关节炎指数（WOMAC）上的疼痛评分[41]。

- 研究之间的显著异质性限制了结果的普遍性和临床推荐的制

订，但针灸的安全性与对照组相当。

- 2019 年的一篇系统性综述回顾了 12 项临床试验，比较针灸与安慰剂治疗或标准镇痛药物在治疗纤维肌痛综合征中的效果。研究结果显示，在短期和长期随访中，针灸在缓解疼痛和改善生活质量方面显著优于安慰剂治疗或标准止痛药物[42]。
- 2017 年 Cochrane 系统评价回顾了 6 项试验，比较不同形式的针灸单独使用或作为安慰剂疗法或标准医疗治疗的辅助疗法在治疗神经病理性疼痛方面的效果。结果显示，针灸作为标准医疗治疗的辅助手段，在轻度神经病理性疼痛患者中，能够改善他们的疼痛感知和生活质量[43]。
  - 大多数研究显示在研究方法上存在显著的不确定性和高偏倚风险。
- 2016 年的系统性综述回顾了 13 项试验，评估针灸结合其他传统中医治疗在姑息性癌症治疗中的有效性。结果显示，与仅使用常规医学治疗相比，针灸结合其他传统中医治疗在减轻各种癌症患者的疼痛和提高生活质量方面有小幅度但显著的改善[44]。
- 2016 年一项 Cochrane 系统评价回顾了 22 项试验，评估针灸在发作性偏头痛中治疗疼痛的效果，发现了几个显著的结果[45]。
  - 定期的针灸治疗加上对症治疗，与不进行针灸治疗相比，能够使 41%的参与者偏头痛的发作频率减半。
  - 针灸与安慰剂针灸相比，分别使 50%和 41%的参与者偏头痛发作频率减半。
  - 强有力的证据显示，在接受针灸治疗的患者中，57%的患者在 3 个月内偏头痛的发作频率减半，而在接受标准预防性药物治疗的患者中，这一比例为 46%。在 6 个月时，接受针灸和标准药物治疗的患者偏头痛发作频率减半的比例分别为 59%和 54%。

- 太极。
  - 2017 年的系统性综述回顾了 15 项试验,研究了太极对于慢性骨关节炎疼痛、背部疼痛和头痛的治疗效果。研究结果表明,有中等质量的证据支持太极作为一种温和但显著有效的治疗方法，与无治疗或常规护理相比,在短期内能够改善疼痛和功能[30]。
  - 2022 年的一篇系统性综述回顾了 17 项试验,评估了太极、瑜伽和气功在治疗中老年的各种慢性肌肉骨骼疼痛上的效果[46]。
    - 研究表明,相比参与体育活动和不活动的对照组,太极组表现出显著的疼痛缓解和功能改善。
    - 膝关节骨关节炎的治疗中，有强有力的证据支持太极是一种改善功能的有效干预手段。
  - 2017 年的一篇系统性综述包含两项关于太极治疗慢性腰痛的研究,研究结果显示,与对照组相比,太极在疼痛评分方面有显著改善[47]。
  - 2019 年的一篇系统性综述回顾了 7 项试验，评估太极对类风湿关节炎的疼痛控制和功能改善方面的影响，缺乏足够的证据支持太极具有任何明确的益处[48]。
    - 两项研究报道显示,在 12 周内平均改善了 22%。
    - 大多数试验都不是随机的,且证据质量被评定为非常低。
  - 2022 年的一篇系统性综述回顾了 14 项试验,探讨替代性运动对纤维肌痛的影响，结果显示太极在缓解神经病理性疼痛方面相比对照组有显著的改善效果[49]。
  - 2021 年的一篇系统性综述回顾了 8 篇系统性综述和 21 项试验,研究各种运动对神经病理性疼痛的效果，报道显示太极是帕金森病患者减少疼痛和改善行动能力的有效干预措施[50]。
    - 另外两项研究评估了太极对多发性硬化症患者的相关疼痛、疲劳和活动能力的影响。结果表明,与对照组相比,练习太极的患者在疼痛、疲劳和活动能力方面获得了显著的改善[51,52]。

- 2016 年的一篇系统性综述回顾了 33 项试验，评估太极对慢性阻塞性肺疾病（COPD）、癌症、心力衰竭和骨关节炎患者在 6 分钟步行距离和膝关节伸展力量的影响。研究结果发现，仅通过练习太极，所有这些疾病患者在步行距离和力量方面的表现都有显著改善[53]。

- OMT。
  - 2021 年的一篇系统性综述回顾了 10 项试验，这些试验涉及 OMT、肌筋膜松解术、颅骶疗法和骨科内脏手法治疗对慢性非特异性腰痛的效果。结果显示，与对照干预组相比，这些治疗显著减少了疼痛并改善了功能性活动[54]。
  - 2017 年的一篇系统性综述研究了 OMT 对妊娠相关腰痛的效果，其中 5 项试验结果显示，接受 OMT 的妊娠女性在妊娠期间有显著的疼痛缓解和功能改善，另外 3 项试验结果显示，OMT 对于产后疼痛也有同样的积极效果[55]。
  - 2022 年的一篇系统性综述回顾了 5 项试验，研究 OMT 对慢性非特异性颈痛的效果。结果显示，与安慰治疗或无治疗相比，OMT 在疼痛缓解和功能改善方面有显著的中等效果[56]。
    - 这些研究的证据级别较低。
  - 2015 年的一项随机对照试验研究了 OMT 对 105 例偏头痛患者的影响，结果显示，与假 OMT 相比，OMT 显著降低了 HIT-6 评分、用药量、偏头痛天数、偏头痛疼痛的严重程度及由于偏头痛造成的残疾[57]。
- 整脊疗法。
  - 2019 年的一篇系统性综述回顾了 47 项试验，评估整脊疗法在治疗慢性腰痛中的疗效和潜在危害[58]。
    - 整脊疗法在缓解疼痛和改善功能方面与其他推荐的治疗方法相似；然而，相比于非推荐的或替代疗法，整脊疗法略有优势。

  - 不良事件的风险在各研究中普遍存在，然而，大多数事件是短暂的、肌肉骨骼性质的和自限性的。
- 2019 年的另一篇系统性综述回顾了 6 项试验，评估整脊疗法对慢性非特异性颈痛的影响，结果显示接受“推力”技术和颈部锻炼的患者在 1 个月、3 个月和 6 个月后，相较于仅接受锻炼的患者，在疼痛和残疾方面有显著的改善[59]。
  - 另外评估了 25 项研究的不良事件，其中仅报道了轻微并发症。
- 2019 年的一篇系统性综述回顾了 6 项试验，研究整脊疗法治疗偏头痛的效果，结果显示，在 6 个月的随访期内，接受整脊疗法后，患者的偏头痛发作天数有轻微减少，并且偏头痛的严重程度也有所下降[60]。
  - 这些研究显示出显著的差异性，方法各异。

结论

- 各种病因的慢性疼痛对医疗保健构成了重大负担，目前，几乎没有明显有效且无并发症的解决方案。
- 传统药物疗法用于慢性疼痛管理时产生的耐药性不仅带来了滥用后的不良反应风险，还增加了进一步疼痛控制时阿片类药物依赖的风险。
- 尽管许多生活方式的干预措施和替代疗法已被证明对轻度疼痛的预防和治疗有益，但随着信息的更新，必须以批判性的眼光对待新的治疗方式。
- 针灸在治疗多种病症方面显示出了参差不齐的效果，尽管从严格科学证据的角度来看，其效果有限，但针灸在医疗保健中拥有大量的轶事案例支持，它已被证明是一种相对安全且可能有效的单一或辅助治疗方案，对于多种慢性疼痛的病因具有潜在的疗效。
- 太极是另一种具有大量轶事证据的疼痛疗法，至少作为传统的辅助疗法似乎有一些益处，并且具有极高的安全性。

- 整骨疗法在各种疼痛病因中已被一致证明至少具有最小的有效性，并且与某些其他手法治疗相比，具有良好的安全性。
- 整脊疗法的效果参差不齐，至少与其他一些保守疗法相比具有类似的益处，但在推荐之前应考虑其安全性问题。

（张文娜 译）

参考文献

1. Califf RM, Woodcock J, Ostroff S. A proactive response to prescription opioid abuse. *New Engl J Med.* 2016;**374**:1480–1485.
2. Stanos S, Brodsky M, Argoff C et al. Rethinking chronic pain in a primary care setting. *Postgrad Med.* 2016;**128**(5):502–515.
3. Kroenke K, Cheville A. Management of chronic pain in the aftermath of the opioid backlash. *JAMA.* 2017;**317**(23):2365.
4. Theisen K, Jacobs B, Macleod L et al. The United States opioid epidemic: A review of the surgeon's contribution to it and health policy initiatives. *BJU Int.* 2018;**122**:754–759.
5. Fuentes AV, Pineda MD, Venkata KCN. Comprehension of top 200 prescribed drugs in the US as a resource for pharmacy teaching, training and practice. *Pharmacy (Basel).* 2018;**6**(2):43.
6. Mills SEE, Nicolson KP, Smith BH. Chronic pain: A review of its epidemiology and associated factors in population-based studies. *Br J Anaesth.* 2019;**123**(2):e273–e283.
7. Simpson CA. Complementary medicine in chronic pain treatment. *Phys Med Rehabil Clin North Am.* 2015;**26**(2):321–347.
8. Vickers AJ, Cronin AM, Maschino AC et al. Acupuncture for chronic pain: Individual patient data meta-analysis. *Arch Intern Med.* 2012;**172**(19):1444–1453.
9. Patil S, Sen S, Bral M et al. The role of acupuncture in pain management. *Curr Pain Headache Rep.* 2016;**20**(4):22. doi: 10.1007/s11916-016-0552-1.
10. Hall A, Copsey B, Richmond H et al. Effectiveness of tai chi for chronic musculoskeletal pain conditions: Updated systematic review and meta-analysis. *Phys Ther.* 2017;**97**(2):227–238.
11. Bodine WA. Osteopathic manipulative treatment: A primary care approach. *Am Fam Physician.* 2019;**99**(4):214. PMID: 30763051.
12. Hawk C, Whalen W, Farabaugh RJ et al. Best practices for chiropractic management of patients with chronic musculoskeletal pain: A clinical

practice guideline. *J Altern Complement Med*. 2020;**26**(10):884–901.

13. Vos T, Allen C, Arora M. Global, regional, and national incidence, prevalence, and years lived with disability for 328 diseases and injuries for 195 countries, 1990–2016: A systematic analysis for the Global Burden of Disease study 2016. *Lancet*. 2017;**390**:1211–1259.
14. Yong RJ, Mullins PM, Bhattacharyya N. Prevalence of chronic pain among adults in the United States. *Pain*. 2022;**163**(2):e328–e332.
15. Fayaz A, Croft P, Langford RM, Donaldson LJ, Jones GT. Prevalence of chronic pain in the UK: A systematic review and meta-analysis of population studies. *BMJ Open*. 2016;**6**(6):e010364. doi: 10.1136/bmjopen-2015-010364.
16. Greenspan J, Craft R, LeResche L. Studying sex and gender differences in pain and analgesia: A consensus report. *Pain*. 2007;**132**:S26–S45.
17. Ferreira Kdos S, Speciali J. Epidemiology of chronic pain in the office of a pain specialist neurologist. *Arq Neuropsiquiatr*. 2015;**73**:582–585.
18. Malon J, Shah P, Koh WY et al. Characterizing the demographics of chronic pain patients in the state of Maine using the Maine all payer claims database. *BMC Public Health*. 2018;**18**:810. doi: 10.1186/s12889-018-5673-5.
19. Janevic MR, McLaughlin SJ, Heapy AA, Thacker C, Piette JD. Racial and socioeconomic disparities in disabling chronic pain: Findings from the health and retirement study. *J Pain*. 2017;**18**:1459–1467.
20. Geneen LJ, Moore RA, Clarke C et al. Physical activity and exercise for chronic pain in adults: An overview of Cochrane Reviews. *Cochrane Database Syst Rev*. 2017;**1**(1):CD011279.
21. Elliott A, Smith B, Hannaford P. The course of chronic pain in the community: Results of a 4-year follow-up study. *Pain*. 2002;**99**:299–307.
22. McIntosh AM, Hall LS, Zeng Y et al. Genetic and environmental risk for chronic pain and the contribution of risk variants for major depressive disorder: A family-based mixed-model analysis. *PLoS Med*. 2016;**13**(8): e1002090.
23. Barnett K, Mercer SW, Norbury M et al. Epidemiology of multimorbidity and implications for health care, research, and medical education: A cross-sectional study. *Lancet*. 2012;**380**:37–43.
24. de Heer E, Ten Have M, van Marwijk HWJ. Pain as a risk factor for common mental disorders. Results from the Netherlands mental health survey and incidence study-2: A longitudinal population-based study. *Pain*. 2018;**159**:712–718.
25. Stone AA, Broderick JE. Obesity and pain are associated in the United States. *Obesity*. 2012;**20**:11491–11495.
26. Zhuang Y, Xing JJ, Li J, Zeng BY, Liang FR. History of acupuncture research. *Int Rev Neurobiol*. 2013;**111**:1–23.
27. Lim T-K, Ma Y, Berger F, Litscher G. Acupuncture and neural mechanism in the management of low back pain-an update. *Medicines*. 2018;**5**(3):63. doi:

10.3390/medicines5030063.

28. Wilkinson J, Faleiro R. Acupuncture in pain management. *Contin Educ Anaesth Crit Care Pain*. 2007;**7**(4):135–138.

29. Lao L. Acupuncture techniques and devices. *J Altern Complement Med*. 1996;**2**(1):23–25.

30. Hall A, Copsey B, Richmond H et al. Effectiveness of tai chi for chronic musculoskeletal pain conditions: Updated systematic review and meta-analysis. *Phys Ther*. 2017;**97**(2):227–238.

31. Slattengren AH, Nissly T, Blustin J, Bader A, Westfall E. Best uses of osteopathic manipulation. *J Fam Pract*. 2017;**66**(12):743–747.

32. Seffinger MA, Hruby RJ, Rogers FJ et al. Philosophy of osteopathic medicine. In Seffinger MA, Hruby R, Willard FH, Licciardone J, eds. *Foundations of osteopathic medicine: Philosophy, science, clinical applications, and research*. 4th ed. Wolters Kluwer; 2018. pp. 2–18.

33. Licciardone JC, Schultz MJ, Amen B. Osteopathic manipulation in the management of chronic pain: Current perspectives. *J Pain Res*. 2020;**13**:1839–1847.

34. Ernst E. Chiropractic: A critical evaluation. *J Pain Symptom Manage*. 2008;**35**(5):544–562.

35. Mu J, Furlan AD, Lam WY et al. Acupuncture for chronic nonspecific low back pain. *Cochrane Database Syst Rev*. 2020;**12**(12):CD013814.

36. Seo SY, Lee KB, Shin JS et al. Effectiveness of acupuncture and electroacupuncture for chronic neck pain: A systematic review and meta-analysis. *Am J Chin Med*. 2017;**45**(8):1573–1595.

37. Qin Z, Wu J, Zhou J, Liu Z. Systematic review of acupuncture for chronic prostatitis/chronic pelvic pain syndrome. *Medicine (Baltimore)*. 2016;**95**(11):e3095.

38. Sung SH, Sung AD, Sung HK et al. Acupuncture treatment for chronic pelvic pain in women: A systematic review and meta-analysis of randomized controlled trials. *Evid Based Complement Alternat Med*. 2018:9415897. doi:10.1155/2018/9415897.

39. Liddle SD, Pennick V. Interventions for preventing and treating low-back and pelvic pain during pregnancy. *Cochrane Database Syst Rev*. 2015;**9**:CD001139.

40. Schlaeger JM, Gabzdyl EM, Bussell JL et al. Acupuncture and acupressure in labor. *J Midwifery Womens Health*. 2017;**62**(1):12–28.

41. Zhang Q, Yue J, Golianu B, Sun Z, Lu Y. Updated systematic review and meta-analysis of acupuncture for chronic knee pain. *Acupunct Med*. 2017;**35**(6):392–403.

42. Zhang XC, Chen H, Xu WT et al. Acupuncture therapy for fibromyalgia: A systematic review and meta-analysis of randomized controlled trials. *J Pain Res*. 2019;**12**:527–542.

43. Ju ZY, Wang K, Cui HS et al. Acupuncture for neuropathic pain in adults. *Cochrane Database Syst Rev*. 2017;**12**(12):CD012057.

44. Lau CHY, Wu X, Chung VCH et al. Acupuncture and related therapies for symptom management in palliative cancer care: Systematic review and meta-analysis. *Medicine (Baltimore)*. 2016;**95**(9):e2901.

45. Linde K, Allais G, Brinkhaus B et al. Acupuncture for the prevention of episodic migraine. *Cochrane Database Syst Rev*. 2016;**6**:CD001218.

46. Wen YR, Shi J, Wang YF et al. Are mind-body exercise beneficial for treating pain, function, and quality of life in middle-aged and old people with chronic pain? A systematic review and meta-analysis. *Front Aging Neurosci*. 2022;**14**:921069. doi: 10.3389/fnagi.2022.921069.

47. Chou R, Deyo R, Friedly J et al. Nonpharmacologic therapies for low back pain: A systematic review for an American college of physicians clinical practice guideline. *Ann Intern Med*. 2017;**166**(7):493–505.

48. Mudano AS, Tugwell P, Wells GA, Singh JA. Tai chi for rheumatoid arthritis. *Cochrane Database Syst Rev*. 2019;**9**(9):CD004849.

49. Vasileios P, Styliani P, Nifon G et al. Managing fibromyalgia with complementary and alternative medical exercise: A systematic review and meta-analysis of clinical trials. *Rheumatol Int*. 2022;**42**(11):1909–1923.

50. Zhang YH, Hu HY, Xiong YC et al. Exercise for neuropathic pain: A systematic review and expert consensus. *Front Med (Lausanne)*. 2021;**8**:756940. doi: 10.3389/fmed.2021.756940.

51. Burschka JM, Keune PM, Oy UH, Oschmann P, Kuhn P. Mindfulness-based interventions in multiple sclerosis: Beneficial effects of tai chi on balance, coordination, fatigue and depression. *BMC Neurol*. 2014;**14**:165. doi: 10.1186/s12883-014-0165-4.

52. Tavee J, Rensel M, Planchon SM, Butler RS, Stone L. Effects of meditation on pain and quality of life in multiple sclerosis and peripheral neuropathy: A pilot study. *Int J MS Care*. 2011;**13**(4):163–168.

53. Chen YW, Hunt MA, Campbell KL, Peill K, Reid WD. The effect of tai chi on four chronic conditions-cancer, osteoarthritis, heart failure and chronic obstructive pulmonary disease: A systematic review and meta-analyses. *Br J Sports Med*. 2016;**50**(7):397–407.

54. Dal Farra F, Risio RG, Vismara L, Bergna A. Effectiveness of osteopathic interventions in chronic non-specific low back pain: A systematic review and meta-analysis. *Complement Ther Med*. 2021;**56**:102616.

55. Franke H, Franke JD, Belz S, Fryer G. Osteopathic manipulative treatment for low back and pelvic girdle pain during and after pregnancy: A systematic review and meta-analysis. *J Bodyw Mov Ther*. 2017;**21**(4):752–762.

56. Dal Farra F, Buffone F, Risio RG et al. Effectiveness of osteopathic interventions in patients with non-specific neck pain: A systematic review and meta-analysis. *Complement Ther Clin Pract*. 2022;**49**:101655.

57. Cerritelli F, Ginevri L, Messi G et al. Clinical effectiveness of osteopathic treatment in chronic migraine: 3-armed randomized controlled trial. *Complement Ther Med*. 2015;**23**(2):149–156.

58. Rubinstein SM, de Zoete A, van Middelkoop M et al. Benefits and harms of spinal manipulative therapy for the treatment of chronic low back pain: Systematic review and meta-analysis of randomised controlled trials. *BMJ*. 2019;**364**:l689. doi: 10.1136/bmj.l689.

59. Coulter ID, Crawford C, Vernon H et al. Manipulation and mobilization for treating chronic nonspecific neck pain: A systematic review and meta-analysis for an appropriateness panel. *Pain Physician*. 2019;**22**(2): E55–E70.

60. Rist PM, Hernandez A, Bernstein C et al. The impact of spinal manipulation on migraine pain and disability: A systematic review and meta-analysis. *Headache*. 2019;**59**(4):532–542.

第 43 章 大麻二酚在慢性疼痛中的作用

Zohal Sarwary, Nazir Noor

大麻二酚（CBD）概述

- CBD 是大麻家族中研究最广泛的化合物之一[1]。
- 无精神活性作用。
- 常用于治疗儿童癫痫。
    - Epidiolex 是一种纯度很高的 CBD，FDA 批准用于儿童癫痫的治疗。
- CBD 在疼痛管理中的作用机制尚未完全明确[2]。
- 适应证。
    - 伤害感受性疼痛。
    - 神经病理性疼痛。
    - 炎症性疼痛。
- 现有多种不同的制剂类型，涵盖从不同的四氢大麻酚与大麻二酚（THC:CBD）比例的配方，到高度纯化的 CBD 产品。
    - 纳比昔莫（THC 和 CBD 的比例为 1:1）[3]。

给药途径

- 类型[4]。
    - 吸入/雾化。
        - 起效时间：5~10 分钟。

    - 持续时间：2~4 小时。
    - 快速起效。
  - 口服。
    - 起效时间：60~180 分钟。
    - 持续时间：6~8 小时。
    - 气味小，使用方便。
    - 起效延迟——剂量调整困难。
  - 口腔黏膜给药。
    - 起效时间：15~45 分钟。
    - 持续时间：6~8 小时。
    - 市场可获取的药物剂型。
  - 局部外用。
    - 起效时间：不确定。
    - 持续时间：不确定。
    - 局部效果。
  - 栓剂。
- 非吸入式和吸入式的给药途径相结合使用在疼痛管理中表现出更好的疗效，这种结合使用还与更多的药物替代选择有关[5]。

CBD 的不良反应

- 通常耐受性良好，安全性高，且没有滥用风险[6]。
- 研究报道的不良反应中，有绝大多数（84%）是轻微的[6]。
- 不良反应包括：
  - 急性呕吐综合征。
  - 口干。
  - 嗜睡/困倦。
  - 食欲增加或减少。

  - 眼干。
  - 注意力不集中。
  - 头晕。
  - 头痛。
  - 消化不良。

CBD 在慢性疼痛管理中的作用

- 目前,在人类身上进行 CBD 镇痛效果的临床试验较少[7]。
- 动物和人类研究均显示,口服和外用 CBD 治疗疼痛在安全性和有效性方面早期取得了积极的结果,并且不良反应有限且轻微[8,9]。
- 多项研究表明,CBD 可能是治疗关节炎疼痛和慢性偏头痛的阿片类药物的潜在替代品[6,10]。
- 联合疗法。
  - CBD(30mg/kg)和吗啡(1mg/kg)联合使用相比单独使用吗啡(1mg/kg)具有增强抗痛觉的效果。
  - CBD 治疗可部分减轻吗啡引起的耐药性。
  - CBD 作为一种辅助药物,对缓解神经病理性疼痛和减少阿片类药物引起的镇痛耐受性是有益的[11]。
- 在一种新型的肌肉痛动物模型中,将 CBD 微注射到脑内的伏隔核可以减轻这种持续的炎症性疼痛[12]。
- 提高疼痛缓解率和停止使用其他药物的因素,包括:
  - 增加 CBD 的剂量。
  - 更频繁地使用 CBD(每天≥1 次)。
  - 长期使用 CBD。
    - 连续使用 CBD 超过 3 年的患者,与使用 CBD 时间不超过 30 天的患者相比,减少或停止使用其他药物的可能性要高 3.6 倍[6]。

结论

- CBD 是目前市场上唯一一种不会产生典型"cannabis high"效应,并且不属于"管制物质"的大麻素药物[13]。
- 需要更多的临床试验来证明 CBD 在临床上和统计学上的意义[14]。
- 目前,尚无关于不同大麻品种、纯大麻素及纯大麻素与提取物之间差异的直接对比研究。
- 尽管有一些证据表明 CBD 具有镇痛作用,但仍需进一步研究其在慢性疼痛管理中的作用[3]。

(张文娜 译)

参考文献

1. Häuser W, Welsch P, Klose P, Radbruch L, Fitzcharles MA. Efficacy, tolerability and safety of cannabis-based medicines for cancer pain: A systematic review with meta-analysis of randomised controlled trials. *Schmerz*. 2019;**33**(5):424–436 Published online 2019. https://doi.org/10.1007/s00482-019-0373-3.

2. Louis-Gray K, Tupal S, Premkumar LS. TRPV1: A common denominator mediating antinociceptive and antiemetic effects of cannabinoids. *Int J Mol Sci*. 2022;**23**(17):10016. Published online 2022. https://doi.org/10.3390/ijms231710016.

3. Köstenberger M, Nahler G, Jones TM, Neuwersch S, Likar R. The role of cannabis, cannabidiol and other cannabinoids in chronic pain: The perspective of physicians. *J Neuroimmune Pharmacol*. 2022;**17**(1–2):38–333. https://doi.org/10.1007/s11481-021-10010-x.

4. MacCallum CA, Russo EB. Practical considerations in medical cannabis administration and dosing. *Eur J Intern Med*. 2018;**49**:12–19. https://doi.org/10.1016/j.ejim.2018.01.004.

5. Boehnke KF, Yakas L, Scott JR et al. A mixed methods analysis of cannabis use routines for chronic pain management. *J Cannabis Res*. 2022;**4**(1):1–11. https://doi.org/10.1186/S42238-021-00116-7.

6. Frane N, Stapleton E, Iturriaga C et al. Cannabidiol as a treatment for arthritis and joint pain: An exploratory cross-sectional study. *J Cannabis Res*. 2022;**4(1)**:47. https://doi.org/10.1186/s42238-022-00154-9.

7. Henderson LA, Kotsirilos V, Cairns EA et al. Medicinal cannabis in the treatment of chronic pain. *Aust J Gen Pract.* 2021;**50**. www.abs.gov.au/statistics/people/population/national-state-and-territory-population/dec-2020.

8. Stephens KL, Heineman JT, Forster GL, Timko MP, Degeorge BR. Cannabinoids and pain for the plastic surgeon: What is the evidence? *Ann Plast Surg.* 2022;**88**(5 Suppl 5):S508–S511. https://doi.org/10.1097/SAP.0000000000003128.

9. Yu CHJ, Rupasinghe HPV. Cannabidiol-based natural health products for companion animals: Recent advances in the management of anxiety, pain, and inflammation. *Res Vet Sci.* 2021;**140**:38–46. https://doi.org/10.1016/J.RVSC.2021.08.001.

10. Baraldi C, lo Castro F, Negro A et al. Oral cannabinoid preparations for the treatment of chronic migraine: A retrospective study. *Pain Med.* 2022;**23**(2):396–402. https://doi.org/10.1093/PM/PNAB245.

11. Jesus CHA, Ferreira MV, Gasparin AT et al. Cannabidiol enhances the antinociceptive effects of morphine and attenuates opioid-induced tolerance in the chronic constriction injury model. *Behav Brain Res.* 2022;**435**:114076. https://doi.org/10.1016/J.BBR.2022.114076.

12. Razavi Y, Rashvand M, Sharifi A et al. Cannabidiol microinjection into the nucleus accumbens attenuated nociceptive behaviors in an animal model of tonic pain. *Neurosci Lett.* 2021;**762**:136141. https://doi.org/10.1016/J.NEULET.2021.136141.

13. Chou R, Wagner J, Ahmed AY et al. Living systematic review on cannabis and other plant-based treatments for chronic pain. Rockville (MD): Agency for Healthcare Research and Quality (US). Published online October 27, 2021. www.ncbi.nlm.nih.gov/books/NBK586045/. https://doi.org/10.23970/AHRQEPCCER250.

14. Campos RMP, Aguiar AFL, Paes-Colli Y et al. Cannabinoid therapeutics in chronic neuropathic pain: From animal research to human treatment. 2021;12:785176. Published online 2021. https://doi.org/10.3389/fphys.2021.785176.

索 引

A

癌痛 322

D

大麻二酚 366

带状疱疹后神经痛 227

骶骨不全性骨折 130

对乙酰氨基酚 46

多发性硬化症 262

F

复杂区域疼痛综合征 234

G

骨关节炎 30

J

肌筋膜疼痛综合征 275

肌痛性脑脊髓炎 32

肩关节粘连性囊膜炎 158

经颅磁刺激 9

L

辣椒素 51

利多卡因 51

镰状细胞病 242

M

慢性腹痛 302

慢性踝关节不稳定 194

慢性盆腔疼痛综合征 31

慢性盆腔痛 309

莫顿神经瘤 196

N

脑瘫 55

内源性大麻素 15

P

偏头痛 84

R

认知疗法 348

S

三叉神经痛 90

神经病理性疼痛 64

双氯芬酸 51

W

腕管综合征 143

微生物群系 27

X

纤维肌痛 31

胸廓出口综合征 169

胸腔手术后疼痛综合征 254

Y

硬脊膜穿破后头痛 77

Z

枕神经痛 95

中枢神经病理性疼痛 3

椎体压缩性骨折 117

足底筋膜炎 207